邵生宽

中医世家

邵生宽教授临床手笔集萃

主　编　郑璐玉　邵可森

副主编　邵可众　郑真武

学苑出版社

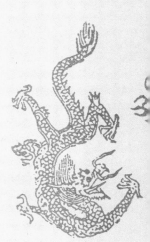

图书在版编目（CIP）数据

中医世家：邵生宽教授临床手笔集粹/郑璐玉，邵可森主编.
—北京：学苑出版社，2014.10

ISBN 978 - 7 - 5077 - 4572 - 6

Ⅰ.①中… Ⅱ.①郑… ②邵… Ⅲ.①中医学—临床医学—经验—中国—现代 Ⅳ.①R249.7

中国版本图书馆 CIP 数据核字（2014）第 156045 号

责任编辑：陈　辉　付国英
封面设计：李　戎
出版发行：学苑出版社
社　　址：北京市丰台区南方庄 2 号院 1 号楼
邮政编码：100079
网　　址：www.book001.com
电子信箱：xueyuan@ public. bta. net. cn
销售电话：010-67675512、67678944、67601101（邮购）
经　　销：新华书店
印　刷　厂：北京市广内印刷厂
开本尺寸：890×1240　　　1/32
印　　张：10
字　　数：200 千字
版　　次：2014 年 10 月北京第 1 版
印　　次：2014 年 10 月北京第 1 次印刷
定　　价：38.00 元

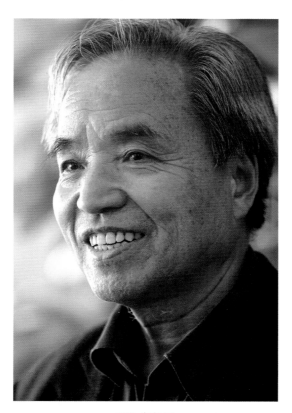

邵生宽教授

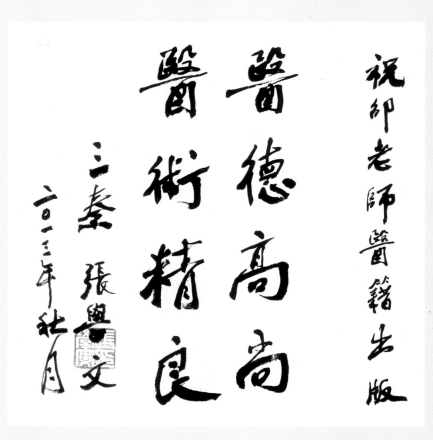

祝邵老师醫籍出版

醫德高尚
醫術精良

三秦 張學文

二〇一三年秋月

国医大师、原陕西中医学院院长张学文教授题词

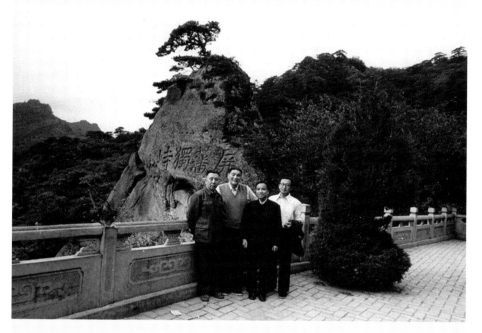

　　邵生宽教授和国医大师、长春中医药大学教授任继学先生合影（右二为任继学教授，右一为邵生宽教授，左二为董建华教授）

邵念宽教授是我三十年前大学时代的老
师，也是我参加工作的上级医师。先生早年
毕业于成都中医学院，是我们首届中医二五年
制本科学生。后在陕西中医学院工作，曾任内科主
任、教研室主任，以及陕西省中医学会内科分会
主任委员。先生以医为师三十年来，以中医治
疗疑难杂症，不求利，治病救人，救死扶伤，
您若难舍食宿悬壶事。先生三针砭女

周露写似
十竹主人

北京中医药大学教授、博士生导师姜良铎先生为本书作序手迹

济世活人

精诚致远

贺卻师兄大作出版

西蜀

辛卯秋

郭子光题

国医大师、成都中医药大学郭子光教授题词

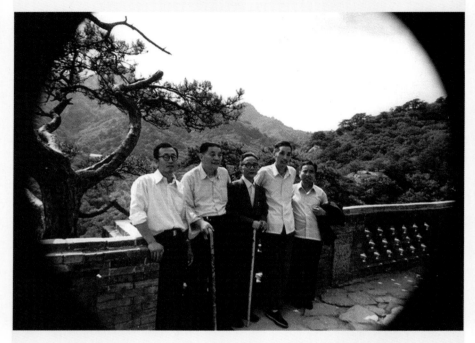

　　邵生宽教授和原全国人大常委会常委、中华全国中医学会常务理事、中国工程院院士、北京中医药大学教授董建华先生合影。（左二为董建华教授，右二为邵生宽教授）

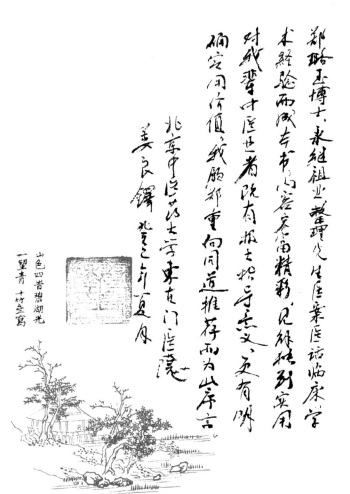

北京中医药大学教授、博士生导师姜良铎先生为本书作序手迹

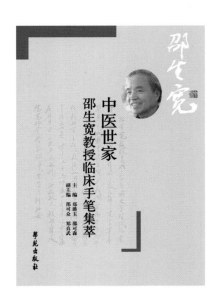

中医世家
邵生宽教授临床手笔集萃

主编 郑勝玉 邵可森
副主编 邵可众 郑良武

学苑出版社

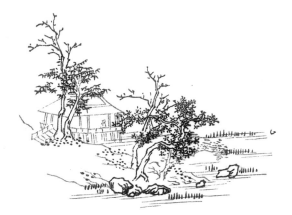

邵生宽教授简介

邵生宽（1929～），男，陕西蓝田人。少年时在叔父行医的影响下，立志继承祖业学好家技，并决心将其发扬光大，少年时便随叔父学习《内经》、《伤寒论》等医学名著。叔父曰：《内经》、《伤寒论》乃中医经典著作，必须熟读，而且要参阅各家学说，取其精要用于临证。当时《医宗金鉴》、《陈修园医书》甚为流行，于是苦苦阅读，并广求名师，学习中医中药。1952年随西安著名针灸专家郭明山先生学习针灸，同年于西安市药学会药剂士调剂班学习顺利结业。1953年进入沈伯超先生之秦岭中医学校学习，1954年毕业后考取西安市中医学会会员资格，被批准执业行医；同期加入西安南关益民联合诊所行医，次年转入西安市长乐坡联合诊所任中医师和针灸医师一职。1956年考入成都中医学院六年制医疗专业本科学习（现成都中医药大学），1962年毕业，是全国首届中医药院校大学生。

1962年毕业分配到陕西中医学院工作，为陕西中医学院附属医院（以下简称附院）内科、中医内科病房创建人之一，曾先后担任住院医师、医师组组长、内科主治医师、大内科主任。陕西中医学院讲师、内科教研室主任，其后晋升为内科主任医师、内科教授，于1990年12月退休。临床教学工作30年间（指退休前），曾为陕西中医学院63

级、64 级学生指导实习，65 级至 92 届各年级学生讲授内科课程，并指导见习实习，深受学生好评。曾为陕西中医学院所办的各类进修班、西医离职学习中医班讲授大部分内科课程，是学院第一届研究生授课导师、中医内科系统研究生论文评审组教师及附属医院中医内科、妇科、针灸科职称评审组组长。曾任陕西中医药学会理事、中医内科学分会主任委员，《陕西中医》杂志、《陕西中医学院学报》、《陕西中医函授》编委会委员，《陕西省卫生志》编委，中国文化研究会、传统医学委员会委员。1983 年至 1991 年当选为陕西咸阳市秦都区第四、五、六届政协委员，医药卫生组组长。曾多次参加全国性肝病、肾病学术会议及北京国际中医心脏病学术会议；1995 年应邀赴美参加在旧金山召开的国际传统医学大会，研究成果及论文获超人杯金奖。先后发表学术论文 40 余篇，参与编写全国高等医学院校《中医内科学》教材第四版及《中医内科考试题选》、《中医自学阶梯》，著有彩色《舌诊图鉴》一书。

退休后，悬壶咸阳市秦都、渭城两区，创立咸阳心脑肝肾病专科门诊部和咸阳宗教中医药研究所，后将其发展为咸阳生宽中医医院，继续为当地患者服务，深受患者好评。现虽年逾八旬，仍坚持工作于中医临床第一线。

邵教授 50 余年来致力于中医肝肾病的研究及临床治疗。肝病以肝硬化、肝硬化腹水、肝脾肿大为主要研究方向，并以肝气郁结、肝木乘脾引起的各种病证，如胃痛、胁痛、泄泻、郁证、黄疸、鼓胀等疾病为主攻对象。经多年的教学临床实践，现对急慢性肝炎、肝硬化、肝硬化腹水、黄疸、低蛋白血症的治疗已取得重大成果。其研制的肝可舒和护心宁系列中成药，已获得国家专利，同时亦获得陕西省卫生厅与世界传统医学大会奖励。

　　从事中医临床工作 **60** 余年来，邵教授为中医药事业的发展一直不懈努力，杏林传薪，许多学生如今已是全国各个中医医院及高校的教授、博导、主任医师、大学校长，可谓桃李满天下。岐黄之术，薪火相传，邵教授为中医药传录及发扬光大，做出了贡献。

刘　序

　　生宽教授邀我为《中医世家——邵生宽教授临床手笔集粹》一书写序，有幸先读其书稿，不由多少往事浮现眼前，感受联翩。

　　我与生宽教授是大学六年的同窗，他出生于中医世家，在我还是初学中医的时期，他的中医学识已比我们宽厚，在家传医术基础上，努力吸取现代医学知识，造就了他中医学术独到而不偏执的特色。他品格含蓄，学风正派，不重名利，几十年如一日地勤恳耕耘在高等中医院校，为传承中医学术做了许多实实在在的工作。

　　全书以实践为重点，脱俗于"中医八股"之习，以脉学列于卷首，颇有寓意。中医学的四诊当中，脉学深奥，难以捉摸，甚言其"玄"，逐渐有所忽视。实际上脉学在诊断上颇具价值，医者的功夫重在四诊参合，"指下了了"的脉象，没有长期的实践，是很难理解其中的深奥。曾有报道，盲人手指可以触摸出颜色，也许不是"天方夜谭"吧！生宽教授首谈脉诊，足见他的心思所在。书中的"内科常见大证证治"中，"无体温发热"和几例发热病案例，以及"内科几种常见病症"提出的"感冒合并症"等，均具有临床指导意义。在肝病论治中，"三代六人乙型肝炎治疗观察"，体现了他临床的科学态度。在"几种疑难病证治心得"中所举病例颇为典型。在方药应用经验方面，虽收集不多，但已经体现了他用药经验的细致、谨慎态度和丰富的临床心得。从"科研举隅"的几项研究中，所观察的临床研究，均是较为疑难的病种，观察的疗效可靠，数据可信。几篇教学心得，为后学提供了可借鉴的学习方法，有举一反三的意义。

本书是生宽教授在多年的中医医、教、研实践中，不同时期的医稿随笔，在他年逾八十有六之际，亲策亲力指导他的子孙，整理编著。全书内涵丰富务实，文字言简意赅，是值得同仁借鉴的佳著。特此推荐。

现代中医世家的传承方式已属不多，生宽教授培育传人，给我们做出了榜样。我辈不可推卸年事已高，仍当跟进承传医道，"亡羊补牢"，亦不为晚也！

刘敏如[①]
2013 年 6 月 29 日

---

　　① 刘敏如教授，国医大师历任：国务院学位委员会学科评议组成员，全国政协第八、九届委员，四川省中医药管理局副局长，教授、主任医师。

前　言

　　本书收集了余60年来在医疗实践、教学科研中的一些重点资料。临床资料囊括了上世纪50年代至2012年间，具有实践应用、疗效卓著的典型病例，书中特别提出发热病证的辨病辨证治疗，如呼吸道疾病发热、肠道疾病发热、泌尿系疾病发热、感受湿热疫毒发热。在常见几种发热证型的治疗中，分为往来寒热，但热无寒，阴虚发热，无体温发热。特别是无体温发热，临床有一些患者，发热出汗，但体温测不出，其临床表现为：发热皮肤四肢触之烧热，患者自觉发热，其后自汗出而热退，测体温则正常。这些均突破前人对发热证的见解。在痹证中提出风湿热痹；心病中提出胸痹心悸、胸痹心痛、胸痹心衰证；以及感冒合并证治疗，这些提法与中医典籍相悖，可能引起同道非议。指责和非议只要能推进中医向前发展都是可以被采纳和接受。现代中医师应具有博大精深的医学知识，要能大能小能上能下。大要胜任三甲医院的急危重病的诊断与治疗，小要能适应社区医疗站的常见病证治疗，无论任何岗位，切记突出中医药特色及疗效，就是好中医师。

　　在诊脉中，提倡心中了了，指下明了。只有指下明了，脉诊才具有实用价值，如若指下邈邈，不知其象，其脉对辨证无益。因此，在诊脉技巧及脉诊临床中，只介绍了16种脉象。这些脉象无论从脉体、脉态、脉率、部位上，均易于掌握，同道易获共识，是辨证论治的基础脉象。舍弃的 11 种脉象，属不易分清、指下模糊、难于统一认识之脉，故只能待后学用现代科技手段发挥之。吾家族四代业医，叔父邵毓华，在上世纪 30 年代至 50 年代是西安白鹿原东部远近闻名的中医，患者络绎不绝，在其济世救人的影响下，我树立了继承家技、博采众方、将医技推向渊博之志，且相继传播下去。

目前家族业医者如下：

邵生宽：陕西中医学院教授，主任医师

弟弟邵生华：陕西省咸阳市秦都区妇幼保健院院长，主任医师

长子邵可众：陕西中医学院杂志社，编辑，高级工程师

陕西康惠制药股份有限公司，监事

咸阳医药工业集团总公司总经理

次子邵可森：陕西中医学院继续教育学院教师，执业医师

咸阳生宽中医医院院长

女婿郑真武：中医传统医学博士，著名中医专家，咸阳生宽中医医院副院长

侄子邵可品：陕西省咸阳市秦都区妇幼保健院检验师

侄女邵晓丹：陕西省蓝田县邵家寨村社区医疗站医师

侄孙邵易琳：陕西中医学院本科，中医师

侄孙邵高恺：陕西西安中医脑病医院外科医师

外孙女郑璐玉：北京中医药大学博士，中医师

孙子邵易瑞：辽宁中医药大学本科在读

本书从实用出发，突出医疗教学实践，其中介绍了笔者

毕生经验，跨度达 60 年左右。几十年来医疗检验手段、教学设备均有很大的进步，但中医辨证、理法方药仍具实用。吾老矣，来日苦短，恐毕生之临证资料轶废，特嘱吾子孙尽快整理成册，付之于梓，奉献社会，并在此对曾经在教学、科研活动中一起合作过的陈国华教授、李巧英教授、陶根鱼教授、唐尚友教授表示感谢。

本书可供中医临床医师、中医药院校师生与中医药爱好者参考阅读。

邵生宽

2013 年 10 月

目　　录

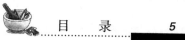

诊脉技巧及脉搏临床

一、问证切脉

　　诊脉是中医师最基本的一门技术，无论内、外、妇、儿各科都必须掌握，且要熟练，要熟练就必须精通，只有通了临床才能无拘无束应对一切患者。患者就诊时都知道中医师是靠诊脉查病的，很多病人来时就抱着希望，希望医者诊脉后能给他作出准确的诊断。因此常有一些患者坐到医师面前就是伸出一双手让医师诊查，不愿陈述自己的病情，特别是一些老年人，或者是久病治疗无显效的中年妇女，此类病人多数是慢病久病，身体虚弱气血不足，或者系神经系统、内分泌系统和心脑血管疾病，只要他对中医抱有希望，就当按照中医诊病程序给予治疗。即先诊脉后讲解，将诊查的结论先讲给患者，病在何脏何腑，及其虚实寒热，临床表现症状等，再问其有何不适，有哪些症状，治疗史如何。

问　　诊

　　问证：问诊在临床中是最主要的诊断依据，医师须据患者主诉症状深究下去，如患者自诉头痛，其头痛部位、时间、轻重诱因及睡眠情况就必须询问。再如患者诉咳嗽，须问其有痰无痰、痰色痰量、咳嗽时间、有无寒热。患者诉之症状在肺，必须追问寒热、咳嗽咽喉鼻腔情况。症状在脾胃，必须追问饮食、二便，有无疼痛、痛向何处放散、是否有反酸、呃逆及腹部有无胀满包块。症状在肝胆，必须追问两胁有无疼痛、有无包块，小便颜色，是否检查肝功能及腹部 B 超。症状在肾与膀胱，必须追问小便如何，尿时有无疼痛或淋漓不畅，尿中是否有血及蛋白，以及腰痛浮肿情况等。症状在心，必须追问有无头疼头晕，胸闷心慌气短，胸前区有无疼痛及睡眠情况，是否作过心电图检查及胸部 X 光片，血压有无变化。

切　脉

1. 怎样切脉

首先熟记两侧脉搏所在部位及其代表脏腑。寸关尺、三部九候，左为阳、右为阴，左侧寸关尺候心肝肾，右侧寸关尺候肺脾命（命指命门）仍属肾脏。代表部位是寸脉候上焦心肺，关脉候中焦脾胃及肝胆，尺脉候下焦肾与膀胱，输尿管。切脉时必须手指按着寸关尺三个部位，采取轻、中、重三种指法，即浮中沉三种力度，将各部位的脉搏变化情况诊查清楚。不可手按脉搏在同一位置始终不动，不随脉自己取不到诊查讯息，患者也感觉到医师没有详细诊查。无论诊查结果如何，都必须向患者讲出诊断与分析结果。分析要灵活，将五脏六腑的表里关系与十二经络之通路、阴阳五行生克关系及患者主诉的症状相结合，都可以圆和地解释清楚，从而取得患者信任。

　　脉诊自秦汉以来论述较多，诊法有寸口脉、人迎脉、趺阳脉的不同部位区分。汉张仲景对切脉十分重视，仲景《伤寒论》及《金匮要略》中多处提到诊脉的重要性，如"某某病脉证并治"，并对当时有些医师不重视诊脉予以批评，如《伤寒论》序中言："按寸不及尺，握手不及足，人迎，趺阳。三部不参，动数发息，不满五十"。诊脉部位虽有人迎、寸口、趺阳之分，但张仲景强调"独取寸口"的诊法，其它只作参考。晋·王叔和在汉以前各家论脉的基础上，将其脉类归纳总结为二十四脉，其后《濒湖脉学》又提出二十七脉，《诊宗三昧》提出了三十二脉，均有所发挥。但其基本脉象仍不出《脉经》范围。王叔和明确指出，寸、关、尺部位，分辨三关境界和脉候所主，并对两手六脉所主的脏腑、虚实、阴阳、顺逆、生死等内容都有很高的临床价值。王叔和重视脉理，亦不忽视证，强调脉证统一，综合分析提出治疗法则。这种以脉辨证、脉证兼施的原则为后世所称颂。明清各家多尊王叔和与李时珍所言，其后中医诊断学教材亦分为二十七脉，这二十七脉中有些脉象不易区分，难以掌握，这就形成了人们常说的"心中了了，指下难明"。由于形容脉搏表现的言词很多是含糊不清、且似是而非。其中，如虚、实、长、短、紧、牢、伏、革、濡、散等，我认为皆属不易辨别，难以言传之脉。故可考虑暂置不用，待其日后研究有进展，能以讲明，学者亦能明了掌握时再付之临床实用。

　　2. 脉象临床应用

　　诊脉要做到心中了了，指下明了。脉搏的表现可将其分为脉跳动的部位、脉率、形态、止数。以部位表现的如浮脉、沉脉；以脉率表现的如迟、数、缓；以形态表现的如弦、滑、洪、芤、微、细、涩；以止数表现的如结、代、促、涩。脉的部位脉率止数三者均易于掌握，唯脉体形态的变化难以掌握，这就须要我们仔细思索，体会实践。

诊脉须分阴阳，宋代施桂堂《察病指南》云：有七表八里九道及死脉。七表脉为浮芤滑实弦紧洪，属阳脉。八里脉为微沉缓涩迟濡伏弱，为阴脉。九道脉有阳脉和阴脉，其中长脉属阳，促脉属阴，短虚结牢动细代属阴。死脉有索、屋漏、雀啄、虾游、鱼翔、釜沸、弹石七种，其中屋漏、雀啄、虾游是常见重症患者临终之脉。其中雀啄脉经过治疗有望好转，由于病情危重，心功能不全，必将为不治之症。李中梓《医宗必读》曰："脉有七诊，曰浮中沉，上下左右七法推寻"。浮中沉即轻取、中取、重取，"上者，即上竞上者，候胸中事也，于寸内前一分取之"。"下者，即下竞下者，少腹腰股膝胫足事也，即于尺内后一分取之。左右者即左右手也"。此七法即为七诊，临床颇有实用之处，临床可以参考。

二、易于掌握的 16 种脉象

兹将我自己临床常用的 16 种脉象讲述于后，这些脉象我们可以讲清楚，学习者也能听明白，所谓明白就是能实践，能反复实践。自己能准确地摸清脉搏的性质，所有人得出的结论一致，这才是真正实用的脉象理论。16 脉如下：

（1）浮脉：按之如水漂木、如循榆田，肤表即得，按之不足，举之有余。浮脉在肌表着手轻按就感觉到其博动。

（2）沉脉：重手按至筋骨及得，如绵裹砂，如石投水，必极其底。沉脉其部位较深，在肌肉筋骨之间轻取不现，必须重取才能触到。

（3）迟脉：正常脉搏为一呼脉再至，一吸脉亦再至，一呼一吸脉跳四次，迟脉则一息脉跳三次。说明其脉率慢。

（4）数脉：数脉是一息脉跳六次。一呼一吸脉来六次，说明脉的博动速度很快，血脉中的脉气流动迫急所致。

（5）弦脉：弦脉如按弓弦、端直以长、按之不移。如按琴瑟筝弦，是一种挺直而长的形象，不会轻易地变化，有直上直下的感觉，弦脉张力较大，如按弓弦，如按琴瑟筝弦都是形容其张力。弦脉易摸，轻按或重按着手即得。

（6）滑脉：滑脉往来前后，流利展转，替替然如珠之应手。滑脉无论轻取重取其搏动，一来一住，一前一后都是极其流利的，令人有一种反复旋转、圆活自如的感觉，很像一颗圆滑的珠子在手指下转动。滑脉常见数象，但决不能把滑脉与数脉等同看待。数脉是次数的改变，滑脉是脉体及次数的改变，滑脉多兼数，数脉多无滑。

（7）结脉：往来缓，时一止复来。脉来迟缓而见有一次歇止，止后又再搏动叫做结脉。或在缓脉中偶尔出现一次间竭，或在浮、沉、弦、滑脉中出现都叫结脉。

（8）代脉：动而中止，不能自还，因而复动，良久方来。代脉是脉搏跳动到一定的至数，必然歇止一次，再行搏动。其歇止有两个特点：其一、前后竭止的距离均匀而有定数，非常规则。其二，歇止时间比较长，即所谓良久方来。脉搏跳动后与前相同又在活缓的跳动着，且重复着本身的代脉规律。临床常见的代脉是有规律的跳两次或三次间歇一次，现代医学称为二联律或三联律。

（9）微脉：极细而软、按之欲绝，或细稍长，若有若无。微脉须重按沉取才可取得，指下感到其脉极细而弱，有时是隐隐约约地才能摸到，所谓长不是长脉，它不是寸关尺三部都能触到的，往往只能在关部或尺部细细诊查才能触到。

（10）细脉：细而直软，若丝线之应指，无隐约缺失始终如一。细脉仍须重按沉取，它较微脉有力而感觉也明显，始终如一的跳动着。

（11）缓脉：一息四至，不迟不数，来去均匀，应指和缓。缓脉在指下是和缓而均匀的搏动着，没有丝毫的紧张感觉，是正常脉搏的象征，是有神气之脉搏。

（12）涩脉：涩脉细而迟、往来难、短且散，或一止复来，参伍不调。涩脉的感觉是往来迟滞，极不流利而且三五不调，似结脉而又非结脉，是一种快慢不均的感觉。

（13）芤脉：浮大中空、如按葱管。芤脉是虚脉按之浮大而软，摸起来是浮大之脉稍按则无力，有一种空虚无抗力的感觉。是失血，亡血之脉。

（14）洪脉：指下极大，来盛去衰。按之脉体洪大有力，去时有慢慢减弱的感觉，常与数脉相伴出现。

（15）促脉：来去数，时一止复来。迟脉一止谓之结，数脉一止谓之促，促脉的搏动来去都比较快，与数脉相似就是有间歇，与数脉共同出现。

（16）弱脉：按之极软而沉细，重按沉取而得，举之则无。较沉微而明显，较沉细而散柔。其脉来去多无力，属阴脉之一。

三、常见脉象的病证结合

（1）浮脉：浮脉在表属阳脉，它是一切外感病证之脉，无论风寒风热，伤暑秋燥，病在初期均见浮脉。浮与数结合是外感发热的表现，轻微发热，其脉略数，体温在37℃左右。若浮数而有力，发热明显或者外邪入里化热，则体温常在38℃以上。若见洪数则是外邪入里化热，热邪犯肺或进入阳明经，是里实热的象征。

（2）沉脉：沉属阴脉，其脉潜伏于里，很多正常人常见沉脉，如肥胖体质、中年妇女、其本身无病只是脉搏部位在深部的表现，不属病脉。沉与数并见是热邪入里伤阴耗气之脉，或者久病不愈气血不足，各种发热性疾病久久未愈，皆可见沉数、或沉细数之脉。心脏病、心肌缺血亦可见沉数、沉细数或者沉细涩之脉。沉与迟脉结合常是缺血性心脏病心动缓慢的表现，如心肌病、冠心病。沉与迟、数、弦、结、代、促、微、细、缓均可同时出现，单纯的沉脉往往是属于正常脉象。

（3）迟脉：脉搏的跳动在每分钟60次左右时指下即能感觉到迟而慢，如一息三至则是明显的迟脉。迟脉在正常人群中很少有，只有在一些常期运动的人群中可能出现。迟属阴脉、属脏脉，表示心脏的搏动较慢。施桂堂云："左手寸脉迟，主心上寒，右手寸脉迟，主上焦有寒"。左手寸脉主心，右手寸脉主肺，均说明心脏有寒凝气滞，脉流不畅而见迟脉。迟脉是心搏缓慢、心脏传导的病变，轻者患者无感觉，重者则有胸闷不适或气短、行动无力、喘促、下肢水肿等症，其病在心肺肾三脏。

（4）数脉：脉搏的跳动每分钟在 80 次至 90 次时（即一息脉跳五次），指下即能感觉到即是数脉。这属微数或者略数，若每分钟 90 次以上时，在指下能明显感觉到是数脉，即应指即得。数脉为阳脉属病脉，它有两种变化，一种是外感或内伤发热的表现，一种是心脏自身搏动的变化。数属阳脉，来去急速一息六至，主发热。凡一切外感疾病，病邪入里化热皆见脉数。浮数属病邪在表，洪数属病邪入里化热，或犯肺伤阴，热入阳明胃腑，或在少阳，其体温均在 39℃ 以上。温度可以显示脉搏的快慢，体温升高一度，脉搏可增快 10 次/分，凡体温在 39.5℃ 以上时，其脉搏均见洪数。若发热日久，或内伤发热者其脉可为虚数，或数而无力。现代医学感染性疾病，如呼吸道感染、胆道感染、泌尿系感染、以及各种引起发热之病证均必见数脉。心脏自身疾病引起的数脉，是不伴发热的，它只是心率的增快，是虚数、细数、微数，均伴有胸闷气短，或喘促浮肿、紫绀等表现。常见于各种心脏病、心律失常、心功能不全等心血管疾病。

（5）弦脉：弦脉属阳主表。是临床最常见的脉象之一。多见于中年人及老年人，是肝肾阴虚、肝阳亢盛的表现。弦疾则生风，常见拘急、痉挛、抽搐，弦缓者多见头昏、眩晕、目眩、睡眠不实，有时亦见胸闷、心悸。弦滑者多见于产后体弱气血不足，或者身体肥胖素有痰湿之人。临床的动脉硬化、血脂、胆固醇升高、高血压病、高血压心脏病、肾病及各种中风证，脑血管疾病均呈现弦脉。弦细脉常见于年老体弱且患有高血压病或心脏病的人群，是典型的冠心病、高血压心脏病、心功能不全之脉。

（6）滑脉：在中医脉学中滑脉常被理解为妊娠之脉。妇女停经后见滑脉者常是妊娠早期，孕后往往始终皆有滑脉。痰病，蓄血病亦有滑脉，如象胸腔积液、下焦蓄血、腹水、癥瘕等症。

（7）结代脉：两者都是心律失常的脉搏，心跳慢出现停搏一次是结脉，有节律的出现停搏一次是代脉，是各种心脏病心律失常的表现，临床称之早搏或逸搏。结脉的早搏是偶搏，无规律的出现。代脉则是有规律的出现，搏动两次停一次称二联律，搏动三次停一次称三联律。如果心跳很慢，一息心跳三次或者更慢时，常是装心脏起搏器的象征。

（8）微细脉：微、细脉均系阴脉，是脏腑虚弱的表现。微脉指下似有似无，模糊难辨，细脉则稍大一些，显而易得。两脉均为阳气衰弱营血不足。微细脉均与心脏功能有关，微脉常是心功能不全、血压低下、休克患者之脉象，如津液不足、伤津耗液、脱水所致休克，或心脏病心衰，各种感染性疾病后期，心力衰竭、血压低下，患者处于休克状态。细脉则不同，细脉其脉搏始终如一的出现，它常在久病体弱、气血不足时出现，在一些老年人、低血压人群中常见。细脉常与迟脉相兼，有时也与数脉、弦脉相兼，细数脉系久病体弱或阴虚发热，或心脏病心动过速，心功能不全。如出现结脉、代脉或涩脉，则是心阳不足，肾阳虚弱或肺气不足所致的肺心病、风湿性心脏病、冠心病等导致的心功能衰竭，临床当高度警惕不能草率处理。

（9）缓脉：缓脉属正常人体之脉，不疾不慢和缓有力，临床最常见。缓脉在各种疾病中都可能出现，医师摸到缓脉必须沉着思索，追问病情，详查面色，仔细分析后，再作出辨证结论。因为很多疾病其脉象表现正常，脉不能包罗万象，只是诊断的一种手段。

（10）涩脉：涩脉有歇止的象征，是似止非止的一种感觉。涩脉是气血不畅血流缓慢的表现，临床与弦脉相兼，是动脉硬化高血压病、冠心病、中风、高脂血症、血液黏稠的象征。与沉脉相兼，是各种积血症、积水症、癥瘕积聚、妇女经血不调、痛经及各种外科手术后恢复期常出现此脉象。

（11）芤脉：芤脉是一种有代表性的脉，遍阅脉学均言是大失血之脉。如产后失血、外伤失血、肝硬化上消化道出血、吐血、便血常见。但均兼数，是芤数脉。腹泻呕吐失津亡阴、脱水，早期常见芤数脉，晚者则见血压下降，脉搏芤或者微细数，已是重危之象。

（12）洪脉：脉体洪大有力，常与数脉相兼，表示阳热亢盛，火热上炎，是发热的表现。若洪数有力，着手即得，无论是伤寒或者温病，都是病邪入里，热邪旺盛的表现，凡各种感染性疾病见洪数脉，其体温皆在39℃以上，且常伴有伤津亡液、脱水、体液不足之象。洪而无力是热邪日久，或体温初降损气耗阴的表现。

（13）促脉：心率快，心律不齐而见一止，称促脉。在心脏病中经常出现，各种心脏病心率加快，其中见一次间歇谓之促，促脉是心律紊乱、心律不齐的表现，其中以心房纤颤、心衰患者最多。

（14）弱脉：弱脉的出现，是气血不足，阴精亏损，阳气衰弱，多见于久病体弱之人，或大病过后气血虚亏虚损，各种热性疾病久久未愈，损气耗阴，肌肤瘦弱者。或年老体弱，各脏腑功能减弱者，弱脉多与沉细、微细并见，或者迟细弱、细数而弱并见。总之弱脉的出现，都要考虑到久病虚证，是脏腑功能减退的表现。

四、诊妊娠脉

宋代施桂堂《察病指南》曰：脉动入产门者，有胎也。（出尺脉外，名曰产门）。

尺中脉数而旺者，有胎脉也。

关部脉滑者为有子。

中衡足阳明胃脉连胞络，脉来滑疾者，受孕及九旬。（指4~5月）

辨怀孕时间

脉滑而疾者，三月胎候也。但疾不散者五月胎也。

关上一动一止者一月。二动一止者二月。

辨产期

尺脉沉细而滑或离经，半夜觉痛，日中则生。

内科常见大证证治

一、发热证

（一）常见发热证的辨病辨证治疗

发热是临床继感冒之外的最常见证之一。中医临床将其分为外感发热与内伤发热两大类。临证凡见体温升高、全身不适、困倦无力、肢节酸痛、体温数日不降者皆按发热辨病治疗。凡起病急，进展快，症状明显伴有外感诸证者皆属外感发热。凡起病缓，其热不盛，体温不高以低热多见者为内伤发热。外感发热是由肌肤虚弱营卫不和、风寒湿邪或疫毒之邪乘虚而入，由表入里、由上及下、由腑及脏而引起的多种症状。内伤发热是由脏腑气血虚损、阴阳失调、损气耗阴而气虚血虚、阴虚阳虚而致之发热。发热一证病情较大，包括病种较多，无论中医或西医都是一门多种病证、多种疾病的一个大证候群，诊断涉及多种科学检测手段，中医牵扯到各种辨证理论，如像伤寒六经辨证，温病卫气营血辨证、三焦辨证、气血阴阳辨证等。西医诊断只要诊断成立，治疗当有完论。中医辨证，虽有论据，各家尚难统一，处方难免各异。由于病证复杂，发展较快，临床诊疗发热诸证由古迄今是中医治疗中的难题，辨证理论甚多，疗效却微，每遇疾病会诊，医家看法分歧，所以均从治疗原则出发，鲜有特效方剂。笔者结合数十年的临床治疗经验提出如下方法：

1. **呼吸道疾病发热**

临床症状：一般起病较急，多有上呼吸道感染症状，如发热、畏寒、身痛、咳嗽，初为白痰，继则转为黄痰、或黏稠痰、或痰中伴有血丝。常有胸闷、喉痒口干、咯痰不利。体温常在38℃～40℃之间，舌质红，苔黄厚，脉浮数，或洪数。肺部听诊，可见呼吸音粗糙，偶可听到干、湿性罗音或哮鸣音，血白细胞增多。如病情重者，咳嗽痰中带血较多，痰呈铁锈色，体温多在39℃～40℃之间。若热邪不退耗伤津液，可见烦躁不安，或四肢厥冷，口唇发绀，血压下降，脉搏微细数的休克症状。

辨证治疗：外感发热其病在肺，初期邪在肺卫，应以清凉透表，化痰解热为主；热邪不退，痰热加重当以清热解毒，清肺化痰以祛毒邪；热邪消退，余邪未清则以益气养阴，润肺生津，扶助正气促其恢复。

常用方剂：①柴葛银翘散。②清肺饮（《证治汇补》）方黄芩10g，山栀10g，桑白皮15g，木通10g，车前子10g，茯苓10g。③麻杏石甘汤（《伤寒论》）。④清金化痰汤（《统旨方》）黄芩，山栀，桔梗，麦冬，桑白皮，贝母，知母，瓜蒌仁，橘仁，茯苓，甘草。用药期间必须抓住疾病发展过程中的三大主症，即发热、咳嗽、痰涎。所用药亦要着重考虑，如柴胡、葛根、荆芥、金银花、连翘、黄芩、山栀、知母、浙贝母、生石膏、桑白皮、芦根、杏仁、桔梗。恢复期则以益气养阴、健脾助消化为主，如采用生地、麦冬、玄参、太子参、沙参、玉竹，或白晒参、西洋参、阿胶、黄芪、黄精。大便不解加酒军（大黄）、枳实，纳食不佳加神曲、麦芽、山楂、槟榔、鸡内金。

2. 肠道疾病发热

临床症状：肠道疾病发热起病均较缓，多有胃肠道疾病的特点，如上腹部不适、恶心、欲吐、脘腹胀满、胃脘疼痛、或两胁疼痛，重则疼痛难忍，或痛引肩背。初起时可见恶寒发热、口苦咽干、胸胁苦满，继则发热不退、口干不欲饮、大便不畅，或有往来寒热，或热邪缠绵。苔多黄腻或黄厚，脉见洪数或沉细数。

辨证治疗：胃肠疾病发热其病在肠胃、在胆，初起多由外感风寒不解，邪传少阳，风寒之邪袭入其经，郁而化火。或酒食不节、损伤脾胃、脾胃运化失常，湿浊内生，郁而化热，湿热交蒸逆转肝胆因而发热，疼痛，伤津。初期宜和解少阳、清热利湿为主。热邪不退或疼痛加重，口干口苦，渴欲饮水，宜清肝泻火，理气生津。若见往来寒热，口苦口渴，喜冷饮，但饮水不多，脘腹疼痛或胁痛，目黄小便黄，大便不解，脉洪数者，则宜清利肝胆湿热。

常用方剂：①柴胡清肝汤（《医宗金鉴》）柴胡 10g，黄芩 10g，山栀 10g，连翘 15g，牛蒡子 10g，防风 10g，川芎 10g，赤芍 15g，生地 15g，天花粉 15g，甘草 10g。②金钱大柴胡汤（验方）金钱草 20g，柴胡 10g，黄芩 10g，大黄 8 ~ 10g，白芍 10g，枳实 10g，葛根 10g，黄柏 15g，山栀 10g，甘草 10g。③茵陈清胆汤（验方）茵陈 20g，青蒿 15g，黄芩 10g，山栀 10g，枳实 10g，白芍 10g，半夏 10g，茯苓 10g，大黄 5g，川楝子 10g，玄胡 10g，甘草 10g，黄柏 15g，柴胡

10g。④龙胆泻肝汤（《和剂局方》）龙胆草 15g，黄芩 10g，山栀 10g，柴胡 10g，生地 10g，木通 10g，泽泻 10g，车前子 10g，当归 10g，甘草 10g。

用药期间仍要掌握疾病发展中的三大症状，即发热、疼痛、黄疸，所用药物亦要从这三方面考虑，清热药如柴胡、黄芩、山栀、黄柏、夏枯草、龙胆草、连翘、大青叶、青蒿。疼痛者以理气为主，如枳壳、枳实、大黄、川楝子、玄胡、香附、郁金、白芍。伴有黄疸者加茵陈、金钱草、郁金、鱼腥草、虎杖等。

3. **泌尿系统疾病发热**

临床症状：该系统疾病起病多无外感症状，初起多见小便不适，继则尿急、尿频、尿道刺痛，或者尿血。若见疼痛其痛常从腰部开始，疼痛剧烈，疼痛向下腹部移动，而见尿道刺痛或尿血。发热常伴随尿路症状而出现，亦有突见恶寒而随之发热，温度常在38℃～40℃之间。以弛张型发热多见，亦有间歇、稽留型发热，中医称之为往来寒热，或夜热早凉。尿检以隐血、脓球、白细胞为主，血液常规中白细胞增高。脉象洪数，或弦数。在腰部常有叩击痛或一侧下腹部压痛。

辨证治疗：泌尿系统疾病发热其病位在下焦，位于肾与膀胱。感受湿热是发病之主要原因，湿热蕴于下焦，膀胱气化不利而见尿急尿频，小便涩痛，宜清热通淋，凉血止血。湿热相搏，正邪相争而见寒热往来，热盛则邪热稽留，正气盛则夜热早凉，湿热之邪凝于下焦则现热邪滞留不退。宜清热解毒，通调水道。如见腰腹疼痛，疼痛移动、小便涩痛、尿血，则宜通淋排石，清热利湿。

常用方剂：①八正散（《和剂局方》）通草 10g，车前子

15g，萹蓄 10g，瞿麦 10g，滑石 20g，甘草 10g，山栀 10g，大黄 8g。②黄连解毒汤加味：黄连 10g，黄芩 10g，黄柏 15g，山栀 10g，连翘 15g，木通 10g，萹蓄 10g，瞿麦 10g，车前子 15g，甘草梢 15g，滑石 15g。③萆薢石苇汤（经验方），萆薢 15g，乌药 15g，益智仁 15g，石菖蒲 10g，石苇 15g，滑石 15g，冬葵子 15g，萹蓄 10g，瞿麦 10g，茯苓皮 15g，桑白皮 15g，木通 10g，甘草 10g。

　　尿路感染发热无论其发热如何，其病均在下焦，必有其尿路疾病的特有症状，如尿频、尿急、尿痛、尿血、发热、或者腹痛、腰痛。辨证用药除以上方剂外还可采用以下药物：热邪不解者加柴胡、葛根、青蒿、知母、黄柏、生石膏、白花蛇舌草、蒲公英、地榆、鱼腥草、紫花地丁。如腰腹痛者多为石淋，可加入金钱草、海金沙、大黄、香附、台乌、玄胡、川芎、白芷等以行气排石止痛。

　　4. 感受湿热疫毒发热

　　湿热疫毒诸邪致病包括疾病较多，如流行性出血热，钩端螺旋体病，流行性脑膜炎，乙型脑炎，伤寒与副伤寒，以及近年的 SARS 病毒，甲型流感等病，其传播较快，流行地域较广，发热表现复杂，病情转化极快，单纯中医药治疗比较棘手。在明清以前医家多按《伤寒论》六经辨证治疗，当时虽有温病之说，但无明确的治法方药。明清以后中医药在理论上有了重大突破，《温疫论》、《温病条辨》、《温热经纬》的问世，开辟了中医治疗温病的新途径，至此卫、气、营、血、三焦成为治疗热病的辨证治疗纲领。

　　目前采用现代科学诊疗手段，诊断准确，中西医结合治疗，可提高治愈率。临床采用温病卫、气、营、血、三焦的辨证规律予以诊疗较为妥当。

（二）常见发热证型与治疗

1. 往来寒热

往来寒热之证，乃指先寒后热，先热后寒，或乍寒乍热，其寒热发作有时。往来寒热是少阳病主证（《伤寒论》）之"伤寒五六日，中风，往来寒热，胸胁苦满，嘿嘿不欲饮食，心烦喜呕，或胸中烦而不呕，或渴，或腹中痛，或胁下痞硬，或心下悸，小便不利，或不渴，身有微热，或咳者，小柴胡汤主之"。该证是邪在半表半里，阴阳相胜，阳不足则先寒后热，阴不足则先热后寒。该热型是伤寒、温疫、中暑及感受四时不正之气，由表入里，进入半表半里而见之发热症状。在热病中因发热而引起的消化系统，腹部症状，只要有发热或往来寒热均可用小柴胡汤加味治疗。

热入血室常见往来寒热。妇女经期，或经期感受外邪，经水适断，或产后发热，昼轻夜重，或高烧谵语者属热入血室证。该证多为经期或产后细菌感染而致发热，治疗常以小柴胡汤加减。

邪伏膜原：外感温热疫毒其邪由表入里，进入少阳，往来寒热，若邪盛正虚，则邪入膜原。证见但热无寒，昼夜发热，日晡加重，或者头痛、身痛，舌质红绛少津，脉数，或洪数者则系邪伏膜原，是发热重症，体温多在39℃~40℃之间，舌绛是伤津亡液，脉洪数系高烧持续，此时常伴神志改变，如循衣摸床、谵语。治疗可用达原饮加减：知母、黄芩、白芍、槟榔、厚朴、草果、生石膏、连翘、金银花、麦冬、玄参及甘草。

2. 但热无寒

但热无寒也可称阳明实热，是指只有发热而无恶寒之证。历代所载之烦热、壮热、潮热，即属此证。《伤寒论》称：阳明证胃家实，其外证有身热自汗出，不恶寒反恶热。"太阳病，若发汗，若下，若利小便，此亡津液，胃中干燥，因转属阳明"，或者"太阳病，初得病时，发其汗，汗出不彻，因转属阳明"。温病对壮热论述为："大凡看法，卫之后方言气"，在卫分之热多有恶寒，卫病不解则传入阳明气分，病邪深入，由肌表而入里，其热多为壮热。多伴有口渴、汗出，是邪正俱盛之表现。气分之热不解，则将进入营血，营分之热是发热而不恶寒，口干而不渴，舌红绛，或有并发斑疹。营分之热亢盛，迫血妄行，可见吐血、衄血、便血等耗血动血之证。此时病势则更重更深，热邪至此易生变证，如高热不退可见神昏谵语、舌红绛少津、脉洪数，是邪陷心包，损及肝肾。无论伤寒或者温病，提示医家不能草率行事，详细诊查，仔细辨证，病证结合，中西结合用药，方为上策，如输液、输氧、抗生素的应用，方能挽回患者生命之危象。

常用方剂：

（1）白虎银翘汤：知母15g，生石膏（先）30g，金银花20g，连翘20g，大青叶20g，黄芩15g，葛根15g，生地15g，麦冬15g，生甘草10g。

（2）白虎三黄汤：知母15g，生石膏（先）30g，黄芩15g，黄柏15g，黄连10g，淡竹叶15g，山栀10g，葛根10g，玄参15g，麦冬15g，生地15g，生甘草10g。

（3）羚羊地黄汤：羚羊角粉15g，或水牛角30g（先煎30分钟），知母15g，生石膏（先）30g，生地15g，白芍

10g，丹皮 15g，蝉衣 10g，白僵蚕 10g，金银花 20g，连翘 20g，玄参 15g，麦冬 15g。

（4）牛角增液汤：水牛角 30g，生地 15g，麦冬 15g，玄参 15g，西洋参 10g，石斛 10g，知母 10g，大青叶 15g，甘草 10g。

如头痛者加钩藤 10g，川芎 10g，白芷 10g；神志不清者加远志 10g，九节菖蒲 10g，或紫雪丹，至宝丹，或牛黄粉冲服；抽搐、项强加全蝎 5 条，僵蚕 15g，磁石 20g；如舌红口干，苔厚黄燥者加桑叶 20g，绿豆煎汤频饮。

3. **阴虚发热**

阴虚发热多为日晡潮热，是指长期低热，日晡加重，体温升高，次晨降低或降至正常。《内经》云："阴虚生内热"，朱丹溪认为人体"阳常有余，阴常不足"，故素体虚弱，阴阳之气不足，免疫功能低下，病邪乘虚而入，或久病发热未彻底治愈，余热未尽，时至夜晚仍有低热出现，故凡在下午发热或低热长期不退者中医皆谓阴虚发热。其主要症状为：午后或夜间发热，或手足心发热，或骨蒸颧红，心烦盗汗，口干咽燥，大便干结，尿少色黄，舌质红或有裂纹，无苔或少苔，脉象细数。

阴虚发热常损及五脏，如肺阴虚者多为潮热盗汗、手足心热、午后颧红、咳嗽痰少而黏、有时痰中带血；心阴虚者为心烦失眠、多梦心悸、易惊、潮热面红、盗汗、口干舌红少津、脉细数；脾胃阴虚者为口干唇燥、舌红少津、大便干燥、腹部灼热或隐痛；肝阴虚则见头昏晕眩、目干目赤、耳鸣、两胁隐痛、急躁易怒、脉弦细数；肾阴虚者则见潮热颧红、眩晕耳鸣、腰痛腿膝酸软，或遗精盗汗、舌光少津、脉沉弦细而数。

阴虚发热常见于以下几种疾病：如结核病之肺部结核，结核性腹膜炎，淋巴结核；肠道疾病之病毒性肝炎，胆囊慢性炎症，泌尿系感染之慢性肾盂肾炎；风湿病与类风湿性关节炎；结缔组织疾病；血液病；恶性肿瘤等，以及一些慢性链球菌感染性疾病，均可出现阴虚发热的一系列症状及其兼证。综观各家对阴虚发热的辨证治疗颇多论述，提出的方药各有所长，但其大法可归纳为：①养阴清热润肺。②养阴清热益胃。③养阴清热补肾。④养阴清热益气。常用方剂如：①青蒿鳖甲汤。②清骨散（《证治准绳》）。③清经汤（《傅青主女科》）。④知柏地黄汤。⑤丹栀逍遥散。⑥补中益气汤。

阴虚发热常用药物。

以清热为主的药如：知母，黄柏，山栀，青蒿，银柴胡，胡黄连，地骨皮。

解热为主的药如：柴胡，葛根，升麻。

养阴为主的药如：生地，麦冬，玄参，石斛，天花粉。

补肺药物如：人参，黄芪，五味子，熟地，百合，天门冬，麦冬。

补脾益胃药物如：党参，白术，茯苓，山药，扁豆，砂仁，大枣，火麻仁。

养心安神药物如：酸枣仁，柏子仁，茯神，远志，夜交藤，鸡血藤，阿胶。

补血养肝药物：当归，白芍，熟地，木瓜，补肝散（《景约全书》熟地，白术，枣仁，独活，当归，川芎，黄芪，山药，五味子，山萸肉，木瓜）可作为主方应用。也可加入平肝镇肝之药如钩藤，白蒺藜，生龙骨，生牡蛎，水牛角，羚羊角，或龙胆草，夏枯草，黄柏等清肝火之药。

补肾药物如：山萸肉，枸杞，龟板，杜仲，鳖甲，金樱子，芡实等。

4. 无体温发热

无体温发热是指患者自觉发热而测体温则在正常范围，只是患者的一种自我感觉症状。临床表现有全身发热，局部发热。局部发热多表现在胸部、下肢、或手足心及前后心发热。无体温发热多见于老年人及更年期妇女。多因素体虚弱，气血不足，肾气亏损所致。全身发热常见为头晕，失眠，心烦，心急，多汗，或者整夜转侧难眠，多为肝肾阴虚，肝阳偏亢，热至内生渐达全身，而致全身汗出，其热立退，热退后全身肌肤冰凉而虚热消失。如果仍不能入睡者，亦可再次全身发热，二次汗出热退。甚至有三次发热汗出，整夜不眠者。其因多由思虑忧伤，房劳过度，伏案工作，损伤心脾，心肾不交所致。治疗用补益肝肾，养心安神法。方剂用加味枣仁汤：酸枣仁20g，川芎10g，茯神15g，知母10g，柏子仁15g，五味子15g，女贞子15g，丹参15g，生龙骨15g，玄参15g，麦冬15g，旱莲草15g，炙甘草10g。

如表现在头面部阵阵发热，面颊红赤或汗出，数分钟或十余分钟即过，属阴虚内热证，可用六味地黄汤，或麦味地黄汤加味。

如表现在胸部发热，或心中烦热，多为心火偏旺，失眠不寐，烦躁心悸，可用天王补心丹，或黄连阿胶汤加减。若兼手足心发热，则称五心烦热；或者潮热，自汗，则属阴虚内热，亦可用六味地黄汤加减。

案例一。赵某，男，65岁，2005年春3月，由华阴县来诊，初诊自诉：周身发热数月，失眠不寐，有时彻夜不眠，发热后自汗出，身转凉，有时一夜数次发热汗出，展转不安，心急烦躁，头昏胸闷，舌红苔薄黄，脉弦细而微数。辨为肝肾阴虚证，心血不足。方用加味枣仁汤五剂。服药后当天即感全身有力，发热汗出减轻，仍睡眠不好，入睡困难。复诊患者诉长期每晚服安定，剂量较大，嘱其减少剂量，改为每日午后及晚睡前各服安定片，并配合中药上方加琥珀粉 10g，莲子肉 10g，水煎服，七剂。药后自觉精神好转，体力增加，晚间不再发热汗出，食欲增加，脉转弦缓，嘱其继用上方 10 剂巩固疗效。

案例二。葛某，女，60 岁，1990 年 9 月初诊。自诉：右侧下肢从膝以下发热，下午至夜间加重，按之局部皮肤较周围明显发热，夜卧不安、入睡困难、心烦、心急、胸闷、自觉气短、头晕头昏，脉弦细涩，西药曾用维生素 B 族、维生素 C、谷维素一月余，其病稍有减轻，但未治愈，辨为肝肾阴虚，心血不足证。处以加味酸枣仁汤，加桂枝 10g，桑枝 15g，全瓜蒌 15 克，补肝肾、通经络、养心宽胸安神，药进一周后其症消失而愈。

（三）发热病案例

1. 发热案

朝某，男，35 岁，1948 年春诊，家中共四人，为父亲，妻子，女儿。自己因家境贫寒，常年在外给富人做长工。当年三月初，因外感寒邪，自觉周身困倦不适，次日即恶寒发热，饮食不欲，胸闷腹胀，食量明显减少，且食后不易消化，腹泻腹胀，四肢软弱无力，即求某医诊治，服药二剂，自觉无效，且病情加重，继续发热，因病情加重，主人送其回家治疗。次日，请叔父诊治，此时发病已六七日。诊病时患者病情较重，周身发热，倦怠无力，声音低弱，呼吸均匀，表情呆滞，嗜睡不语，时有谵语，两手抓空，口干，饮水不多。脉弦而涩，苔黄厚少津，尿少而黄。辨为外感湿热，热邪入里，耗伤阴津，湿热并重故壮热不退，热邪伤阴而神明失聪，属中医温病范畴之湿温病。当时给予清热利湿败毒方：银翘散加增液汤加薏苡仁、砂仁、菖蒲、远志、淡竹叶、滑石，嘱水煎服，连服三剂。后复诊，患者父亲诉因无钱购药，所以服二剂后再未求诊。三日病情更加危重，肌肤发热未退，后神识不清，昏睡不醒，入夜更重，胸部有红疹，不进食，不欲饮，大便数日未解，且腹部胀痛，此时已是温邪进入营血之重症，嘱其家属病情重危，须要日夜护理。且处以犀角地黄汤加白虎汤，加金银花、连翘、大青叶、菖蒲、紫花地丁以清热凉血解毒开窍，药煎三次，日夜分三次服用，同时加服至宝丹，每日二次。该方服后病情好转，三日后自觉身体轻松，热退身凉，欲饮欲食，再诊时患者声音低微，神志清醒，疲乏无力，口舌干燥，小便黄赤，脉沉细弱，属热病后损气伤阴，气血不足，处以竹叶石膏汤加生地、麦冬、玄参、太子参、沙参。数日后患者糜粥自养日渐恢复，由于丈夫病重，其父亲及妻子日夜操劳，饮食不周，其夫还未痊愈之时，其父亲及妻子亦先后患病，症状相似，仍以发热不退开始。邻居得知其家人患伤寒温病，无一人与其来往，连自己兄长也令妻子儿女搬往邻村亲戚家中。由于该病传染性强，患者身体虚弱，虽经多次治疗，其效甚微，于一月内其父亲、妻子皆先后去世。

2. 外感后发热案

段某，女，70岁，于1992年春诊治。自诉10日前感冒，咳嗽，痰多，胸闷气短，随即于当地乡医院治疗，经用大量抗生素，静脉滴注，口服解热消炎药第三日即好转，但体温仍未降至正常，继续用药一周，患者已不咳嗽，自觉咽部干燥，有时咯白色泡沫痰，纳食不好，食后腹胀不适，大便数日一次，病虽减轻，但体温仍38℃左右，午后病情加重，周身不适，困乏无力。其家属来我处诊治，诉说该患者已用药一周余，病未治愈，其病可能系支原体感染所致，嘱其再续用药一周，患者年老体弱，发热一周，纳少，体力消耗很大，恐不能支持，欲求中医诊治。接诊时查看患者，神志清楚，言语清晰，语声低微，倦卧于床，七八日来，每日只进少量食物。自觉腹部不适，胀满，虽解两次大便，但觉腹部不畅，小便量不多，色黄，无尿痛尿急感，舌质红少津，舌苔厚黄而燥，脉弦细数，体温38℃。

根据病情发展分析，初系外感寒邪，应于辛温解表之剂以发其汗，使寒邪从表而解，医家用发汗药物不足，而且以清热解毒之剂，以清其毒热，使寒邪不能外解，而化热伤津。腹部不适属热结阳明，胃肠热结，运化无力，其热不能由肠道排出，日久化燥伤阴，故见舌红少津，苔黄而燥。予以养阴生津，清化阳明实热，佐以益气固本。处方：生地15g，麦冬15g，玄参15g，沙参15g，知母10g，山栀10g，淡竹叶15g，银柴胡10g，枳实10g，川朴10g，大黄10g，太子参15g，甘草10g，大枣三枚引。嘱煎两次，分三次服用。患者进药后第二日，连续大便两次，量多，便中有硬便数粒，便后即觉腹部舒畅、变软，至晚间，体温下降至37℃，周身轻松，第三日改原方除去大黄，加入炒麦芽15g，六神曲10g，嘱继服两日，后愈。

3. 壮热咳嗽案

樊某，男，38岁，于1945年3月来诊。因外出劳累，回家后突觉周身发冷，寒战，数小时后自感头昏，四肢无力，随即周身发热，身痛无力，腹部不适，不欲饮食。因发冷发热症似风寒感冒，服用阿斯匹林一包（二片），约一小时后自觉有汗出，身痛发热减轻，至夜间诸症仍未缓解，且感加重，继服阿斯匹林二片，次晨仍发热身痛，且有轻微咳嗽，当即求西安名医沈某诊治，沈某诊后曰：病系外感寒邪，寒邪入里化热，伤及肺胃，时在春三月，温邪上受亦较长见。随即开药二剂回家服用，两日后病未缓解且发热加重，咳嗽痰中带血丝，第二天则痰变为暗红色血痰，频繁咳嗽，痰量增多，胸痛，胸闷。求沈某续诊，诊后嘱家属曰：病乃热邪伤肺，肺络损伤，故高热咳嗽，咯血病急而重，处方为银翘散加麻杏石甘汤，加白茅根、仙鹤草、桑白皮。该方又服二剂，病情仍未控制，且出现高热持续，神识不清，嗜睡，咳嗽咯铁锈色痰，呼吸急促，口干舌燥，时欲饮水，腹胀，小便黄赤，大便数日未解。四五日以来患者连续用药病情未见减轻，且日渐加重，家属心急如火，全家不安，急请西医胡贡山大夫会诊，协商治疗方案，胡云：患者系大叶肺炎，死亡率很高，既往无特药物治疗，现今已有最新药物，盘尼西林可以试用，该药市内各大药店均无销售，唯西安空军医院有货，可去咨询。当时盘尼西林是新引进的美国药品，包装为每瓶10万单位，必须冷藏保存，用量每日两次，每次5万单位，肌肉注射。家属用保温瓶装上冰块，购来两瓶，当即应用，该药用两次后，次晨立即热退身凉，咳嗽减轻，四次注射完后，患者只有轻微咳嗽，乏困无力，饮水及食欲增加。由于药价昂贵，每10万单位价值一两黄金，家属无力再买，仍决定以中药调治，沈某给处以竹叶石膏汤加生地、麦冬、玄参、黄芩、山栀，以养阴清热润肺。服二剂停药，而痊愈。

张某，30岁，于1946年春，患与樊某同样之疾，恶寒发热，身痛，次日咳嗽痰中带血，发热胸痛，病情较重，当即求西安另一名医李某，治疗数日，其效不显，病情益重，其父邀我商议，吾看后告知其病情及后果，并嘱其用青霉素治疗。当时青霉素已由冷藏改进为常温保存，每支改为20万单位一瓶，且价格已降为一块银元，每日二次，每次用20万单位。其父听某医之言，没有采纳使用，又继续服用中药治疗，至第7日后病情加重，高热，呼吸急促而死亡。事后其父与我交谈，句句怨恨自己，未采纳我之建议改用西药，而酿成恶果。

4. 壮热头痛案

1967年春，脑脊髓膜炎流行，夏秋之际又逢乙型脑炎流行。我当时任陕西中医学院附属医院中医内科门诊组长，内科病区住院医师。当时内科同仁，在治疗流脑病人中意见存在分歧，有两位医师主张纯用中药治疗，不用西药，我则力主用中西结合的诊治办法，我的两位同学支持我的治疗观点，其一凡发热头痛病人皆作腰椎穿刺，进行诊断。其二，凡诊断为流脑的病人均静脉注射磺胺药。其三，中药根据病证变化辨证施治，力求辨证准确，用药精当。商议结果为根据病人的具体情况，轻重程度各自决定治疗方案，以不耽误病人为原则。

当时病人较多，在短短的一月多时间，中医内科收治住院病人 30 余人，其中成人、儿童皆有，其中儿童较多，疗效甚佳，所有病人均在数日内症状改善，体温下降，头痛项强消失，10 余天痊愈出院。其中死亡病人 4 例，三例患者在入院时已属重危，高热，昏迷，抽搐，经抢救治疗于入院后 2～3 天死亡，死亡病历中一人令我永生难忘。

患者张某，男，41 岁，农民，家住双照公社，自诉发热头痛三天，下午加重，在当地用药数日无明显效果，只身前来求治。门诊检查体温 38℃，神志清楚，语言清晰，颈项强，克氏征阳性。门诊以急性脑脊髓膜炎收治住院。住院后某医生检查，认为患者虽病数日，但体温及头痛等临床症状都较轻，且活动自如语言清晰，纳食尚可，欲以纯中药治疗，当即煎药令其即时服用。患者服药两天，发热未减，体温升至 39.5℃，且卧床不起，头痛，项强未减轻，诸证较入院时加重，第三日晨查房时，患者神志不清，语无伦次，脉搏洪数无力。随即给予输液，输氧，镇静之剂，但仍未给予抗感染西药治疗，数小时后患者抽风，强直，呼吸困难，经数人抢救无效死亡。该患者死亡，对全科医师教训深重。

在治疗流脑过程中，所使用的方剂可归纳为以下几种：①清营汤。②犀角地黄汤。③羚羊钩藤汤。④银翘散。⑤白虎汤。⑥安宫牛黄丸。⑦加减复脉汤。

随症加减：头痛加川芎，白芷；颈项强直加葛根，钩藤，白僵蚕；抽搐、角弓反张，加羚羊角，全蝎，水牛角，冲服紫雪丹，或安宫牛黄丸；高热不退，加重用生石膏，知母，柴胡。口干欲饮，加生地，麦冬，石斛，玄参；大便不解，加大黄，枳实，麻子仁。恢复期则以竹叶石膏汤、生脉散益气生津。

5. 长期低热案

李某，男，8岁，家住渭河电厂。于2009年秋诊治，其母诉孩子发低热两月余不退，体温在37℃～37.5℃之间。起初有轻微感冒，经厂医院用药后数日其病已愈。之后发现小孩总是困倦，活动少，饮食量减少，遂再去医院检查体温37.5℃，未发现其他异常病变，据医生说两侧扁桃体色红，稍大，无分泌物。其后即转去西安儿童医院治疗，住院十余日，各项检查均未见明显异常，唯白细胞稍高。用头孢曲松类药，静滴，每日两小瓶液体，住院期间有时体温正常，其间也曾用免疫增强剂，输血浆。患儿出院后，每日下午仍轻度发热，自觉精神不佳。食欲不佳，体温37℃左右。两月来经过各种治疗办法，其病未愈。接诊时，患儿精神尚可，正常上学，语言自如，反应灵活，每日放学回家后，疲乏困倦，活动较少，食欲较前减少，午后或夜间有时汗出，汗后体温稍退。久热不退多属阴虚，但该患儿阴虚诸证不俱，仅有乏困倦怠，纳食减少。《脾胃论·饮食劳倦所伤》云："内伤脾胃，乃伤其气，外伤风寒，乃伤其形，伤其外为有余，有余者泻之；伤其内者为不足，不足者补之"。患者当为内伤脾胃所致，故用补中益气汤加入神曲、麦芽、鸡内金，服三剂后其发热明显好转，体温降至37℃。后以此法继续治疗，方剂改为：太子参15g，玉竹15g，白术10g，茯苓10g，当归10g，黄芪15g，黄精15g，柴胡10g，升麻10g，葛根10g，酒军（酒大黄）2g，甘草10g。嘱连服一周，七日后来诊，其母诉：患儿自用药以后精神明显好转，体温每日均在36.5℃左右，至此数月发热痊愈，此乃甘温除热之法也。

二、水肿证

（一）水肿发热证

中医有关病证的论述，从《内经》至后世各家均将水肿与发热单独论述，未见将二证结合讲述者。因该证临床常见，水肿与发热相互并见须同时治疗，不能顾此失彼。若失去治疗时机，将延误或加重病情，从而转为慢性或难治性疾病。因此，有将水肿发热证合而论述的必要，便于临床实用与治疗。

水肿与发热同时出现者为水肿发热证，两种证同时表现于同一患者身上是疾病发展的规律。如水肿证常见发热、发热常引起水肿。邪之所凑其气必虚，肺脾肾三脏虚弱，外邪乘虚而入，寒热之邪乘虚而入犯肺、入肾、伤脾均能导致水液代谢失调而见水肿发热。单纯水肿或发热均不在该证论述。

水肿证古人论之较详，《内经》称水、水肿、浮肿。《金匮要略》称"水气病"。古人对水肿的分类比较繁杂，难以统一。至朱丹溪则提出将水肿以阴阳为纲，分为阴水、阳水两大类型，相沿至今，但都未提出发热的相关症候。水肿之产生主要为水液代谢功能失调，肺脾肾三脏虚损，三焦气化无力，其中肾脏起主要作用，脾阳根于肾阳，三焦气化，化生于肾气，肾司膀胱主开阖，肾为水脏，主水。所以水肿的产生与肺脾肾三脏有关，因此，有"三阴结谓之水"之说。

水肿发热，有先发热而后水肿，亦有先水肿而后发热，其发热起因多与外感诸邪有关。四季之中常有发病，多由当令之邪所致，而非瘟疫温毒所发。春、夏、秋是水肿发热症的多发季节。春季风邪当令，风寒或风热侵入体内，初见外感风寒或风热诸证，如发热、恶寒、无汗、鼻塞、流涕、咽痒咳嗽，或发热不恶寒、头痛、咳嗽、咽喉干燥、痰黏而稠、面部浮肿、下肢水肿、尿少或尿中带血、脉浮而数。此其为外邪袭肺，由肺入肾，因肺气上通于鼻，下主于皮毛；肾气上通于喉耳，下主于二阴；脾气上通于口，下主于四肢。故上下四肢见水液运行不畅而肿。夏日伤暑，秋季伤燥，初起邪在肺卫，如证见鼻咽干燥，干咳少痰，继则燥热之邪入里化热，症见发热微汗、痰黄咳嗽、咽喉疼痛、乳蛾肿大、尿少浮肿，初起面部，继则下肢亦肿。若热邪入里入肾与膀胱，亦可见膀胱湿热症，如发热、尿少、小便热涩、尿中带血。此则肺脾肾三脏皆损，三焦气化无力，则水肿发热证足以成立。

（二）水肿发热证常见证候及治疗

1. 风寒型水肿

临床症状：恶寒发热，汗出，鼻塞咽干，咳嗽，痰白，咯痰不利，面部浮肿，脉浮数，苔薄白。

辨证治疗：治宜疏风解表，淡渗利湿。

常用方剂：荆防败毒散合五苓散；或苓桂术甘汤加四苓散、荆芥、薄荷。苓桂术甘汤为温中利水之方，加入荆芥、薄荷增强祛风散寒之功，促寒邪从表而解，配以四苓散利湿消肿，使水湿之邪从小便排出。

2. 风热型水肿

临床症状：发热，微恶风寒，汗出，咳嗽有痰，痰黏稠咯出不利，或痰黄咽喉疼痛，面部浮肿，继则下肢亦肿，尿少，或尿中带血，舌质淡，苔黄，脉浮数。

辨证治疗：清热透表，利湿消肿。

常用方剂：银翘散合四苓散。银翘散乃外感风热证常用方，其药性平和，四季可用，老幼用之皆宜，临床常可加入黄芩、山栀、滑石、木通等增强清热利水之功。

3. 燥热型水肿

临床症状：发热，有汗，咳嗽头痛，痰少而黏，咽喉干痛，口唇干燥，心烦口渴，尿少而黄或尿中带血，面部及下肢浮肿，苔薄少津、脉数。

辨证治疗：清热润燥，利湿消肿。

常用方剂：桑菊饮合五皮饮，加玄麦甘桔汤。三方合用，有清热润燥，透热达表，利湿消肿之功。如热邪偏盛可加入黄芩、知母、金银花；水肿明显加入猪苓、泽泻、木通、滑石；尿中带血加入仙鹤草、大小蓟等清热凉血之药。

4. 湿热型水肿

临床症状：头面四肢水肿，发热，心烦，口干，渴欲饮水，小便短赤，大便干结，或小便频急，热涩刺痛，尿中有血，苔黄腻，脉沉数。

辨证治疗：通腑泄水，清热利湿。

常用方剂：疏凿饮子加黄芩、黄连、黄柏，合五苓散、五皮饮。疏凿饮子攻逐水湿，具有上下表里分消之力，使蓄积之水从二便排出，黄柏、黄芩和黄连清上中下三焦之热，合五苓散、五皮饮其利湿消肿之力更强。若胸满短气、倚息不得卧加入葶苈大枣泻肺汤。若小便频急，热涩刺痛，尿中带血，可用八正散加黄芩、黄柏合五苓散，清利下焦湿热，消肿。

临证加减：以上四型虽已概括该证的常见证型，但也有其诸多证候未能尽聚，所以临证加减实有必要。如见头痛者可加入川芎、白芷；鼻渊者可用苍耳散；身有疮疖者可用四妙勇安汤，方药：玄参、金银花各90g，当归60g，甘草30g，合五苓散；咽喉肿痛者加入山豆根、牛蒡子、板蓝根；咳嗽有痰者加紫苑、款冬花、桔梗和浙贝；大便秘结者加大黄、黑白丑；大便溏稀日数次，水肿日久未愈，且伴见发热属水肿重症，可用四神丸、桃花汤与清热利水之方合用。该证是肺脾肾三脏俱病，其重点应在于肺，因发热属新感外邪，当急予以清热祛邪以治其肺。水肿症常见逐渐发热、尿血、小便频急、热涩，可用八正散、四生丸加知母、黄柏、金银花、连翘、黄芩和柴胡，清热凉血止血，先治其标，缓治其本。

水肿发热证是病因病机病变部位三者相结合的一个证候类型，它不同于单纯水肿与外感。古虽有风水、皮水之论述涉及发热，但其中心在水肿。该证的论点重在发热，发热毒邪不除，则水肿难以治愈，此其与水肿证不同之理。治疗方药亦然如此，应祛邪清热为主，消肿利尿次之。轻则淡渗利湿，重则通利三焦，三焦气化恢复，则上下表里之邪皆祛。

医案二例

案例一、风热水肿

患者侯某，男，22岁，家住韩家湾村，于1994年4月前来诊治。主诉：因外出打工劳累，二日前自觉不适，下午则发热，身困乏力，咽喉疼痛，咳嗽咯黏稠痰，色微黄，微汗出，尿少色黄，次日晨起面部浮肿，苔薄黄，脉浮数。查体：

面部浮肿，上眼睑甚。听诊：心律齐，心率 92 次/分，无明显杂音，肺呼吸音粗，可闻及干鸣，咽部充血，扁桃体肿大，腹软无压痛，肝脾无触及，下肢见凹陷水肿。体温：39℃，血压 130/90mmHg，血象检查：白细胞 10400，中性粒细胞 85%。小便：蛋白质（＋），隐血（＋＋）。西医诊断：1. 急性肾小球肾炎，2. 上呼吸道感染。中医辨证：水肿发热证，属风热型水肿。因其病于春季，有发热、咳嗽、咽喉疼痛，面部及下肢浮肿，且尿少色黄，脉浮而数，显系属外感风热之邪，由表入里，犯肺化热，其热毒进入脾肾，攘及三焦，致三焦气化失职，肺不宣通，肾失开阖，水液失其自然代谢功能，故见水肿发热证。

治疗宜清热透表，利湿消肿，方选银翘散加味。方药：金银花 15g，连翘 15g，桔梗 10g，薄荷（后下）10g，淡竹叶 15g，荆芥 15g，黄芩 10g，山栀 15g，山豆根 15g，茯苓皮 15g，桑白皮 15g，白术 15g，泽泻 15g，猪苓 15g，野菊花 15g，甘草梢 15g，三剂，水煎 500ml，日两次，每次 250ml，早晚分服。嘱忌盐及辛辣刺激性食物。另加服阿莫西林胶囊，每日三次，每次两粒。三日后复诊，患者自述，服药一日后自觉症状减轻，二日后已不发热，咽痛咳嗽均减轻，痰少易咯出，尿量增多，尿色变白，三剂药服后周身轻快，饮食增加，面部及下肢双腿已不肿。复查：体温 36.5℃，血压 130/90mmHg，白细胞 8000，中性粒细胞 70%，尿蛋白（＋＋），隐血（＋）。脉沉缓，咽喉红肿，苔薄黄，面部及下肢浮肿消退。按中医辨证治疗的认识，患者热退身凉，全身水肿消失，该证已痊愈，只需调理而已。实则该病只是初步控制，仍须长时间治疗。因肾脏损害并未恢复，所以仍当清热祛邪，利尿消肿。方剂改为：金银花 15g，连翘 15g，黄芩 15g，山栀 15g，桔梗 10g，荆芥穗 10g，淡竹叶 15g，菊花 15g，白术 15g，桑白皮 15g，茯苓皮 15g，猪苓 15g，泽泻 10g，甘草梢 15g。嘱服五日，服法同上次。忌盐可改为淡盐饮食，安静休息，切勿劳累。该方清上中焦之热，利三焦之水，促其肺脾肾三脏功能恢复而望痊愈。三诊：患者服药八日，自诉无不适感，仅食少纳呆，尿色淡黄，大便溏，日 1~2 次。小便检查：尿蛋白（＋）隐血（±）。体温 36.5℃，血压 120/80mmHg，脉沉缓，苔薄黄，水肿已彻底消退，未再反复。据其脉证和小便检查患者基本治愈，但仍有困乏无力，四肢软弱，纳食减少，此乃发热日久，损气耗血，苦寒之药伤其脾胃，利湿之药损肾伤阴，故见脾肾两虚，气血不足。当予以益气血、补脾肾、健脾利湿。方剂改为：黄芪 15g，当归 15g，太子参 15g，白芍 15g，熟地 15g，山药 15g，山萸肉 15g，茯苓 15g，泽泻 10g，丹皮 15g，五味子 15g，女贞子 15g，白术 15g，白扁豆 10g，薏苡仁 15g，炙甘草 10g，另加玉米须 30g，泡水频饮，嘱服 10 剂。20 日后复诊，小便检查：蛋白、隐血均消失，嘱停药，改服麦味地黄丸，每日两次，每次 10 粒，服一月后停药。

　　水肿发热证临床常见，吾治愈者数百，凡见发热浮肿者必须重视。首先嘱其检查小便，以确立病证，次则辨证治疗。凡属急性肾小球肾炎者，多在半月至一月治愈。治愈标准为体温正常，浮肿消失，尿常规：血球、蛋白均（－－）阴，或蛋白（±），隐血（－－）。但有部分患者虽见体温正常，水肿不消，尿检隐血、蛋白仍在，而转为水肿证。初为阳水，若迁延数月水肿不消，其证表现为阴水者亦不少见，是时当从水肿论治。

案例二、湿热水肿

患者桂某，女，42 岁，纺织厂工人，于 1998 年 10 月诊治。主诉：下肢浮肿数月，治疗未愈，一月前出现小便不适，尿急尿频，尿量少而黄，腰及下腹隐痛，随即发热，体温39℃，即去某医院治疗，经住院检查，诊断为急性肾盂肾炎，尿路感染。住院期间，曾用抗生素及输液治疗，口服西药，用药一周后好转，体温下降，症状减轻，继续治疗半月后出院。出院后十余日，又感困乏不适，发热小便不畅、尿频，前来我处就诊。查体：面部轻度浮肿，眼窝肿甚，下肢呈凹陷性肿胀，舌质红，苔黄腻，脉弦数。听诊：两肺呼吸音稍粗，未闻及干湿鸣，心律齐，率 96 次/分。腹软平坦，肝脾不大，下腹部有压痛，腹股沟淋巴结可扪及，有压痛，腰部肾区有痛感。体温 38.5℃，血压 120/80mmHg，住院期间尿培养有大肠杆菌。西医诊断为：急性肾盂肾炎，属泌尿系感染。

辨证治疗：患者反复发热，长期水肿不消，当属水肿发热证之湿热型水肿。其病因为初感外邪未愈，外邪由表入里化热，热邪由肺入肾，肾主水，热邪与水湿相结合，其热炽盛，肾与膀胱相表里，膀胱气化失调，水湿不利泛于肌表，湿热之邪由内达外，故见湿热水肿证。其病位在下焦肾与膀胱，且涉及肺脾二脏。方选：龙胆泻肝汤加味，处方：黄芩15g，山栀 15g，龙胆草 15g，黄柏 15g，柴胡 15g，生地 15g，木通 12g，泽泻 12g，车前子 15g，滑石 15g，甘草 10g。三剂煎服，煎 500ml，分两次服用。嘱食淡盐，忌辛辣食物。三日后复诊诉：诸症减轻，发热明显好转，水肿未消，面及下肢仍肿，查体温37℃，脉弦略数，苔黄而润。继续原方中加入野菊花15g，桑白皮、炒麦芽各15g，嘱续服五剂。五日后患者来诊，发热已退，浮肿减轻，尿路无不适感，腰及下腹部症状消失。体温36.5℃，小便检查：红细胞（＋＋），尿蛋白（＋），白细胞（＋＋），脓球（－），患者临床症状及体温均已正常，尿检好转，属临床治愈之症。该患者前次住院治愈，回家后十余日其病反复，由于肾盂肾炎是属顽固之疾，在大肠杆菌未彻底清除者，常易反复，因此仍当重视，且小便检查仍不正常属未治愈之疾。故嘱其仍需继续服药，巩固疗效。处方于原方去柴胡、野菊花，加桑白皮15g，茯苓皮15g，白扁豆10g，薏苡仁15g，健脾利湿消肿，连服10剂。四诊：患者诉服药后一切症状均好转，饮食增加，乏困感消失，水肿消退未再复发。检查小便：尿蛋白（－），白细胞（－），红细胞（＋）。20天来患者连续服用苦寒清热利湿消肿之剂，损伤肝肾，伤及脾胃，故再加以知柏地黄丸、香砂养胃丸二药合用，每日三次，每次8～10丸，嘱连服一月后停药。

（三）水肿证治及体会

1. 概说

水肿是指体内水液潴留，泛滥肌肤，引起头面眼睑、四肢、腹背以及全身浮肿。严重时可能出现腹水、胸水。

腹水、胸水属现代医学术语，应理解为臌胀与悬饮。

（1）古代医家对水肿的认识

《灵枢·水胀篇》指出："水始起也，目窠上微肿，如新卧起伏，其颈脉动，时咳，阴股间寒，足胫肿，腹乃大，其水已成"。说明水肿的开始由头面部渐及全身，严重时可引起咳嗽及臌胀。《素问·阴阳别论》说："三阴结谓之水"，说明水肿与肺脾肾三脏为病，无以转输水精、通调水道有关。

《金匮要略》有水气病专门论述水肿。水肿证在《内经》称"水"《金匮》称"水气病"以后则称水肿。

（2）古代医家对水肿的分类及水肿的含意

《内经》分风水、石水、涌水。涌水、石水皆指腹水。石水如石沉于下，位在脐以下至少腹。涌水为按腹不坚，如囊裹浆。风水是风邪袭表犯肺故面足浮肿。

《金匮要略》从病因脉证分为：风水、皮水、正水、石水。按五脏证候分：心水、肝水、肺水、脾水、肾水。风水为外邪侵袭、病在肌表，故有恶风表证，与《内经》所载风水相同。皮水为水气停留肌肤，病在表，但有里水外溢所致，故无风寒表证。正水是水肿本证，病在里，由脾肾阳虚气化不利所致，如上逆于肺，腹满而喘。石水是水气沉结于下，病在里，肾阳虚弱，水停脐腹，影响肝脾，故腹满而不喘，与《内经》石水类似。肝脾肾三脏为阴，病在下在里，故三脏水肿皆有腹大。心肺两脏为阳，位居于胸，病在表、在上，故心水、肺水均有身重、身肿、烦躁不得卧等。

《丹溪心法》将水肿分为阴水、阳水两大类。后世医家则在阴阳之基础上加以分类。

2. 病因病理

（1）发病原因①风邪外袭、肺气不宣。②水湿内侵、脾不健运。③劳伤太过、饥饱不调。④生育不节、房劳过度。

凡因风邪外袭、雨湿浸渍，居外卑湿、涉水冒雨，饮食失调等因素而成水肿者，多为阳水。凡因劳倦内伤，生育不节导致脾肾亏损而成水肿者，多为阴水。阳水与阴水并非绝对的一成不变的，而是可以相互转化的，如阳水实证，病情进展不愈，伤及正气，脾肾亏虚，便可转为阴水。反之，阴水虚证，由于体质虚弱感受外邪，使肿势突然增剧，也可转为阳水。阴水转为阳水是病邪的进一步加重而非病邪转轻，是疾病趋向复杂由轻转重之表现。

（2）发病原理

《景岳全书·肿胀》篇说："凡水肿等症，乃肺脾肾三脏相干之病。盖水为至阴，故其本在肾；水化于气，故其标在肺；水惟畏土故其治在脾。今肺虚则气不化精而化水，脾虚土不制水而反克，肾虚则水无所主而妄行"。说明肺脾肾三脏在水液代谢中之重要性。肺主气，水化于气，肺气宜通则气化行，水道通利，水精四布。若肺为风邪侵袭，气不宣通，不能通调水道、下输膀胱，于是风水相搏，泛滥肌肤而成水肿。故张景岳云："水化于气，其标在肺"。沈金鳌曰："五液所行之气，悉属于肺，因肺主气，而行治节"。脾喜燥恶湿，主运化水谷，脾为胃行其津液，以濡周身，故脾旺则能胜湿而制水。脾虚不制水则水湿反胜，湿邪溢于肌肤而肿。故沈金鳌曰："转输二脏，利水生津，悉属于脾，因脾主运化水谷精微，上可输精以养肺，下可助肾以制水"。肾为水脏，赖肾气之温化宣行水液而司开合，若肾气虚衰，气化不足，开合不利则水无所主，泛滥横溢而成水肿。沈金鳌曰："凡五气所化之液，悉属于肾，而肾主五液而行水"。

3. 辨证施治

水肿一证首辨阴水阳水，次辨虚实、部位、程度。其证初起多属阳水实证，大都从目睑部开始，继则头面四肢及全身，严重时可见周身水肿，下肢明显，胸闷腹胀，气喘不能平卧。如久久不愈则多转为阴水虚证。

（1）辨阴水阳水

	阳水	阴水
病因	多为外感引起，如风热风寒内侵	劳倦内伤，生育不节，饮食不慎，损伤脾肾，阳水失治，治不及时而成
病位	在表、在肺卫，如头面部肿，腰以上肿	病位在里、伤及五脏，如腰以下肿，腹水肿胀，多在脾肾
病势	来势迅速，病多轻而浅。易治	来势较慢，病多久而长，重而深，难治
脉象	浮而数或沉而有力	沉迟或细而数
症状	头面部或腰以上水肿后及四肢，小便不利、短少，常伴有风寒、风热表证	腰以下肿为甚，或全身现浮肿，按之如泥，凹陷不起，小便量少，夜尿多，或伴有乏困无力，头昏眼花，虚劳等症，多无外感表证

（2）治疗大法

①《内经》治疗法则，《素问·汤液醪醴论》篇说："平治于权衡，去苑陈莝……开鬼门，洁净府"，是指治疗水肿必须权衡患者病情之轻重，脉之沉浮，以及气血情况，排除陈腐瘀积以疏通水道。采用"开鬼门"发汗之法，以及"洁净府"攻泻通利之法疏通肠胃、通利膀胱去治疗。

常用药物：《张氏医通》曰："开鬼门之剂，麻黄、羌活、防风、柴胡、葱白及柳枝煎洗"。"洁净府之剂，泽泻、木通、防已、葶苈子、茯苓、秋石代盐"。"去苑陈莝之剂，商陆、大戟、芫花、二丑"。

②《金匮要略》治疗法则，"腰以上肿，当发其汗"，

"腰以下肿当利小便"。水气在上常与表相连，可用发汗之法，宜通水液，如"开鬼门"之法。水气在下与里气相通，膀胱气化不利，故当利小便，如"洁净府"之法。

③现代常用治法

发汗：祛风宣肺以开鬼门，使腠里开发、肌肉宣通、水津四布、水液流动，从汗窍而解。

利尿、攻下：通利二便以洁净府。利尿是治水肿首选之法，水湿壅盛浊邪不去者，常常选用攻下逐水，但必须注意不能通下太过，适度而止。

健脾益气行气利水，温补脾肾通阳利水。

张景岳云："温补即所以化气，气化而愈者，愈出自然，消伐即所以通邪，通邪而愈者，愈出自勉强"。在具体应用上必须依据患者自身情况而灵活用之，正虚邪实以祛邪为主，邪盛正衰扶正兼祛邪。可采用先攻后补、攻补兼施，或寓攻寓补之法，使机体机能恢复，肺脾肾三脏调节水液功能正常，从而恢复"上焦如雾"、"中焦如沤"、"下焦如渎"的生理功能。

在组方问题上应考虑"表里兼施"、"上下同治"、"虚实兼顾"、"寒热并用"之法。

阳水分型

1. 风水泛滥

临床症状：水肿程度：眼睑浮肿，继则四肢全身皆肿；全身情况：肢节酸痛，小便不利，多有恶寒发热，或咳嗽气喘，亦可出现咽喉红肿疼痛；脉舌：舌苔薄，脉浮滑紧、或浮数，如水肿重则可见沉脉。

病程：病程短，起病多急。

辨证治疗：浮肿小便不利——风邪外袭、肺气失宣、不能通调水道所致；恶寒发热肢痛——邪在肌表、卫阳被遏、营卫不和引起；咳嗽、气喘——是水气凌心、宣降失司；苔薄白脉浮滑数－是风水偏于寒；脉浮数是风水偏于热。

辨证要点：①病程短、起病迅速，常有外感表证，或近两周来有感冒发热等症。②水肿轻重不一，但多起于面部后遍及四肢全身。③表证之脉象常数，水肿严重则为沉脉。④急性肾小球肾炎或慢性肾炎急性复发常为此型。

治法：散风宣肺行水。

常用方剂：越婢加术汤。麻黄散风宣肺，兼能利水肿；石膏清肺泻热；白术健脾利水，使肺气宣通水湿下行，则水肿自消；甘草、生姜、大枣调和营卫。

加减：临床常加入五苓散或五皮饮以助利水之功。热重尿少者加白茅根30g，清热利湿；咽喉肿痛加板蓝根15g，清热解毒；血尿加小蓟、大蓟、旱莲草。

经验介绍

风水证多属急性肾小球肾炎，诊治时大多表邪已去，但常伴有余热未尽，如咽喉红肿，牙龈肿痛，或者疖疮。治疗时应抓住两点，即清热与利尿。清热常用黄芩、连翘、板蓝根之类；利尿常用五苓散、五皮饮、白茅根。我常用之方为①五苓散、五皮饮加白茅根。②麻黄连翘赤小豆汤。加减：尿血加大小蓟、炒蒲黄。眩晕（高血压）加生龙牡、川牛膝、大黄。尿蛋白不消加黄芪、黄精、太子参、当归以益气血。如水肿消退面色苍白无华者加当归、丹参养血活血。疗程：上方连服半月不变，肿消后加入益气血、活血化瘀之药连续用两周，最后以地黄丸或归脾丸收功。

越婢汤之缺点：生石膏既无利水之功又无祛风之效，名曰风水用之何用？麻黄属开鬼门之首选药，患者水邪泛滥应以利水为主，且麻黄有升高血压之弊，用当慎之。

2. 水湿浸渍

临床症状：水肿程度：全身水肿，按之没指。全身情况：小便短少，身重而困，胸闷纳呆，泛恶。舌脉：苔薄白，脉沉缓。

病程：长，起病缓慢。

辨证治疗：浮肿——水湿之邪侵渍肌肤，壅阻不行，内聚而肿。小便不利——三焦决渎失司、膀胱气化不利。按之没指——水湿日积无出路，横溢肌肤。身困而重，胸闷纳呆，泛恶——脾为湿困阳气不能舒展。苔白腻，脉沉缓——湿盛脾弱之象。

辨证要点：①水肿严重、周身浮肿，按之有深凹陷。②病程较长，进展缓慢，常无外感因素，可伴有胸水或腹水。③脉沉缓、苔厚滑腻，舌体多胖。④肾病综合征，慢性肾炎肾病型多为此型。

治法：健脾化湿、通阳利水。

常用方剂：五苓散合五皮饮加减。

加减：上半身肿者或身困而重加麻黄发汗退肿。腹胀口淡、苔白厚加厚朴、苍术、白术健脾燥湿、行气利水。若腹胀如鼓者加二丑、大黄以攻下逐水。若咳嗽气短、胸中有饮者加葶苈子、大枣以泻肺气逐水饮。

五苓散中之桂枝、泽泻有较好之利尿作用，桂枝量10～15g通阳利水，泽泻10～15g利尿消肿。我常加入木通10～

15g 增强其利尿作用。

二丑一味治疗水肿有不少报导，如贵州省的卢氏肾炎丸即属二丑制成。如阴水水肿不消可加大剂量，每日用 6～9g 冲服，用大枣煎汤服用，以攻下逐水。

3. 湿热壅盛

临床症状：水肿程度：遍身浮肿、皮色润泽光亮。全身情况：胸腹痞满，烦热口渴、小便短赤，大便干结。脉舌：苔黄、脉沉数。

病程：长，起病较慢，或风水转化而来，或慢性水肿复感外邪，入里化热。

辨证治疗：浮肿、皮色润泽光亮——水湿之邪瘀而化热，瘀于肌肤所致。胸腹满闷——是湿热熏蒸，气机升降失常，水湿浊邪滞留胸腹。烦热口渴小便赤大便干——是热盛耗津。苔黄腻，脉沉数——属湿热壅盛所致。

辨证要点：①水肿较重、皮色光亮，按之如泥，凹陷不起。②有湿热表现如口干、口渴、溲赤、大便干等。③脉数或沉数、舌质红苔黄。④常见为肾病综合征，慢性肾炎肾病型，慢性肾盂肾炎肾功能不全并尿路感染，心脏病心功能不全。

治法：清利湿热、攻逐水湿。

常用方剂：疏凿饮子加减。本方具有攻逐水湿、分消上下表里之功，其逐水之力较强，使体内积水从二便排出。商陆、木通、泽泻、茯苓皮、椒目既可攻在表在上之水液促其外散，又可逐在里在下之水而促其内利，佐以大腹皮、生姜、槟榔、赤豆运脾行气消胀，辅以秦艽、羌活祛风通络，使泛溢于肌肤经隧之水从汗液而出，水去气行肿胀自消。

加减：腹满不减，大便秘结，加己椒苈黄丸合用以助攻下利水之功。若发热舌赤、尿黄腰痛为下焦湿热壅盛，加车前子、淡竹叶、茵陈、冬瓜皮，去羌活、生姜、槟榔。若咳逆倚息不得卧，气短喘满，此水停胸胁，上迫于肺，肺气不降，宜泻肺利水，改用五苓散五皮饮合葶苈大枣泻肺汤。如果湿热症状明显，水肿不退，可在原方中加入桑白皮、大黄以清热利湿逐水。

商陆又名野萝卜，除具有利尿逐水之作用外，尚有宣肺化痰平喘之功。我省（陕西）咸阳地区曾用于治疗慢性支气管炎，经研究具有止咳祛痰的作用。

阴水分型

1. 脾阳不振

临床症状：水肿程度：腰以下水肿，按之凹陷不易恢复。全身情况：脘闷腹胀，纳减便溏，面色萎黄，神倦肢冷，小便短少。脉舌：舌质淡，苔白滑，脉沉缓。

病程：久而长，常为久治不愈之证。

辨证治疗：腰以下肿——为中阳不足、脾失健运、气不化水，下焦水湿泛滥。脘闷纳呆、腹胀便溏——脾阳不振，运化无力。面色萎黄、神倦肢冷——脾虚气不华色，阳不卫外。舌淡苔白脉沉——脾虚不聚、阳气不运。

辨证要点：①水肿长期不消反复加重，以下肢肿胀明显。②有脾胃虚弱证群，如腹胀纳差、便溏，乏困无力等。③舌脉可作参考，带有贫血面容。④常见于慢性肾炎，肝硬化，低蛋白血症，营养不良性水肿。

治法：温运脾阳，行气利水。

常用方剂：实脾饮。方中干姜、白术、厚朴、草果、茯苓温运脾阳，附片温肾阳，槟榔、木瓜、木香理气行水，生姜、大枣、甘草温胃补中，使脾肾阳气健旺，气化水行，肿胀自消。

加减：水湿重加桂枝、猪苓、泽泻以助膀胱之气化而利小便。气短便溏为中气不足去木香、槟榔，加黄芪、党参以益气。咳嗽不思饮食为脾阳困备，水气上泛，去大枣、甘草加砂仁、陈皮、紫苏叶运脾利气。

又有浮肿一证，由于饮食失调，饥饱不时，脾胃虚弱，营养不足，全身浮肿，晨则头面较重，活动则下肢加重，能食能饮，小便正常。多是脾虚生湿，水湿瘀滞为肿。治疗不宜分利，可给参苓白术散加黄芪、桂枝、当归以益气健脾通阳利湿，或可加入附片、补骨脂，以温肾助阳。并应注意营养，可用黄豆、花生米以辅助治疗。

脾阳虚水肿如果水肿长期不消，面色晦暗或苍白，精神疲惫、少气懒言、尿量不少，次数增多，下肢及腰背部肿胀明显，舌质淡、体胖、苔白滑，脉沉细数，血中非蛋白氮、尿素氮不高者，可给千金鲤鱼汤。鲤鱼一条、桑白皮、白术、陈皮、赤小豆各 10g，葱白五根同煮入药，先吃鱼后服药，并可加入椒目 15g。

病案举例：

韩某之妻，女，42 岁，甘肃人。1963 年患水肿，素体脾胃虚弱、脘满纳差，腹胀，妊娠后呕恶四月余，产后头昏头晕、心悸，满月后浮肿、饮食欠佳，乏困无力，倦怠，四肢软弱。晨起头面肿胀，活动后下肢浮肿明显。检查：心肺未见异常，尿检正常，血色素 7g，血浆总蛋白 5g。舌质淡红、苔白薄，脉虚数无力。

辨证为脾胃虚弱，产后血亏，气血不足，脾虚水泛。方剂用八珍汤加大腹皮、车前子、山药、扁豆、桂枝。连服五剂后水肿消失，未再复发。该方健脾利湿气血双补，使其脾运湿化、气血充足而愈。

2. 肾阳衰微

临床症状：水肿程度：面浮身肿，腰以下为甚，按之凹陷不起。全身情况：心悸气促、腰部冷痛酸重、四肢厥冷、怯寒神疲、面色晦滞㿠白。脉舌：舌质淡、苔白腻滑，脉沉细、沉迟，或细数或结代。

病程：病久而长，水肿难消。

辨证治疗：腰痛酸重——腰为肾之府，肾虚水气内停则腰痛酸重。心悸气短——水气上逆心肺。四肢厥冷神疲——肾阳虚不能温养四肢。面色晦滞㿠白——阳气不能温煦于上。

辨证要点：①全身重度水肿、面目全身浮肿，腰以下明显，按之如泥，凹陷不起。②有肾阳虚证候群。③舌质淡、舌体胖，脉沉迟或沉数。④常见于慢性肾炎肾病型，肾病综合征，慢性肾功能不全尿毒症，心脏病心功能衰竭。

治法：温肾助阳，化气行水。

常用方药：真武汤加味。方中附子温肾助阳以消阴翳，白术、茯苓健脾利水，生姜温中散寒，白芍调和营阴，如虚寒过甚者可加葫芦巴、巴戟天、肉桂以温补肾阳而助气化。

若咳嗽喘促为水邪凌肺，肾不纳气，可加党参、炙甘草、五味子、煅龙牡以防喘脱亡阳。若心悸唇绀、脉虚数乃水邪凌心、心阳被遏、血液瘀阻，方中应重用附子加桂枝、丹参、红花、炙甘草以温阳化瘀。若神倦欲睡、泛恶、甚至口有尿味，病情严重宜用附子、大黄、黄连、半夏解毒降浊。如复感寒邪病势加重，恶寒发热无汗者，本方去白芍加麻黄、细辛、甘草以温经散寒。如水肿反复发作、精神困倦、头昏耳鸣、腰膝酸软、滑精者，为阴阳俱亏，宜扶阳养阴，方用济生肾气丸，六味地黄丸加车前子、牛膝，养肝肾之阴以利水，附子、肉桂益火之源以消阴翳，使阴阳互根、气化水行而消肿。

体会与治验

肾阳虚衰型之水肿多属水肿病晚期，常见于肾脏病肾功能衰减，尿毒症，或者伴有氮质血症的患者，以及心脏病心功能不全水肿明显的病例，特别是心脏病心功能衰竭之患者，肾阳虚衰之表现最明显，如呼吸急促气喘，或张口抬肩，舌质紫暗唇青等，此肾不纳气之征，是水泛心肺所致。在治疗上用真武汤加苓桂术甘汤，并酌加利尿镇静养心安神之剂，如车前子、桑白皮、葶苈子、远志、酸枣仁。

中医治疗心衰，真武汤是有效之方，使用该方要大胆，不能束手束脚瞻前顾后，如见口干舌红、脉数、大便干、尿少等可加用养阴清热药，用寒热并用之法或攻补兼施法治疗，但要突出附片、桂枝、白芍之量。

尿毒症、氮质血证之患者，其水肿多为脾肾阳虚型，治疗更多为温补脾肾化气行水。

对心肾阳衰水凌心肺的心衰患者，有些用洋地黄类药物效不明显时，加用真武汤内服往往获效。提示真武汤与洋地黄类有相互补充之效。（《中西结合研究资料汇编》山西中医药研究所（3）61、1974）

对于一些心衰患者长期心衰纠正不了，或长期使用洋地黄，其维持量无法计算，或心电图提示洋地黄过量者，此种情况医生多是进退两难，可给予真武汤，仍用维持量洋地黄，常能收到较为理想之疗效。

该方临床常用于心力衰竭，席汉氏病，阿狄森氏病，甲状腺功能低下，慢性腹泻，营养不良性水肿等。笔者将原方配伍桂枝、猪苓、泽泻其消肿力明显增强。

案例：张某，男，48 岁，茂陵机校卫生所，1981 年春诊治。

患者心慌气短胸闷，周身浮肿五、六日来诊。既往有风湿性心脏病二十余年，但不严重尚能做家务劳动，近三年来病情加重，曾先后两次以心衰住院，当心衰纠正而出院。近日来由于劳累病情加重，心悸气短尿少，周身浮肿，不能平卧，腹胀不欲饮食。

检查：神志清楚，呼吸短促，面及全身浮肿，唇舌紫暗，苔白厚滑，脉沉细结代，间有小数。下肢肿胀按之凹陷如泥。心脏听诊可闻及收缩期吹风样及舒张期隆隆样杂音，心界向左扩大、心尖搏动弥漫，腹软、肝剑下 5 公分，脾未扪及。诊断为风湿性心脏病，心房纤颤，心功能不全。

中医辨证为阴水、喘证，属心肾阳衰水湿泛滥。治疗予以温肾化气行水养心法，方剂用真武汤合苓桂术甘汤加泽泻、猪苓、远志、枣仁。方中附片用 20g，白术 30g，茯苓 30g，白芍 20g，桂枝 15g，其它药均用 10g，嘱忌盐及酱油。服两剂后尿量增加、腹胀气短减轻。二诊加钩藤 15g，车前子 15g（另包）续进三剂，五剂后周身浮肿消尽、心慌气短好转。三诊时患者乏困无力、气短咳嗽有白泡沫痰、舌质转红脉仍细数结代，忧其久病难复。又见咳嗽故于原方中加用桔梗、杏仁、桑白皮、炙麻黄以宣肺止咳散寒。治疗二十余日病情稳定水肿未复发而停药。

一年后患者复因外感诱发心衰、水肿、喘症发作，但较前更重，呼吸张口抬肩、面及口唇青紫，腰以下肿胀按之没指，脉沉细微，轻取摸不清，此乃心肾阳衰、肾不纳气之危候，经中西医治疗五六日无效而死亡。

综上所述，水肿的治疗方法有发汗、利尿、温肾、降浊、健脾诸法。凡起病不久之阳水，或营养不良引起的水肿，经过及时治疗一般预后良好。若反复发作病程日久、正虚邪恋、伤及脏腑缠绵难愈者均属阴水。若心悸、喘促、唇紫、不能平卧，或者水肿严重按之不起，舌体胖而面色苍白无华，脉沉细弱均属重危难疗之疾。如水肿长期不退但见唇黑、阴囊肿胀，缺盆、脚心、脊背、人中、肚脐等肿而平满，为五脏具伤之危重症候。若腹胀喘满、恶心呕吐、不思饮食、大便溏、小便不通，或大便下血则属脾肾两败，脾不统血的重危证候，常常在短期内死亡。故《张氏医通·水肿》篇云："水肿死症一见即危，伤肝唇黑及肿，伤心缺盆平、掌无纹，伤脾脐突，伤肾足底平，伤肺背平肩耸。如卵缩向上，阴囊无缝及茎肿者死。大便滑泄水肿不消者死"。

水肿病注意事项

1. 无论水肿轻重均须忌盐或控制食盐用量。如《本事方》提出水肿消后"忌盐一百二十日"，《医宗金鉴》主张"淡食"。

2. 戒忿怒、远酒色、适寒温，忌食鱼、虾、蟹，对水肿的消退与巩固均有裨益。

三、血证

唐代医家孙思邈著《千金要方》与《千金翼方》，总结了唐以前的医学成就，并博采众方，收集养性、气功、针灸、食疗法，及民间单方、验方汇集成书。在理论上他仍遵《内经》《伤寒》《金匮》《诸病源候论》等唐以前著述，在方药上已大大超过了前人的范围，从全书的方药看，他重视临床实用，重视单方、验方，但不厌重复，只要有实用价值，均录载。如伏龙肝汤在血证中就有三方，其药仅数味不同而已。血证在《千金要方》与《千金翼方》中分吐血与尿血二门，皆有论述，两书在论述上相同，所录方剂不尽一致，且附有针灸治疗，吐血门《千金要方》载方30首，灸法15首，尿血门载方13首。《千金翼方》吐血门载方30首，尿血门载针灸治疗7法。所载方剂两书有许多重复之处，衄血无专篇论述，两书均分散在七窍病与吐血尿血篇中。

血证是指一切出血症状而言，凡血液不循常道，上溢口鼻诸窍、下出二阴、或渗于肌肤的疾患均统称血证。常见的血证多属内科范围，因其出血部位不同故分衄血、便血、尿血、吐血、咳血等。孙氏将血证分为吐血、尿血二大类，其他部位的出血散在二者之中。

（一）吐血

吐血一证常见有三种，即内衄、肺疽、伤胃。

内衄的临床表现为出血，如鼻衄，但其血不从鼻孔流出，而是心肺间之津液流入胃中，胃中满闷即便吐出。其血如豆羹汁，或有血凝块，吐时量多如数斗甚至一石（数百毫升）。其原因为烦劳疲倦，饮食过量所致。

　　肺疽的临床表现为吐血量少，先呕吐而后出血，血量为一口半口，或一合半升。其原因为饮酒中毒所致。

　　伤胃所致吐血的临床表现为血色鲜红，腹部绞痛，自汗出，脉紧而数。其原因为饮食不节，过饱用食，损伤脾胃，而致胃中虚寒不能消食所致。

治法

　　1. 吐法

　　催吐方：瓜蒂，人参。

　　主治：吐血之后心中闷乱，烦躁不安者。

　　2. 温中止血法

　　有千金黄土汤、坚中汤、柏叶汤、黄土汤、衄血下血方5首。

　　千金黄土汤：伏龙肝，桂心，干姜，当归，芍药，白芷，甘草，阿胶，川芎，细辛，生地，吴茱萸。

　　煎法：加水3升、酒7升，煎取3升，阿胶烊化。

　　主治：吐血，衄血。

　　3. 清热止血法

　　有唾血方、温疫吐血方、清热止血方等。

　　清热止血方：伏龙肝，生竹茹，芍药，当归，黄芩，川芎，生地，甘草。

　　主治：五脏热结吐血。

　　4. 养阴止血法

　　有生地黄汤、当归汤、麦门冬汤、当归赤小豆散、伏龙肝汤、续断止血汤。

伏龙肝汤：①伏龙肝，干地黄，阿胶，干姜，牛膝，甘草。②伏龙肝，干地黄，竹茹，芍药，当归，黄芩，川芎，桂心。③伏龙肝，干地黄，阿胶，干姜，牛膝，甘草，乱发烧屑，黄芩。

主治：吐血，衄血，五脏热结，远血。

5. 凉血止血法

消瘀血方（此方即犀角地黄汤）：犀角，地黄，芍药，丹皮。以上见《千金要方》。

主治：伤寒、温病发汗而不汗，内有瘀血，及衄血、吐血不尽内余瘀血者。如患者妄言、谵语、狂躁者加大黄六钱。

治吐血唾血方：当归，羚羊角，干地黄，小蓟根，柏枝，阿胶，干姜，白芍，白术，伏龙肝，乱发，竹茹，蒲黄，甘草，阿胶烊化，蒲黄为粉末加入煎药中服。以上见《千金翼方》。

主治：吐血，唾血。

6. 活血止血法

有胸痛吐血方、泽兰汤、心衄内崩方。

胸痛吐血方：芍药，干姜，茯苓，桂心，当归，大黄，芒硝，阿胶，甘草，人参，麻黄，干地黄，水蛭，虻虫，桃仁，大枣。以上见《千金要方》。

主治：吐血，胸中塞痞疼痛。

7. 补气摄血法

补气摄血方：黄芪，白芍，川芎，甘草，生姜。先用酒浸一宿，次日加水 5 升，煎至 4 升，每日三次每次 1 升，夜服一升。以上见《千金要方》。

主治：虚劳崩中，吐血下血，短气，面色如漆。

8. 益气养血法（即《千金要方》"补中理血"法）

有干地黄汤、竹茹汤、地黄大枣丸。

地黄大枣丸：生地黄 10 斤加酒 1 斗浸，榨取汁微火煎至半量，加蜜 5 升，枣 1 升，续煎至能丸为度，作成鸡子大丸，每服一丸，日 3 丸。"凡亡血，吐血，衄血愈后必须用此方，……服三四剂乃可平复"。久服不已，转老为少，益气补血。以上见《千金翼方》。

主治：出血后五脏虚损，气血不足。

9. 寒热并用法

下血方：当归，龙骨，干姜，灸艾，川椒，黄连，升麻，大枣，附子，黄柏，川芎，阿胶，厚朴，赤石脂，芍药，石榴皮，甘草，牛角粉，水一斗 5 升，煎为 4 升，再加牛角䚡、阿胶，分 7 次服，日 4 次，夜 3 次（以上见《千金翼方》）。

10. 单方验方

①艾叶鸡子汤，艾叶三两，鸡子少许水煎服。

主治：吐血，内崩。

②乱发烧灰，每日三次，每次方寸匕。

主治：吐血，内崩，小便出血。

③生地黄 5 升，捣汁，酒煎，去渣顿服。

④桂心末，每次服方寸匕，每日夜可服 20 次。

⑤柏叶 1 斤，煎水、分 3 次服。

⑥生地黄取汁，大黄方寸匕，将地黄汁加温加大黄末，空腹时服用，每日服 3 次。

以上均治吐血。

⑦生地黄 5 斤绞取汁，少火煎三沸，加白蜜 1 斤，又煎，

取 3 升，每日服 3 次，每次服半升。

主治：虚劳吐血，阴虚。

⑧荆芥叶，捣取汁，治九窍出血。

⑨蘘荷根，捣取汁，治血鼓，痔疮出血，大便后下血者。以上均系《千金要方》方。

⑩新生犊子，未食草前杀死暴干，烧灰研细粉，开水冲服，每日 4 ~ 5 次。

主治：身体突然出血，皮肤、九窍均漏血。

⑪龙骨，研为细粉，每日 5 ~ 6 次每次服方寸匕。

主治：小便出血。

⑫车前草 5 升，加水煎百沸，去渣，加小米煮粥服之。治小便出血。以上三方为《千金翼方》方。

11. 针灸治疗

常用穴位：大陵，郄门，太渊，神门，地五会，天枢，肺俞，肝俞，上星，上管，不容。或针刺或艾灸。如吐血唾血可灸印堂百壮，不针。如吐血腹痛肠中如雷鸣灸天枢。吐血呕逆灸手心五十壮。凡口鼻出血不止名曰脑衄，可灸上星五十壮。大便下血者灸第 20 椎，灸 20 ~ 50 壮。

吐血危候：《千金要方》云："口吐鲜血，色鲜正赤，腹绞痛，自汗出，其脉紧而数者为难治"。又云：吐血后"烦躁，心中闷乱，纷纷呕吐，颠倒不安……卒至不济"。

吐血一证常得之急骤，轻者吐一口半口，重者数百毫升乃至数千毫升。该证常合并于胃脘痛、虚劳、臌胀、黄疸、积聚诸证之中。一旦吐血已是这些疾病的晚期，多是难愈之疾，如单独吐血其量不多，往往服药数剂而愈。如若吐血量多，频频呕吐，冷汗自出，脉搏紧数、细数，或者芤数，乃是心血亏损，血不养心，心阳欲脱之状，急宜给予补气回阳固脱法治之。如药后继续呕吐，心中闷乱，烦躁不安，是阴阳具脱血不恋阳之危象，常常接踵而来的是阴阳离决，神明消亡，故临床医者必须重视，提高警惕万勿轻心。

（二）尿血

《千金要方》在尿血篇中载方十三首（包括单方验方）。《千金翼方》载针灸治疗七法。孙氏对病因病机的论述仍宗《诸病源候论》，认为正气虚弱，复感热邪，邪热入里结于小肠，或风邪侵于少阴，是发病的主要因素。其治疗以补肾养血止血为主，兼用针灸。

治疗方法

尿血方：牡蛎，车前子，桂心，黄芩各等分，共为细末，每日服 3 次，每次服方寸匕。

小便血方：（1）生地，柏叶，黄芩，阿胶。水煎服。

（2）蒲黄，白芷，荆实，菟丝子，干地黄，川芎，紫背天葵子，当归，茯苓，枣仁各等分，炼蜜为丸，如梧桐子大，每日 3 次，每次 5~10 丸。

又方：戎盐，甘草，蒲黄，鹿角胶，芍药，矾石，大枣。水煎服。

单方

①胡麻三升，捣细末，以东流水浸一宿，次晨绞去渣，煮沸分 2 次服。

②龙骨细粉，温水冲服，每次服方寸匕，日服 5~6 次。

③鲜荆芥叶，捣碎榨取汁，每次服 2 合。

④以当归 4 两，酒煮，取 1 升顿服。

⑤车前全草煎服，多饮为佳。

⑥香豉 3 升，酒煎取 1 升顿服。

⑦乱发烧灰，酒服。

⑧葵花茎柄，烧灰，口服，每日 3 次，每次服方寸匕。

针灸治疗

尿血灸第七椎两旁各五寸及大敦穴，每岁灸一壮。虚劳尿血灸脾俞百壮，或三焦俞、肾俞、章门百壮。如尿血小便黄赤灸石门五十壮。

尿血虚证居多，实证较少，故孙氏在虚证中以补肾止血及灸法为主。如系实证热证可用清热凉血法治疗。

（三）衄血

衄血是指血液不循常道而上溢空窍，渗于肌肤所致。常言衄血是指鼻、齿龈、舌、耳，以及皮肤出血者均称衄血，并根据其出血部位不同而命名。孙氏在其著作中只提到鼻衄，舌衄、齿衄的治疗未见论述。观其治法有内服止血法，外用塞鼻压迫止血法，烧烙法，漱口法。在治疗时特别强调应以治本为主，如治瘟疫热病出血，他主张少量出血则不须止血，应以本病为主，如出血量多则可用止血诸法。

鼻衄

1. 内服方药

（1）伏龙肝如鸡子大两枚，生地，川芎，桂心，细辛，白芷，干姜，芍药，吴茱萸，甘草。

（2）生地黄，黄芩，阿胶，柏叶，甘草。

（3）生地，阿胶，蒲黄。

（4）干地黄，栀子，甘草。

（5）楮叶捣汁内服（以上均《千金要方》方。）。

（6）阿胶散：阿胶，龙骨，当归，细辛，桂心各一两，蒲黄五合，乱发三两烧灰。共为细粉，每日 3 次，每次服方寸匕，食前服。

2. 外用压迫止血法

（1）乱发烧灰存性，用竹管吹入鼻中，如枣核大，不止再吹。内服亦可，内服每日 3 次、每晚 2 次，每次服方寸匕。

（2）薤汁、葱汁，将薤根或葱白榨汁，用棉球蘸汁，塞鼻中可以止血。

3. 漱口方

（1）苦竹叶适量，加水浓煎，加入食盐少许，含入口中，漱口后吐之，治齿间出血。

（2）当归，桂心，细辛，甘草，矾石加水煎煮，每日含漱 5~6 次、夜 3 次，治齿间出血。

4. 烧烙止血法

（1）将铁钉烧红，用铁钉烧烙出血部位可以止血。

（2）将铁篦烧红，烙出血部位效果亦良。

舌衄、齿衄

舌衄、齿衄如出血量多，血如涌泉，属五脏虚所致，根据临床表现予以辨证治疗，或者用舌出血方：戎盐、黄芩、黄柏、大黄各 5 两，人参、桂心、甘草各 2 两。上药共为细粉，炼蜜为丸，如梧桐子大，每日 3 次，每次 10 丸，如出血不止者，可采用烧烙止血法，使其结痂而血止。以上均出自《千金要方》方。

（四）痔疮出血

治痔疮出血及新产漏下方：

矾石、附子各等分，共为细末，蜜丸，如梧桐子大。每服 2 丸，日服 3 次，连服数日即血止而效（《千金要方》）。

孙氏治痔疮常用槐子、槐枝、槐根，后世疗痔方剂中也多以槐子为君，验之临床颇多效验，故治疗痔疮及痔疮出血时以上三药是值得推广的。

常用止血药物《千金翼方·药录篹要》。

治吐血药：戎盐，柏叶，水苏，败般茹，生地黄汁，竹茹，蛴螬，艾叶，白胶，大小蓟根，羚羊角。

治下血药：白瓷屑，伏龙肝，柏叶，青羊脂，艾叶，赤石脂，赤箭，天名精，蒲黄，生地黄，黄芩，茜根，败般茹，水苏，白胶，槲脉①。

治尿血药：龙骨，戎盐，鹿茸，葱涕汁。

治衄血药：乱发灰，水苏，紫参，柏叶，王不留行，生地黄汁。

---

① 槲脉，当系槲叶或槲皮之误，槲叶异名"槲若"唐宋时多用槲叶止血。如《唐本草》载：其"味甘苦，平，无毒"，功用治"痔血、止血；血痢、止渴"。《圣惠方》治大衄，口耳皆出血不止；槲叶捣绞取汁，每服一小盏，顿服。槲皮《唐本草》云："水煎浓汁，除蛊及瘘"。《千金方》治附骨疽用槲皮烧灰为末、服方寸匕。

小结

孙思邈对血证的理论有不少发挥，治疗方剂远远超过汉晋，他不仅重视收集前代医家文献，也重视收集当代医家经验及散在民间的单方验方。这些方药的记载和推广，无疑对后世治疗血证起了促进的作用，有些方剂现在还是常用有效之方，特别可敬之处是他对衄血不止使用压迫止血与烧烙止血的方法治疗，这对衄血往往能起到立止的作用，尽管人们在与疾病作斗争中，见到出血不止可能用一些堵塞的办法，但作为一种治疗方法流传下来，很值得敬重。烧烙止血与压迫止血直到现代仍是治疗衄血的方法，特别是鼻衄不止，部位较高，服药无效，给予深部压迫常能达到治疗目的。

孙氏治疗血证的一些法则一直受到历代医家的推崇，后世医家治疗血证的一些法则，如止血、安血、消瘀、扶正等措施，就是在他的治疗基础上，总结发展起来的。这些治疗理论经过近代反复实践研究，证明它确实有一定的实用价值和理论意义，由于历史的局限性，孙氏在《千金要方》中也收集了如像马粪水绞汁治疗吐血、人屎烧灰吹鼻治疗衄血的方法，现在看来确属糟粕，应予以摒弃。其中的童子尿治疗衄血或吐血还是有一定价值的，现在仍不乏医家应用，常用的是三岁以下男孩的新鲜中段尿。孙氏在血证方面的功绩是主要的，绝不能因一些小疵而贬低他的实用价值。

四、痛证

（一）腹痛的辨证施治与鉴别诊断

腹痛是临床常见证之一，是指胃脘以下耻骨毛际以上的部位发生疼痛症状而言。腹部有中下二焦，内有许多脏腑，并有手足三阴、足少阳、足阳明、冲、任、带等经脉循行。这些脏腑的正常功能赖以气血的运行、经脉的流通。故凡外感、内伤、饮食、情志、虫症等各种因素引起有关脏腑经络的功能失常、气血运行不畅，气机阻滞、气滞血瘀均可导致腹痛发生。

1. 辨证

腹痛是一个证候，引起腹痛的原因很多，凡外感、饮食、情志以及引起脏腑功能失调的种种因素，都是诱发腹痛的重要原因，且其临床表现复杂，涉及面广，因此临证时必须详细了解病情，并全面考虑，根据疼痛部位、性质、受病脏腑、以及病之寒热虚实、在气、在血，进行归纳分析辨证。

2. 辨寒热虚实

寒证：腹痛暴急，遇冷更甚，得热则减，疼痛严重时四肢冷，大便溏薄，小便清利，脉多沉涩。多因感寒或饮食生冷所致。

热证：腹痛胀满，疼痛拒按，烦渴欲饮，大便秘结，小便短赤，喜凉喜冷，得寒疼减，或潮热谵语、舌苔黄燥、脉多滑数。

虚证：疼痛绵绵，或隐隐作痛，喜温喜按，得食则减，病程较久，进展缓慢，多见于久病年老体弱。舌淡、苔白、脉多沉细。

实证：疼痛较剧或胀满而痛，痛时拒按，痛急而暴，得食加重，位置不移，体多健壮，舌脉随病而异。

3. 辨在气在血

气血以流通为顺，气行则血行，气滞则血凝，气机逆乱、血液凝涩常是引起各种疼痛之源。腹痛由气血引起者诸多，故当审辨之。

气痛：腹部胀满疼痛，时聚时散，痛无定处或走窜作痛，或痛行两胁，或痛连少腹，常因情志不舒恼怒则疼痛加剧。

血痛：腹部刺痛，拒按，固定不移，按之有块，或疼痛较剧久痛不愈，舌质紫暗，脉多沉涩。

4. 辨疼痛部位

腹部是指剑突以下至耻骨联合以上的所有部位，在脐以上为上脘、中脘、下脘部位者称胃脘部，左右肋下之位置称左胁或右胁，脐之周谓脐部，在脐旁的较大部位称大腹，脐下中部称小腹，左右两侧称少腹。现代医家常将大腹不称大腹，而分别称左腹、右腹与脐周，这样所指部位就明确了。由于腹部包括范围较大，引起腹痛常是多因素所致，且各种因素导致腹痛位置也不尽相同。因此弄清腹痛的部位对辨证与辨病有很大的帮助，必须予以重视。临床诊断腹痛时要求医生必须作腹诊，查看疼痛部位及性质，扪其有无包块癥瘕及喜按拒按等辨证标准，然后再结合临床表现作出辨证结论。

疼痛在两胁及胃脘者不属腹痛讨论范围，必需根据临床特征按胁痛及胃脘痛而予以施治。若具腹痛的特征，其痛在脐以上者多属脾胃病变。痛在脐之两侧或少腹多属厥阴肝经之病。若脐旁或绕脐痛者多为虫痛。痛在脐以下多为少阴肾经病变。右侧少腹痛多为肠痛，左侧少腹痛者常见于痢疾与便秘。妇人脐以下及少腹疼痛者多为冷气凝结少腹，或风冷寒邪侵入胞中。如妇人少腹骤痛、面黄、汗多、舌淡、脉数，常为少腹蓄血。若腹痛位于少腹，膀胱胀满，小便不畅甚至不通，则属膀胱蓄水。若气从少腹上冲心，腹内攻痛者多系奔豚。若从心下至少腹硬满而痛不可近者，乃是大结胸，大结胸属危重急证，多系现代医学之消化道穿孔。急性腹膜炎症，应当采取多种治疗措施，中西结合治疗以挽危境。若两胁先痛而后入腹者多暴怒触气，若胃脘先痛而后入腹者，多暴饮伤食所致。

腹痛的治疗

1. 治疗总则

腹痛的治疗应根据"通则不痛"，"痛随利减"的原则，采用调理气机、通降止痛为基本治法，并随其病理、病位、病性之不同而施治。《杂病广要》曰："通之之法各有不同，中结者使之旁达，亦通也。虚者助之使通，寒者温之使通，无非通之之法也"。可见通利的灵活性，而不拘泥于攻下通利一法。

2. 证候治疗

（1）饮食停滞。宿食停积胃肠，恶食，嗳腐吐酸，恶心呕吐，腹痛脘胀，疼痛拒按，腹泻或便秘。舌质淡苔白腻，脉滑实。治法：消食导滞，方用保和丸（神曲、山楂、茯苓、半夏、陈皮、连翘、莱菔子）。本方为消食化滞之剂，还可加入谷芽、鸡内金增强消食之力。如腹痛大便不畅，常为宿食兼有湿热，可加黄柏、黄芩苦泄湿热，若腹满便溏者加山药、白术健脾利湿，若大便秘结可加枳壳、大黄通下导滞。

（2）寒湿凝滞。感受寒邪或素体脾虚，脾阳不运，而见腹痛、腹胀、心下痞满、大便溏薄，小便清利，得温则减，遇寒更甚，苔白腻，脉沉紧。若属外感引起者可用藿香正气散（藿香、紫苏、白芷、桔梗、白术、川朴、大腹皮、陈皮、茯苓、半夏）加减。素体中阳虚者用理中汤、良附丸加减以温中散寒、运脾化湿，则痛自缓解。

（3）热结胃肠。热邪蕴结胃肠，津液耗伤，症见腹痛胀满，痛而拒按，大便秘结不通，烦热、口渴、小便短赤，或潮热、谵语，苔黄燥，脉洪数或沉实。乃热结于内、腑气不通，当通腑泄热、行气止痛为法。方剂可用大承气汤为主（枳实、厚朴、大黄、芒硝），该方乃通里泄热重剂，若燥结不甚可去芒硝，疼痛向两肋牵引者可加柴胡、郁金，热势较重者加黄芩、连翘、金银花，若发热口干、腹痛较剧而拒按，腹部硬满而痛不可近者，乃是大结胸，可与大陷胸汤，审慎治疗，不可轻视。若大便七八日不解，腹痛，服承气汤后仍腑气不通者，可用黄连猪胆汁灌肠（黄连 10g，猪胆汁 50ml。加水煎黄连为 200ml，混入猪胆汁徐徐注入肛门），燥屎排出疼痛即止。

（4）脾胃虚寒。脾胃虚弱之人，消化力弱中焦输转失职，常因浊气壅满，而见腹部胀痛绵绵不止、或反复发作，喜热喜按，饥饿时痛甚，或兼有神疲乏力，气短怯寒等症。舌淡苔白，脉沉细。治疗应以温中散寒、益气健脾为主，方剂用小建中汤（桂枝、白芍、生姜、大枣、甘草、饴糖）或大建中汤加减。若寒邪偏盛可加干姜、附片；若脾胃虚寒肝有郁热，反酸、嘈杂加左金丸；若肾阳不足者加附子理中汤，以温补脾肾。

（5）肝气郁滞。气以通为顺，不通则痛，临床常见腹痛而胀，走窜攻冲，痛引两胁或连少腹，或饮食呆滞、胸腹胀满，痞闷不舒，每因恼怒则疼痛加重。舌苔白薄、脉弦。治疗应以疏肝行气为法，方剂选用四逆散（枳壳、柴胡、白芍、甘草）可加青皮、木香、川楝子、延胡索理气止痛。如腹痛不止发热者加黄芩、山栀，大便干者加大黄。

（6）瘀血阻滞。腹部血流不畅，瘀血阻滞结为癥积，阻滞经络则见腹痛经久不愈，瘀痛较剧，痛处固定不移，触之即痛，或拒按，舌质紫暗，脉沉涩。治疗当用活血祛瘀法，方剂选用少腹逐瘀汤（川芎，当归，赤芍，干姜，小茴香，延胡索，没药，蒲黄，五灵脂，官桂）。经血疼痛应特别重视腹诊，在腹部常可摸到癥瘕包块之物，如有明显之包块即任用行气活血化瘀之品以祛其积，万勿姑容、养奸为患。若患者病久体弱，不耐攻伐亦可暂用攻法以缓其急，疼痛好转再予以扶正健脾。如果气血俱亏不任攻伐亦当攻补兼施治之。

若见癥积日渐增大、疼痛明显，腹大青筋，皮肤血丝缕缕，舌色紫暗，或大便黑者，此为瘀血鼓胀，当用攻下逐水法佐以渗湿利尿、消瘀，可选用抵当汤（水蛭、虻虫、大黄、桃仁）。

女性患停经多日，突然腹痛剧烈、面色苍白无华、肢冷、脉沉，或汗出者，多系下焦蓄血症（宫外孕破裂）。可采用针灸加服中药治疗，方剂用宫外孕1号方（山西经验方）：丹参、赤芍、桃仁、乳香、没药、三棱、莪术，其有效率达82%。

或若术后腹部疼痛，乃术后肠粘连，如疼痛不剧，正气不足，可温中理气以治其本，方如建中汤加味。如疼痛明显频频发作，宜活血化瘀理气治之。

（7）虫积疼痛。肠寄生虫以蛔虫为多，多因饮食不洁引起，常见于小儿及饮食不卫生者。患者腹痛时作时止，痛时坐卧不安，疼痛部位多在脐周，能食消瘦，面上白斑，或面色青黄不定，吐清口水，目珠上见云雾状斑点。治疗以祛虫为主，方剂可用化虫丸（鹤虱、苦楝子、槟榔、使君子、吴萸），该方以驱蛔虫见长，且对蛲虫、绦虫也有效。如腹痛剧烈，呈阵发绞痛，痛向背肩部牵引，或痛时弯腰按腹展转不安，恶心呕吐者，常为蛔虫入胆之胆道蛔虫症。急应以安蛔定痛驱虫，先用乌梅汤安蛔缓痛，再给胆道驱蛔汤（延胡索、木香、厚朴、使君子、苦楝子、槟榔、大黄）以驱蛔虫。如疼痛不解者加木香、川椒，大便干结者加芒硝，发热烦渴上腹硬痛者加蒲公英、山栀、黄芩、鱼腥草之类，目睛发黄者加茵陈、黄柏清热退黄。

病证鉴别

以下病证临床上亦表现为腹痛，但疼痛各有特点，中医习惯上不按腹痛治疗，故应予以鉴别。

1. 与胃脘痛鉴别

胃脘痛又称胃痛，是以胃脘近心窝处发生的疼痛为主证。古代又称"心痛""心下痛"，多由饮食不节，脾胃虚弱，或肝气郁结所引起，其痛多在饥饿时或食后一二小时发生，或见反酸、嗳气等证，严重时可见吐血、便血之瘀血症状。

2. 与胁痛鉴别

胁痛是指胁部一侧或两侧疼痛而言，其证多与肝胆疾病有关，肝之经脉布胁肋，行胁下，肝气郁结、肝胆湿热常能引起两胁疼痛。临床以肝胆湿热、气滞血瘀疼痛最剧。腹痛之蛔虫入胆常与胁痛的一些症候不易区分，临床应详细琢磨。

3. 与肠痛鉴别

右侧少腹疼痛逐渐加剧，按之疼痛益甚，或腹皮急紧，时发热、自汗，右足曲屈不能伸，乃为肠痛。当用大黄牡丹皮汤（丹皮、大黄、桃仁、芒硝、冬瓜仁）或薏苡附子败酱散，清热消瘀排脓。该证早期用上二方加金银花、连翘、黄柏、红藤，常能取效。若局部包块，或脓已成者可结合手术治疗其效更佳。

4. 与痛经鉴别

妇女经期小腹或少腹疼痛，多为寒邪凝涩气血不通所致，若经水将来三五日前脐下先痛者，状如刀刺或寒热交作，所下如黑豆汁者，为下焦寒湿相争，应予以温寒祛湿法治之。如经前腹痛者，多为寒凝气滞。经后腹痛者多为肾虚，或气血不足之故。

5. 与疝气鉴别

疝气腹痛常发生在两侧少腹，临床常见者是腹股沟斜疝。它是腹腔脏器经腹壁缺损处由腹股沟膨出，进入阴囊的腹外疝。疝气古有七疝：即寒疝，水疝，筋疝，血疝，气疝，狐疝，颓疝。疝气属足厥阴肝经病变，多由寒湿凝滞，气郁迫急，嚎哭忿怒引起，或小儿先天缺陷，年老体弱，病后体虚，操劳过度，以致气虚下陷，筋肉弛张，不能摄纳所致。小儿还常见肚脐凸起，谓之脐疝。如果少腹疼痛加剧而见疝气增大不能回缩者，即形成嵌闭疝，急需手术治疗，服中药常无效果。

6. 与奔豚气鉴别

奔豚气之腹痛，其疼痛无固定位置，发作时常有气从少腹上冲之感觉，同时有腹痛、胸闷、气急、心悸惊恐、烦躁不安，甚则抽搐、厥逆等证。其病因多为七情郁积、或寒水水逆损伤肝肾、心以及冲任二脉所致。治疗用奔豚汤（李根皮、葛根、黄芩、白芍、甘草、半夏、生姜、川芎、当归）。奔豚属五脏积水之一种，《难经·五十六难》曰："肾之积，名曰奔豚，发于少腹，上至心下，若豚状，或上或下无时……"。

7. 与石淋鉴别

石淋腹痛其位置多在左右腹，或少腹部，其痛常向腰部牵引，发作时疼痛剧烈，且有尿道刺痛窘迫，少腹拘急，或尿中带血，或挟有沙石。现代医学检查，X 线腹部拍片，常见结石阴影。治疗当用通淋排石汤、石苇散、八正散是常用之方。

8. 与膀胱蓄水鉴别

膀胱位于下腹部，膀胱决渎失职，水道闭塞，小便不通，常见少腹疼痛胀满，脐下状如覆碗，弹之有声应指，甚至痛闷不可忍。多由湿热下注、心火不移或老年肾气虚衰所致。治疗应急则去标，先予以导尿，排尿后痛即缓解，再予以清热利湿，或补肾助气治其本。

结语

腹痛经治疗后一般均可缓解或治愈，若患者腹部剧痛，持久不能缓解，或不能转侧，触之即痛，拒按，皆属危象。如见"人中黑者，多死"（《丹溪心法》）或"腹痛发喘，兼脉滑者死"（《杂病广要》）。象这些危症如不能缓解，我们必须重视，提高警惕，可采用中西两套诊断治疗手段，治疗患者。本文所述腹痛均系自己在临床实践中见到的一些实际情况，对腹痛的辨证和治疗尚有裨益，故特提出望同道参考。

（二）胁痛

胁痛是指一侧或两侧胁肋部疼痛而言，是患者自觉症状或医者按之有痛感的一种病证。《素问·藏器法时论》曰："肝病者，两胁下痛引少腹"。《景岳全书》云："胁痛之病，属肝胆二经，以二经之脉皆循胁肋故也"。《灵枢》云："邪在肝，则两胁痛"。

胁痛的病因古代分外感与内伤两大类。风寒邪入于少阳经者乃病胁痛，如外感发热两胁疼痛，如无表证者皆属内伤。但内伤者十居八九常亦兼有外感发热症状。凡气血食滞、风寒留于肝者皆见胁痛之证。内伤胁痛可分为肝郁、痰饮、瘀血、肝肾亏虚。肝郁者，大怒气逆或谋虑不遂，肝火内动。痰饮者，痰饮流注其经，嗽而气逆引动两胁。瘀血者，跌扑闪挫，恶血停留，按之则痛。肝肾虚者，凡劳伤过度，肝肾精亏，不能化气，气虚不能生血而然。凡人之气血源泉不畅则雍滞，滞则不通，瘀于胁下，阻塞肝胆二经常见疼痛。

胁痛有左右之分，左右脏器不同，其症有别。古人所言"左肝右肺"，肝位于左而藏血，肺位于右而藏气，病在左者为血积，病在右者为气郁。因肝藏血，肺主气矣。当今医家对上述应有明确的认识，古人明知肺在上焦，肝在中焦，脾在中焦，而何以言左肝右肺？这是在五行学说的基础上排列的。因心者君主之官，肝者将军之官，肺者相傅之官。君主面南而立，左边是将军，右边是丞相，君臣在位置上是不能改变的。所以在中医学理论上就形成左肝、右肺的传统位置，有关中医学理论问题有待其后的研究与修正。在胁痛的辨证治疗中必须胸有成竹，明确脏腑位置，右胁是肝胆所在，左胁是脾的位置。疼痛也是，右侧肝胆病变居多，左侧疼痛较少。病变的性质，右侧疼痛属实质性病变，其痛多见，且疼痛明显，有各种原因引起的，如外感、内伤、食滞、痰、火、气郁、瘀血、挫闪等，涉及到肝、胆、胰腺、肋间神经等脏腑疾病。如肝炎、胆囊炎、胆结石、急慢性胰腺炎、右上腹肿瘤、肝癌、肝囊肿和脂肪肝等，治疗均颇费时日。左侧疼痛多无实质性病变，其痛少见，常是自觉疼痛，或隐隐作痛，有时是两胁均痛，或其他病变发散而致。脾脏本身很少疼痛，脾脏肿大至巨脾亦无疼痛之感。七情郁结，劳累过度，挫闪是其致病主因。治疗用疏肝理气、活血化瘀之剂常很快治愈。

胁痛之证，腹诊最为重要，按腹部可以提高辨证诊断的准确性，与病变在脏在腑，属虚属实，对辨证治疗多有裨益。若胁痛在右侧，于右上腹部可有明显压痛，局部肌肉较紧张多为胆囊炎症；若局部肌肉紧张，细触可扪及包块，多为急性胆囊炎、胆结石。若疼痛明显，伴有发热，必须考虑到急性胰腺炎。若患者有蛔虫史或吐蛔虫者，多为胆道蛔虫症。于右上腹若有明显包块其表面不平边缘不整，常是肝硬化晚期，或肝癌。肝癌的疼痛多在右侧肋部，早期较轻，晚期痛甚，一般药物难以取效，需要罂粟相关之剂方能缓解。若见体质肥胖，饮食无节，喜食肥甘厚味之人，右上腹不适多为脂肪肝所致。古书多提到饮食不节，食滞胁下而痛者，多为现今之慢性胆囊炎，或胆结石所致。饮食不节，食滞胁下是诱因，胆囊病变则是根本。

胁痛在治疗上均依其病因、病变性质及临床症状而辨证，常见有以下证型：肝气郁结者，治以疏肝理气，方剂如柴胡疏肝散。饮食不节，食滞胁下者，治以柴平汤。肝胆湿热者，治以龙胆泻肝汤或金钱大柴胡汤加减。肝阴不足者，选用一贯煎或麦味地黄汤加减。瘀血停滞者，可选用复元活血汤或桃红四物汤。临床常见有以外感而诱发胁痛者，必先除祛外邪而后治其里，外感有风寒、风热、暑热诸因，治疗必将在散寒、清热祛暑诸方中加入理气、化瘀、疏肝之方药为要。治疗胁痛以通为主，通则不痛，痛则不通。凡气血脏腑功能失常时，两胁肋部位常有疼痛出现，故临床必须重视通的原则。通常用者有三法，即通气、通血和通脏腑。

1. 通气

凡见肝气郁结，情志不畅，郁怒不发，两胁疼痛，走窜不定甚则牵引及胸臂肩背，时太息，每因情志变动而发作，常有胸闷不舒，纳食减少，脉弦或弦细。此皆适于调理气机，疏利肝胆，通达两胁为要。方剂如柴胡疏肝散加减。药物如柴胡、香附、青皮、枳壳、川朴、木香、降香、台乌和川芎等。重用白芍柔肝育阴，防其化燥，使其三焦气机通畅而痛消。

2. 通血

通血即活血，疏通经络。两胁乃肝胆经脉所系，血循不畅，瘀滞不行则常见。胁痛较重痛处不移，痛而拒按，或胁下痞块，坠胀不适，面色暗而黧黑，形体消瘦，或有发热，巩膜深黄，舌色紫暗而有瘀点，脉沉细或弦涩。此皆适于疏通血脉活血化瘀，肝胆气血运行，血流通畅则痛消瘀散。方剂如血府逐瘀汤：生地、当归、川芎、赤芍、桃仁、红花、柴胡、牛膝、枳壳、桔梗和甘草。加减药物如：穿山甲、海马、海龙、五灵脂、炒蒲黄、三七、益母草、路路通和半枝莲等。通血脉必须根据虚实而为之，气行则血行，气滞而血瘀，久病常有损气耗血，所以，参、芪、归、胶、野灵芝、制龟板和制鳖甲之类，予以配伍，实有必要。

3. 通脏腑

肝属脏，胆属腑，胃与肠皆属腑。胃肠以通顺为要，胃气宜降不宜升，逆而不降则呕恶疼痛，其邪常侵入肝胆而致痛。通脏腑可用通里攻下、疏通肝胆之法。胁肋胀满疼痛，以右侧为甚，或痛引少腹，或引及肩背，兼见寒热往来，口苦咽干，欲饮但饮不多，心中烦热，时欲泛恶，但吐不出，脉弦滑而数，苔多黄厚而腻，此皆适于通里攻下，疏通肝胆。通里攻下以大柴胡汤加味，大柴胡汤乃小柴胡汤加小承气汤而成，外解少阳，内泻积热。柴胡解肝经之邪而退热，黄芩清里热，大黄通里而散结。方中常须加入芒硝、郁金、白芍推动胃肠气滞，肝胆郁结，缓解疼痛。如证见右胁疼痛，巩膜皮肤发黄，小便黄赤，大便秘结、不畅，口干，口苦，右上腹有包块，或明显压痛者，此湿热郁结肝胆，胆道阻塞，必须急予以清理肝胆湿热，方剂可用茵陈蒿汤合大柴胡汤，清利湿热，荡除腑滞，方中可加入金钱草、金银花、连翘、蒲公英、败酱草，清热泻火，排石通腑。如大便不畅仍可加入芒硝以助攻下，利胆排石，缓解疼痛。如肝郁化火，或火热伤阴者，常可选用清肝育阴之品，如夏枯草、龙胆草、黄芩、青黛、沙参、麦冬、石斛及玉竹之类。亦可采用急下存阴之法。

胁痛非小病，切勿轻视，它常有速变致危的可能，临床必须审慎重视。如若疼痛剧烈，痛而拒按，体温升高，白细胞增高，此乃重危急症，可速请外科会诊治疗。因胁痛、腹痛中之急重症，从现代医学角度看，多系外科急症，必须手术治疗始能痊愈，中医可以配合改善症状，减少痛苦，不可勉强治之，以免延误病情。

胁痛案例

1. 胆囊炎案

吴某，女，42 岁，某建筑公司工人，于 1993 年 4 月前来诊治。自诉两胁肋疼痛数月，反复治疗其效不显，其中一次连续用抗生素十余日，口服西药数种（具体不详），后疼痛渐渐消除。出院后约半月其诸症反复，又感两胁疼痛，以右胁为主，有时向背部发散不适，进食油腻食物后症状加重，腹部饱胀，大便数日一次，少食纳减，或以清淡饮食自觉好转。遇情绪不稳则陡然加重。既往除腹部不适外尚无其他异常现象。月经每月一行，量不甚多。

诊查：面色晦暗无华，巩膜无黄染，舌质淡，苔黄腻，脉沉弦。腹部诊查：腹软，右上腹重按有轻度压痛，无反跳痛。B 超提示：肝脾未见异常，胆囊稍大，胆囊壁毛糙不光滑。诊断为：慢性胆囊炎。中医辨证为：胁痛。属肝气郁结，胆胃不和，气血瘀滞不畅。治宜疏肝理气，解郁止痛。方剂选：柴胡疏肝散加味。柴胡 15g，白芍 15g，香附 15g，川芎 10g，枳壳 10g，郁金 10g，黄芩 10g，酒军（大黄）5g，炙甘草 10g，嘱每剂煎两次，共 500ml，分 2 次服用。

胁痛之证，饮食、情志是诱因，其肝胆郁滞或胆胃郁热是其主因。故治疗必须疏利肝胆，调理胃肠为要。柴胡疏肝，白芍柔肝，黄芩清肝，郁金、枳壳化瘀理气止痛，加酒制大黄能促其胃肠蠕动增强，肝胆郁滞快速排出，疼痛随大便通畅而得缓解。

该患者服药后次日症状即缓解，大便日两次，上腹胀满胁痛消失，自觉轻松，精神舒畅。服药三日后，胁痛未再发作，自觉饮食明显好转，睡眠易醒，时有肠鸣。原方酒军改为 3g，并加麦芽 15g，炒枣仁 15g，和胃安神。嘱续用 10 日以巩固疗效。其后多次来我处，言胁痛再未复发。

2. 胆道蛔虫症

史某，女，40 岁，农民，家住钓台乡，于 1976 年前来诊治，患者以腹痛急剧急诊入院。接诊时患者表情痛苦，弯腰双手按腹，呻吟叫痛。追问病史，自诉：突发右上腹疼痛，腹胀恶心，欲吐，疼痛急剧加重，痛如刀割，痛向背部放散，呕吐苦水，且吐虫一条。痛时请当地医生诊疗，曾给予阿托品注射，并同时服用颠茄片 2 片，黄连素 2 片，约 20 分钟后疼痛减轻，可平卧，不久痛再次发作，症状如前，且有加重之势而急来求诊。检查：表情痛苦，不能直腰侧卧于床，面色无华，巩膜微黄，舌淡，苔黄腻，脉沉弦数，双手冰凉。腹诊：右上腹肌肉紧张，压痛明显，脐周有条索状物，且能随着医生手指移动。左侧腹部尚软，但亦能触到条索状物。急查血象：白细胞 9000，中性粒细胞 80%，红细胞 320 万，血色素 8 克。大便虫卵（＋＋＋），体温 37.5℃。诊断：根据其有吐蛔虫史及疼痛部位，大便中有蛔虫卵，拟诊为1、胆道蛔虫症；2、胆道感染，胆囊炎。

患者疼痛剧烈，部位在右上腹，四肢发凉，痛时面色苍白，脉沉弦而数。《伤寒论·厥阴脉证并治》云："蛔厥者其人当吐蛔",并云:"蛔厥者,乌梅丸主之"。《金匮要略》云:"蛔虫之为病,令人吐涎心痛,发作有时,毒药不止"。据上论述该病当为蛔厥,故当即处以乌梅汤治疗。方药:干姜10g,制附片10g,川椒6g,桂枝10g,乌梅肉10g,细辛4g,黄连10g,黄柏15g,当归10g,党参15g。嘱立即煎汤500ml,分2次服用,四小时后服第二次药。药后约两小时,患者疼痛即缓解,恶心呕吐随即消除,自感腹部舒服,平卧床上,手足冰凉好转。二次药物服完之后,当晚患者即可安静休息。次日查房,患者诉一夜安静,未再暴痛,但腹部仍觉有物活动,按其上腹仍有块状物蠕动。乌梅丸服后动而窜走之虫,受药物影响而退出胆道,其他诸虫伏而动缓,故而痛止。乌梅丸之功极佳,厥止手足温当须驱蛔,仍继按原方,去干姜、附片,加使君子40g,川楝子15g,继服一剂,煎煮两次共500ml,分二次服。药后患者自觉良好,未再疼痛,至夜感恶心呕吐,于夜半子时连续吐蛔五条。继则腹痛欲解大便,如厕后排出蛔虫大小20余条,排出之虫多数仍在活动。由于发作于夜间,患者无其他损伤,护士嘱其饮糖水一杯,继而安卧。第三日晨查房,得知患者虫已排出,精神恢复,欲进饮食,脉象和缓,虫症已愈。当予以益气补血,调理脾胃,处以香砂六君子汤加当归、黄芪、白芍、使君子各15g,除其未排出之虫,另加茵陈20g,利胆退黄,嘱其带药回家煎服。

古方论虫证,诸家皆言,虫在腹中上半月其头朝上,下半月其头朝下,头向下者服药多不验。《本事方》《证治准绳》和《景岳全书》皆载其论。治病乃急救之事,何能待其半月置患者病痛而不顾?况其说法、论据如何证实?只是片面的说法，其后学又无据推翻，人云亦云之事。

驱虫不下，多数为用药不当，组方不合理，药物用量不足而无效。诸虫现今常见者有三种，即蛔虫、蛲虫和绦虫。蛔虫又称蛟蚘，虫症常有如下表现：如唇内生红色小点，结膜见蓝色或灰色小斑点，面部有白色虫斑，面色萎黄而消瘦，有时候出现无原因的腹痛或腹胀。蛲虫最典型的症状为肛门瘙痒，夜间有小虫爬出肛门。绦虫有脱节表现，常在大便中发现有虫体排出，如面条状，长约寸许，故有寸白虫之称。治绦虫中药效果最佳，治疗前一日嘱进食清淡饮食，忌食油腻食品，次晨服驱虫药。

例：孟某，男，32岁，住临潼县新兴乡，屈家大队，于1969年7月诊治。处方：槟榔120g，使君子30g，煎两次共约350ml，分两次服用。药后当晚便虫一条，长约两米，排出之虫尚能活动，经仔细观察，有头有尾，系彻底治愈。该方吾治愈者十余例，均平安而无副作用。所排出之虫长短不一，最长者一条有两米多，短者均约数尺。绦虫排出体外医生必须检查，有头无头，若无头其后虫在体内又将继续生长，所以数月后必须二次驱虫，始能治愈。

3. 肝癌二例治验

案例一

患者姚某，男，57岁，陕西旬邑县人，于2008年四月就诊，其子陪同。患者自述，腹胀，右胁肋部疼痛，纳食减少，上腹胀满，不欲进食，食后腹胀加重，一月来体重减轻，消瘦明显，下肢膝部以下肿胀。当地医院诊断为肝硬化腹水，转入西安唐都医院治疗。经西医各种检查，如肝功10项，乙肝5项，血液分析血胎甲球，腹部B超，腹部CT等，确诊为肝硬化、肝硬化腹水、肝癌，嘱其住院介入化疗。由于家庭经济原因无法接受入院治疗，遂经介绍来我处就诊。

实验室检查：肝功 ALT、AST 均高于正常值数倍，胆红素48，三系细胞均低，白球比倒置。B 超示：肝光点粗，边缘不整，肝门静脉 1.5cm，肝右叶见 3.5×3.2cm 占位变，腹水中量，CT 结果同 B 超。脾大，厚 5.5cm，长 13cm。望诊：巩膜轻度黄染，面色晦暗，面容消瘦，苔黄厚而腻，舌及两侧有瘀点，腹胀如鼓，下肢膝盖以下凹陷性水肿，脉沉弦。

肝癌之临床表现，中医常见以下三种证型：即早期多胁痛，继则臌胀，后期发展为积聚。三种证候不能截然分开，有先积聚而后疼痛者，有先臌胀而后积聚者。因积聚多系医家发现，患者知之极少，该患者即是以腹胀就诊，据其临床表现应辨证为：1、臌胀；2、积聚；3、黄疸阴黄证。《内经·水胀》篇曰："臌胀何如？岐伯曰：腹胀身皆大，大与腹胀也。色苍黄，腹筋起，此其候也"。其后医家又有蛊胀、单腹胀、蜘蛛鼓之称。蛊与鼓同，名虽各异，均是内经所言之鼓胀。曰积证者，积者阴气也，聚者阳气也，为五脏六腑所生。《难经·五十六难》云："肝之积，名曰肥气"，"心之积，名曰伏梁"。其成因《寿世保元·卷三》言："阴阳不和，脏腑虚弱，四气七情失常，所以为积聚也，久则为癥瘕成块"。将积聚的成因、发展述说更名，使人一目了然。黄疸，《金匮要略》一书列有专章论述，有黄疸、谷疸、酒疸、女劳疸和黑疸五疸之分。其后各家将黄疸分之甚详，但不便于后人学习和使用。明张介宾《景岳全书》中首先使用阳黄和阴黄之名，这一执简驭繁的分类，直至现在仍被中医工作者使用。

该患者是一位集数种病证于一身，临床表现症状多端，既鼓又黄，腹内有积块，下肢水肿，是一位复杂而难于治愈的病人。虽辨证大的方向明确，详细的辨证治疗必须仔细推敲，患者目前最痛苦之表现是胁痛、腹胀、食少、食后腹部饱胀加重，是水、气、血三者集于一体之表现。水湿聚于腹中，血瘀于肝，脾胃运化不畅故腹胀。所以消胀利湿、化瘀、健脾理气为当务之急。首次处方为：白花蛇 1 条，红花蛇 1 条，乌梢蛇 15g，玄胡 15g（先煎），白花蛇舌草 20g，桂枝 15g，白术 15g，猪苓 15g，茯苓 15g，泽泻 15g，桑白皮 15g，茯苓皮 15g，大腹皮 15g，五加皮 15g，枳壳 10g，木香 10g，砂仁 10g（后下），黑白丑 10g，嘱服一周。服药 3 日，水湿腹满消其大半，自感舒适。一周后腹胀全消，上腹已无饱胀之感，胁痛亦随之减轻。二诊：患者精神明显好转，连连道谢，言两月之痛苦一周消除，今日宛若正常人也。查其神色，面有润色，轻度目黄，下肢水肿消失，腹部渐软，脾扔可扪及，肝亦可触及，质稍硬。脉沉弦，苔薄黄而腻。水湿虽除，其病犹存，故嘱继服原方，加太子参、黄芪、当归、白芍、野生灵芝各 15g，每日一剂，连服 14 剂。忌食海鲜，无鳞鱼、泥鳅、黄鳝及油炸食品，以减少肝脏之负担。营养以牛奶鸡蛋补充，但须适度摄入，平素以清淡饮食为主，戒忿怒远酒色。半月后复诊，患者自觉如常人，无不适，食欲明显增加，胁痛消失，自觉口苦，脉沉弦有力。续服二诊方加鸡内金 15g，郁金 15g，去黑白二丑，以防攻伐太过。上方服两月后，诸证稳定，腹水未再发生，体重渐升，给予全面复查，检查结果如下：腹部 B 超示：腹水全部消失，肝脏边缘不整，光点粗乱，肝门脉 1.4cm，稍缩小，肝右叶病变未扩大，仍为

3.5×3.2cm；脾厚5×12cm，较前显著缩小。肝功能好转，ALT、AST均较前降低。总胆红素26，细胞三系仍低，其中红细胞和血红蛋白有所上升，白球比倒置较前好转，球蛋白较前明显升高。至此病情稳定，有望恢复，足见前法对癌细胞的抑制、肝损伤有显著疗效。该病的蛰伏，看似稳定，但其结果孰能预料，所以必须乘胜追击，阻其发展。故在原方之基础上去其利湿消肿之剂，改以软坚散结、化瘀解毒、健脾利湿之法。处方：制龟板（先煎）、制鳖甲（先煎）、生牡蛎（先煎）和乌梢蛇各15g，白花蛇1条（先煎），白花蛇舌草20g，太子参15g，黄芪15g，当归15g，赤芍15g，白芍15g，野生灵芝15g，五味子15g，女贞子15g，白术15g，茯苓15g，猪苓15g，泽泻10g，枳壳10g，炙甘草15g，嘱连服三月，如无不适，可继续服用，如若症见反弹，即来更方。半年后患者亲自来诊，言说：数月来病情稳定，时有恶心，因长期服药，胃肠受损，停药数日即能恢复，亦未复查。患者已服药半年，考虑患者长期服药损气耗血，肠胃损伤，嘱改每两日服药一剂，药尽量浓缩至300ml，每次服150ml，以减轻肠胃负担，并再开一处方：白花蛇1条（先煎），乌梢蛇15g（先煎），制龟板15g（先煎），制鳖甲15g（先煎），太子参15g，黄芪15g，当归15g，丹参15g，鸡内金15g，炒麦芽15g，姜黄片10g，六神曲10g，郁金15g，莪术10g，赤芍15g，桂枝15g，白术15g，茯苓15g，泽泻10g，北沙参15g，炙甘草15g。为巩固治疗效果，嘱患者必须长期服药，两方交替服用，半年内切勿随意停药。随诊一年，药后无不良反应。一年后患者去西安唐都医院复查，其中白球比正常，胆红素24，红细胞和血红蛋白恢复正常，B超示：肝光点粗，边仍不整，右叶占位病变缩小约1cm，腹腔无腹水，脾大4×6cm。腹部触诊，腹软平坦，无压痛无包块，巩膜不黄，形体恢复如常人，纳食俱佳。至此临床症状虽除，但本源未愈，当提高警惕，以防反复。以上方药嘱其3日1剂，继续扶正软坚祛邪。基于患者治病之决心以及家属的高度配合，坚持服药至今已五年六月余，病未反复。于2014年4月来我处复查，自诉有时右胁肋隐痛，痛感很快消失，余症均可。嘱其仍以原方两方交替服用，另于方中加入五灵脂10g，如疼痛消失即停止。

例二、原发性肝细胞癌

患者刘某，男，54岁，于2010年6月27日初诊，家属陪伴。主诉：患肝癌一月余，最初腹胀，胁痛，上腹饱胀不适，前往西安唐都医院就诊，经各项检查后诊断为原发性肝细胞癌。后入院治疗，每日输液及白蛋白10g，并介入治疗一次，病情稍有好转，但仍腹胀不适，食欲下降，而来我处诊治。症见：面色㿠白，腹胀，乏力，纳差，畏寒肢冷，下肢为甚，双下肢浮肿，小便量少，日五六次，大便日数次，稀薄。舌淡，苔薄黄而滑，脉沉弦弱。查体：一般生命体征平稳，淋巴结不肿大，心肺（－），右上腹触及一包块，质偏硬，有压痛。脾脏未触及，腹部明显胀满，腹水中量，双下肢凹陷性水肿。肝功：ALT：85U/L，AST：75U/L，ALB：75U/L，AFP：800ug/L，TBIL：48，肾功正常。血常规：红细胞、白细胞均正常，血小板稍低。腹部B超示：肝光点粗乱，肝门静脉1.4cm，右叶可见3.5×3.2cm占位变，脾厚3.7cm，腹水中量。中医诊断为：鼓胀，肝积。证属肝脾血瘀，脾肾阳虚，水湿注于腹中，是气、血、水三者集于一体所致。故给予化瘀利湿、行气健脾为主。处方：白花蛇 1 条（先煎），红花蛇 1 条（先煎），乌梢蛇 15g（先煎），玄胡 15g，白花蛇舌草 20g，桂枝 15g，炒白术 15g，猪苓 15g，茯苓 15g，泽泻 15g，桑白皮 15g，茯苓皮 15g，五加皮 15g，大腹皮 15g，枳壳 10g，木香 10g，砂仁 10g（后下），黑白丑 15g，枳实 10g，炙甘草 15g，7 剂，日 1 剂，水煎两次，约 500ml，分 2 次服。一周后来诊，食欲较前增加，腹胀明显好转，自觉腹部舒适，药后尿量增多，大便稀溏，日 2～3 次。二诊原方去枳实，加野生灵芝 15g，商陆 15g，续服 10 剂。三诊：家属与患者均同时表示谢意，言此次药后腹胀及下肢浮肿已消，唯药后大便仍稀溏，日 2～3 次，精神食欲均好转。诊查：脉沉弦弱，苔白薄而滑，面色红润，鼓胀消失，腹软，腹水征（－），上腹包块仍可触及，质稍硬，下肢无浮肿。辨证为：肝脾血瘀，脾肾亏损，气血不足。在原方中加入补骨脂 15g，赤石脂 15g，五味子 15g，女贞子 15g，去大腹皮、五加皮，因腹水虽消，肝积未除，脾肾欠亏，故仍以化瘀利湿健脾补肾为主治之。连服半月，半月后前来复诊，诸证继续好转，体力增加，食欲较佳，大便正常，日 1 次或 2 日 1 次。各项实验室检查如下：肝功 ALT：45U/L，AST：36U/L，ALB：36U/L，TBIL：30，AFB：540ug/L。腹部 B 超示：腹水阴性，肝占位未扩散，肝静脉 1.3cm，脾厚 4.5cm，胆囊胆管均未见异常。患者经一月治疗，其临床体征及各项实验室检查结果均有明显好转。嘱其长期坚持服药，切勿间断，防其反复。处方改为：制龟板 15g（先煎），制鳖甲 15g（先煎），生牡蛎 20g（先煎），白花蛇 1 条（先煎），乌梢蛇 15g（先煎），白花蛇舌草 20g，荔枝核 15g，五味子 15g，女贞子

15g，太子参 15g，黄芪 20g，当归 15g，赤芍 15g，郁金 15g，白术 15g，茯苓 15g，泽泻 15g，炒麦芽 15g，鸡内金 15g，野生灵芝 15g，炙甘草 15g。日服 1 剂，煎服法同前。嘱每月检查一次，半年后该方改为每付药分 2 日服完，一年后改为每月服 10 剂药。于 2013 年 5 月 31 日患者发病已三年，因坚持服药，其证未再反复，且能处理一切家务劳动。检查结果：肝功、肾功、血液分析均在正常范围，只有胎甲球稍高，血小板低于正常值。B 超示：肝占位缩小为 1.5×1.2cm，肝静脉 1.3cm，脾厚 1.3cm。上腹包块已消失，腹软平坦，无压痛，无移动浊音。面色红润，下肢不肿，脉象弦缓。

　　肝癌的治疗至今仍是世界难题，其发病率高，死亡率高。该患者是数年前的一位女患者推荐而来，这位女患者前来就诊时已有大量腹水，右侧胸腔积液，住院数月不消，每日滴注白蛋白 10g，胸水严重时抽胸水，住院中来我处中医治疗，服药后很快胸闷气短好转，腹胀消失大半，随即出院，来我处继续以中药治疗。共治疗两年多而停药，至今未再复发。吾近 20 年来治疗肝癌患者数十例均属纯中药治疗，其步骤为，若先用西药治疗者，可缓慢减量逐渐停用，特别是靠输蛋白、营养液者，决不能骤停，必须慢慢减量，加入中药治疗好转后再停用西药，若骤然停用西药反而病情加重，病家常责之于你，且惹来是非。中药治疗将按辨病与辨证之法予以施治，其治方仍以前两例患者方药为主。鼓胀、积症病情复杂，轻重各异，其结果难以预料，在众多的患者中怪象不穷，医闹者常有之，因此，特提出以下须注意之几项：

肝癌、肝硬化之三不治

　　其一，凡骨瘦如柴，大肉已脱，腹大如瓮者。

其二，长期靠抽腹水、大剂量利尿剂，输白蛋白、营养液者。

其三，上腹部积块，巨大如硬石，或反复吐血便血者。

肝癌、肝硬化三警惕

其一，腹部静脉曲张，肚大青筋、下肢肿胀压之深度凹陷，舌色暗而无苔者，时刻有出血之可能。

其二，神志不清，语无伦次，腹大如鼓，饮食不欲，脉弦滑而数，短时内将昏迷。

其三，腹胀满，脐疝阴囊肿大，皮薄光亮，下肢膝以下皆肿者，皮肤欲破而流水。切忌外敷炙熏治疗，治则水流不止，皮肤破损而不愈。

以上所言三不治，是指中西医治疗皆难取效，而单用中药更难，只能是中西药合用共同维持其生命。三警惕者，由于病情危重，在用药前必须向患者及其家属讲明真情及其短期内可能出现的后果。如其出现，是疾病本身的发展，而绝非医师之过失，更非医术之所为也。疾病至此，只待未来医学更进一步发展。

内科几种常见病证治

一、四时感冒之治疗

（一）浅谈四时感冒之治疗

"感冒"一词始见于北宋《仁斋直指方·诸风篇》是指人体感受或冒受六淫之邪而引起的外感疾病。"四时感冒"是四季之中人体感受非时之气而引起的恶寒、发热、头痛、鼻塞、清涕、喷嚏等证者称之为四时感冒。四季之中气候不同，引起感冒的原因常随着季节变化而异。春季多风邪，夏季多为暑热，梅雨季节多挟湿邪，秋季多兼燥邪，冬季多为风寒。临证中首应分辨风寒、风热这两种类型，掌握了这两种类型，其他变化也就迎刃而解了。

1. 季节不同，治疗各异

春季感冒：春三月，气候由寒转温，风气当令，气候变化较大，感冒发病率最高。孟春以风寒型最多，其表现为：恶寒，发热，无汗，头痛，四肢酸痛，鼻流清涕，喉痒咳嗽，吐痰清利，舌苔薄白，脉浮紧。为风寒外束，侵犯肺卫，卫阳不能外达肌表，肺气不能宣通所致。治法应以辛温解表，宣肺散寒。方选荆防败毒散，可加生姜、葱白为引，辛散而能助解表之功。季春，气候变暖，风邪渐少，感冒则以风热型较多。其临床表现为：发热恶寒，有汗，头痛，痰稠或黄，咽喉红痛，舌尖红，苔薄微黄，脉浮数。此由风邪外侵，肺卫受损，风为阳邪，阳从热化所致。治疗当用辛凉解表、清热宣肺之法，方用银翘散。头痛者加桑叶、菊花清热祛风，以祛上扰之风邪；咽喉疼痛加黄芩、山豆根、板蓝根以清热利咽；咳嗽痰黄者加知母、贝母、全瓜蒌以清热化痰；如见高热汗出、烦躁口渴欲饮者，加知母、生石膏、天花粉以清热生津。

夏季感冒：夏三月，气候由温转热，暑湿当令气候变化较少，感冒病率低。时交孟夏，虽已夏，但气候与季春颇似，其感冒多属风热。仲夏季夏，气候炎热，伤暑者多，感冒者少。但亦有深夜乘凉，露宿郊野，或入居深堂大厦而受寒者，其病因仍属寒邪外袭，营卫失和，"夏日感冒谓之伤暑"。《景岳全书·暑证》曰："暑有阴阳二证，阴暑者，因暑而受寒者也，凡人之畏暑贪凉，不避寒气"，得之则属阴暑。暑证治疗，仍可用辛温解表，兼清暑热法，方剂可选用新加香薷饮。香薷辛温解表散邪，金银花、连翘、扁豆花清热涤暑，厚朴理气化湿。如头闷、身重、恶心欲呕者，加藿香、佩兰芳香化浊祛暑湿；如寒热不解，日晡加重，加柴胡、葛根以除寒热，方中二药用量均须在15克以上，用后常可见汗出而体温下降。长途跋涉，田野劳动，高温作业，或受暑热伤其阴津者，其症见：发热汗出、口渴、溲黄、或者微恶寒，或高热面赤心烦、舌微黄，脉洪而数，此为阳暑。治疗当用清凉涤暑法，方用雷少逸清凉涤暑方。方中青蒿、连翘、西瓜翠衣、白扁豆清暑热，茯苓、通草渗湿清热，或酌加竹叶、薄荷解表。如果高热、烦躁急服白虎人参汤清热保津，以固气阴，并应用白酒擦洗皮肤，促其退热。阳暑一证不属感冒范畴，应按暑证论治。

秋季感冒：立秋之后，气候由热转凉。孟秋暑热尚存，湿气日渐增重。黄河流域，多雨多湿，气候热冷悬殊，加之人体经过长期汗出，腠理不密，寒湿或湿热最易侵体。其证表现为：头胀而重，胸闷不舒，身困重痛，发热不扬，口干不渴，尿黄量少，舌苔白腻，脉浮而缓或濡而数。治宜芳香透表、清热化湿法，方用藿香正气散加大豆黄卷、佩兰、滑石、栀子。如见腹胀肠鸣、泄泻，加葛根、黄连、黄柏以清湿热。秋分之后，多晴少雨，气候干燥，正是燥金当令之时，无论寒热之邪伤人，多兼干燥失润之象：如大便不爽，咽干口燥，咳嗽少痰或痰中存血丝，口渴欲饮而饮水不多，舌质红，苔黄少津，发热无汗或有汗等。常见阴津不足之证，故治疗当遵清燥润肺之法，方剂可选桑杏汤。如干咳痰少，可加桑白皮、麦冬；若表邪已解，口干咽燥，口渴喜饮去淡豆豉加麦冬、天花粉、玉竹；若咽喉肿痛，乃燥从火化，上灼咽喉，去豆豉加桔梗、大力子、黄芩、连翘、板蓝根、山豆根清利咽喉；若头晕、耳鸣、目赤为胆火上扰，清窍不利，去豆豉加菊花、夏枯草、龙胆草以清泄肝胆。

冬季感冒：立冬之后，寒风凛冽，寒气最盛，稍有不慎，即发感冒。而见发热恶寒、头痛身痛、骨节疼痛、舌苔薄白、脉浮而紧。冬季感冒多为风寒，可采用荆防败毒散以散寒解表。亦有喜用经方者，则多以伤寒辨证，以表虚表实而分辨之选桂枝汤、麻黄汤治疗。用麻黄汤治疗，无须畏惧，麻黄用量须在10g以上，否则常常不易取效。但必须注意辨证准确，当寒袭肌表，无汗体痛，里热未起之时，用之则万无一失。我用麻黄汤时，嫌其力不足，常加入荆芥、川芎各10g以助其功。若服药后，表邪未解，寒热不退，身痛不减，二剂时常用柴胡15g，羌活、独活各10g，每每能起速效。

一年之中，除四时感冒以外，现冬春二季，常见一个地区，同时有许多人患病，而其证状无论老幼大多相似，且多互相传染，中医称之为"时行感冒"，具有传染性，常是全家阖户而发病。它的临床表现与风热感冒大多相似，虽有风寒见证，但症状多轻，且常有面赤、汗出、舌质红之表现。治疗可用辛凉解表法，方用银翘散加减，亦可用原方作成粗末煎服，若偏于风寒可用荆防败毒散加减。

2. 病邪转化，当随其证而治

感冒多见表证，由于感受外邪之轻重不同，人体素质的差异，或治不及时，失治误治等因素，而使病邪由表入里化寒化热，从而使疾病发展成为较为复杂的证候。这时当根据"急则治其标，缓则治其本"的原则，灵活用药，采用先表后里、先里后表、或表里双解之法治疗。若是表里俱寒、表里俱热之候，一般应先治其里，后治其表，治其里则表邪随之而去，里热清里寒除，即使有未尽之表邪则易治也。若先治其表，则属误治，不但损伤正气，而表邪亦不能除，里邪无去处，而生它变。若患者素体虚弱，突感寒邪，由表及里，而见恶寒不热、肢体疼痛、腹痛便稀、喜热喜暖、口淡不渴、小便清长、舌淡苔薄、脉沉迟或紧，此属寒邪直中，表里俱寒之证。治疗重在温里，常采取温中散寒法，可用麻黄附子细辛汤加味，逐邪外出。用人参、附子、干姜、黄芪扶植正阳，以开阴翳，麻黄、细辛走表发散，使表里之寒邪同解。若此时单投麻桂解表发汗，汗出阳泄，正气耗伤，寒邪则长驱直入。若外感风热之邪，表邪未去，里热已盛，则见发热汗出、口干喜饮、烦躁不安、便结溲黄、舌质红、苔少津、脉洪数而有力，此为表里俱热之实证，治疗重在清其里热而表热自解。方选白虎汤加金银花、连翘、黄芩、芦根以清里透表达邪外出。若胃热便结，苔黄燥，加大黄、芒硝荡涤肠腑，以清阳明之实热。热邪已退，胃阴末复，口干咽燥，宜加沙参、麦冬、玉竹滋阴润燥。若某些患者出现寒热错杂的见证，如表热里寒、表寒里热，其治疗一般应先解其表，后治其里。若先治其里，常使表邪内陷入里。唯表寒里热一证，常是表邪未尽、而邪已化热入里，这时根据其疾病特点可用表里双解之法，如刘河间之防风通圣散，临床应用颇验。

3. 发汗之法，用当适宜

发汗法有多种，辛温解表可发其汗，辛凉透表可以取汗，滋阴以助汗源，补气鼓邪外出，这些法则都能促使邪从汗解而达到治疗之目的，所以发汗成为治疗四时感冒的常法。春月感冒，孟春多风寒，季春多风热，感寒者多轻于冬月，感热者多轻于盛夏，治疗以疏风解表发汗，使汗出溱溱为度，选药多质轻量少。夏日感冒，孟夏外感，无论寒热仍称感冒，季夏感冒谓之伤暑，此时暑热蒸腾，湿气弥漫，即感风寒，也不宜乱投辛温，当以辛温中佐以辛凉，麻黄汤易为香薷饮。若属暑热伤人，当以清暑为重，由于夏季湿邪最重，感冒者常兼有湿，若藿香、佩兰、滑石、大豆黄卷之属常用，以化湿使其汗出湿利为度。时入秋季，燥气主令，孟秋暑湿末尽，感冒多同季夏。季秋以降，秋高气爽，空气干燥，感冒者常有口干口燥，治疗当以润燥为主，对于辛凉发汗之药酌量限制，免耗津液，如苏叶之属，使用辛凉亦应伍以甘润生津之品。冬季感冒，寒邪最重，宜于辛温发汗，轻者桂枝汤佐以米粥，重则麻黄汤，使其周身汗出透彻而解。

4. 体质环境不同，用药有别

阴虚之人感冒，常应加入沙参、麦冬、玉竹之类，或选用加减葳蕤汤，滋阴助汗。如阳虚之人感冒，常见邪轻病重，身疼肢冷，应加入人参、桂枝、附子以温阳益气、疏表散寒。若素体气虚，气短懒言，复患感冒者，常加入人参、黄芪、升麻以益气升阳解表。血虚患者头昏眼花、心悸不安、兼冒风寒者，常加入当归、熟地、鸡血藤、黄芪之类，以养血补气解表。虚人感冒，虽有虚证存在，然感冒之初其邪气为盛，正气尚不过虚，可按四时感冒治之，以治其标。若数日不效，表邪未解再予以标本皆治，依其虚实不同而加减施药。

总之，感冒一证，它包括了普通感冒、流行性感冒及一些上呼吸道感染性疾病。对于这一类疾病可据脉证舌苔以区分为风寒、风热二大类，以及挟暑挟湿、化燥、气虚、血虚、阴亏等予辨证治疗。但由于四季气候不同，各季节的发病特点及其临床表现亦不尽相同，因而有必要按照四时季节的变化进行论治，这样既符合中医辨证施治的规律，又体现了中医治病因时、因地、因人用药的特点。

（二）感冒治疗常用方

感冒是风寒之邪侵袭人体肌表所引起的以流涕、鼻塞、喷嚏、怕冷恶寒、或头痛发热等为主要表现的常见外感疾病，

一年四季皆可发病，但以秋冬及早春季节为多见。病证的轻
重与感受外邪的强弱、体质的虚实有关，常见同一疾病年老
体弱者较重，年轻体壮者轻。四季之中冬季多风寒，春季多
属风热，夏季多挟暑湿，秋季多兼燥气，无论风寒暑湿燥火
或乖戾之气，都是在寒凉时节，岁时不和之时始能发病，只
要人们起居有常，及时预防均可避免发病。

感冒临床有轻重之分，轻者为伤风，重者为重伤风，现
今均谓感冒。感冒之名始于北宋《仁斋直指方·诸风》篇。
元朱丹溪在《丹溪心法—伤风》指出病位在肺，分辛温、辛
凉两大治法。至明清时期多将感冒与伤风互称，现今无论是
群众或医学界已很少言伤风，皆谓之感冒。感冒有普通感冒
与流行感冒之分，普通感冒是指四时感寒凉之邪所致，即日
常所见到的感冒；流行感冒是指时行疫毒伤人，其病情往往
较重而多变，往往相互传染，造成广泛流行，且不限于季节
性，常能在较大的地区广泛的人群之间传染，其症状相似传
播较快。二者之间必须详细分析仔细辨证，因时因地随证治
疗，方不会贻误患者。

感冒临床分两大证候，即外感风寒，外感风热。暑日常
挟暑湿，秋天常兼燥气。风寒证是以流涕、喷嚏、发热轻、
恶寒、无汗、头痛、身重或肢节痛、或咽喉不利、咳嗽、鼻
塞，脉浮略数、或浮紧，舌色淡，苔薄白而润。风热证是以
身热、微恶风寒、或有汗出、鼻塞涕浊、口干而渴、咳嗽痰
稠或痰黄不利，咽喉肿痛、苔薄黄，脉浮数，是由风热犯肺、
卫气失宣所致。辨别风寒与风热以下两点最为重要：1. 恶寒
无汗，轻度发热或无热，脉浮紧或浮而略数为风寒。2. 微恶
风寒、有汗、发热，脉浮数，为风热。

感冒的治疗

传统治疗感冒的方剂已很少有人应用，如葱豉汤、桂枝汤、生姜葱白汤，这些简易廉效之方虽则有效，但不易使患者接受，所以临床已很少应用。由于现代医药的发展治疗感冒的常用药已是家喻户晓，如感冒胶囊、维 C 银翘片、感冒通之类的药品，在患者感到不适之时多数都有服用，这类药品均属辛温解表药，有明显的发汗作用，用后多数患者其症状缓解，其病自愈。当患者求治时若属外感风寒者，首选方为荆防败毒散，若属外感风热者当选银翘散加减。二方是近代医家最常应用之方，且疗效可靠起效迅速，服药后 3～4 小时即感好转，如微微自汗，酸痛减轻，一般 3～4 剂药即可痊愈。

经验方

1. 麻杏荆防败毒散：炙麻黄 10g，杏仁 10g，荆芥 10g，防风 10g，羌活 10g，柴胡 10g，川芎 10g，桔梗 10g，茯苓 10g，薄荷（后下）10g，甘草 10g。

2. 柴葛银翘散：柴胡 10g，葛根 10g，金银花 15g，连翘 15g，桔梗 10g，牛蒡子 15g，薄荷（后下）10g，淡竹叶 15g，芦根 15g，甘草 10g，黄芩 10g。

上二方一为辛温，一为辛凉，是治疗感冒的良方，二者皆有发汗解表的作用，亦有清热解毒之功，柴葛银翘散是辛凉方中加入偏于辛温之葛根，柴胡其清热解毒之功明显加强。疾病在发展过程中往往不是那么单一的表现为一种症状，常常是温中有寒，寒中有热，如像风寒证中常见咽喉疼痛，脉

浮数，风热证中的怕冷恶风，欲盖衣被，脉浮略数，俱属寒
热交错之症，在治疗时当全面考虑，予以处方用药。数十年
来治疗的无数患者，多以此法此方为主治疗，其效迅速，疗
效可靠。如系感冒初期可先施以麻杏荆防散，用药 2~3 天后
常可治愈或减轻，三日后无明显改变或症状如初，无论风寒
证风热证均应改用柴葛银翘散加减，病邪至此均见入里化热，
这时如用风寒表剂已难取效，故当用辛凉透表清热解毒方剂
为妥。

临床如见清涕不止，喷嚏连连者，是风邪较重，可加入
桂枝 10g，蝉衣 10g。咽喉疼痛加山豆根 10g，大力子 10g。咳
嗽白痰加紫苑 10g，款冬花 15g，桑白皮、枇杷叶各 15g，或
者陈皮、半夏各 10g。如热甚口渴可加知母 10g，生石膏 20g，
麦冬、花粉各 15g。夏季感冒加藿香、佩兰各 10g，或滑石、
甘草各 10g，以清暑热。

感冒临床用药必须掌握好剂量，以上方药是常人用量。
若系老人年老体弱或 80 岁以上之老翁，其量只需成人的三分
之二即可，小儿在 13 岁以上者即可按成人用量服药。5~6 岁
者半量服药即可达到治疗效果。

（三）感冒的合并症

感冒初起无论外感风寒或外感风热皆属邪在肌表，病在
皮毛，是肺气虚弱卫气不固所致，是四季常见之疾，是由呼
吸道病毒感染引起的一类症状，如经数日治疗未愈，各种症
状加重或发热未减，是病邪入里犯肺合并其他病证之象，这
时多为细菌感染，其症状如咽喉疼痛，咳嗽加重，痰色变黄
或发热不退这些现象都是合并症的表现，合并症常有以下

几种。

1. 扁桃体炎。两侧或一侧扁桃肿大，充血疼痛或有脓性分泌物，吞咽不利或者恶寒发热加重、痰涎壅盛、口干、小便黄、脉象洪数或滑数。此乃肺胃积热，感受风邪，以致火动痰生而发，中医称为"喉蛾"或"乳蛾"。乳蛾有单侧或双侧之分，均属肺胃积热，风邪凝结而成。治疗用清咽利膈汤：连翘，山栀，黄芩，薄荷，防风，荆芥，桔梗，金银花，玄参，大黄，黄连，甘草。或外敷冰硼散，含化六神丸，内外合治效果更佳。

2. 支气管炎。在感冒的基础上，身体免疫功能减弱或者感受病毒较重，呼吸道的细菌支原体乘虚而入，侵入气管或支气管，而出现了上呼吸道症状，如发热，畏寒，咳嗽，痰多身痛，初为白痰而转为黄痰或痰中伴有血丝，发热不退，或者热退而症状不减，脉浮数或洪数。多为外邪犯肺入里化热，其表现亦有风寒与风热的不同，偏于风寒者，治疗可选三拗汤加味，风热犯肺者可选桑菊饮加减。在治疗中必须掌握两种原则：即祛风散寒宣肺与清热化痰宣肺。如麻黄，杏仁，桑白皮，枇杷叶，金银花，连翘，菊花，薄荷，黄芩，山栀，芦根，桔梗，知母，浙贝母，麦冬。如发热明显可加柴胡、葛根、或麻杏石甘汤。如表寒里饮、痰涎壅盛小青龙汤亦是常用之方，但必须加入清热之剂如黄芩，山栀，连翘，贝母之类。

3. 支气管肺炎。支气管肺炎是老年人及小儿常见的并发症。若见感冒不愈发热咳嗽加重者首先应想到支气管炎的发生。如见咳嗽白痰，呼吸急促，胸闷气短，发热持续，苔黄厚腻，脉紧而数。听诊可闻及湿性罗音，或管状呼吸音。重者可合并心功能不全，如口唇发紫，指甲青紫，心律增快等症。中医辨证多为风寒闭肺，风热阻肺，或痰热闭肺。

风热阻肺者用银翘散合麻杏石甘汤加减。痰热闭肺者用麻杏石甘汤加苏子、白芥子、葶苈子、桑白皮、鱼腥草。如病情缓解，热退身凉，仍有咳嗽者改为上方加沙参、麦冬、玉竹、花粉，或加用紫菀、款冬花、桑白皮。若纳食不好，大便数日不解，加入酒军（大黄）、炒麦芽、六神曲、生熟山楂调理脾胃。

经验方：连翘15g，大青叶15g，黄芩10g，桔梗10g，薄荷10g，炙麻黄10g，细辛5g，杏仁10g，荆芥10g，桑白皮15g，枇杷叶15g，浙贝10g，知母10g，甘草10g。

服法：老年人用全量，八岁以下减半用量，九至十二岁用三分之二量。十二岁以上用成方量。老人小儿因外感发热引起的呼吸道感染，病变迅速，病情较重，导致呼吸困难、缺氧、心衰，临床中药虽然有效，但易变化，最好早期配合抗生素治疗，其疗效更好。

二、咳嗽证治

咳嗽是临床常见病证之一，四时皆有咳嗽，但多发于冬春二季。冬伤于寒，春伤于风，夏日受热，秋日伤燥是致咳之主要病因。外邪入侵，皮毛受损，肺气失宣，津液失其宣降、内闭于肺，肺主气，司呼吸，上连气道、喉咙，开窍于鼻。邪阻于内、气道不畅，化寒化热，伤津化燥皆能致咳。古人有将咳与嗽分而论述，实无必要，咳必有痰，嗽必兼咳，只是痰多痰少，咳声频缓之别。外感咳嗽日久未愈伤及五脏则成内伤，内伤诸疾损肺伤阴，化痰化湿化燥亦能致咳嗽。故张景岳云："以余观之，则咳嗽之要止唯二证，何为二证？一曰外感，一曰内伤，而尽之矣"。至此咳嗽一证均以外感、内伤两大类而辨证治之。

咳嗽常见于以下病证，如肺痈，肺痨，肺痿，饮证，风温诸证。现代医学的急慢性支气管炎，肺炎，支气管扩张，慢性咽炎等，其主要症状都以咳嗽为主。治疗时要辨晰病证，按外感内伤两大类型辨证施治。

（一）外感咳嗽

凡四时外感之邪皆能致咳，如冬伤于寒，春伤于风，夏伤于暑热，秋伤于燥，或风与寒挟杂而侵，邪乘虚而入，侵表犯肺，肺气不宣而见咳嗽。外感咳嗽均见表证，表证是病初必有之症，如恶寒、恶风、发热、或鼻流涕、鼻塞不通、脉浮紧或浮数。后见咳嗽者皆属外感所致。

临床症状①：发热恶寒，鼻流清涕，鼻塞声重，头项痛，喉痒咳嗽，咳痰稀薄色白，有汗或无汗，舌质淡红，苔白润，脉浮紧或浮缓。此属外感风寒，肺气不宣。

临床症状②：发热恶风，咳嗽痰少，或痰稠而黄，痰咯不利，胸闷气急，喉痒口干而渴，尿黄量少，苔薄黄，脉浮数。此属风热袭肺，肺失清肃。

临床症状③：干咳痰少，鼻咽干燥，喉痒，头痛咽痛，痰中带血丝，不恶风寒，或微恶寒，口干，舌质淡，苔薄微黄，脉浮而小数。此属燥热伤肺，肺气不宣。

临床症状④：咳嗽痰多，痰白而粘，胸脘闷胀，身重易倦，纳食减少，舌苔白腻，脉濡滑。此为痰湿犯肺，胃失和降，湿痰内停。

临床症状⑤：咳嗽痰多，咯吐不利，痰稠粘而黄，喉中有痰声，胸胁胀满，呼吸气粗，或有身热，口干而粘，舌质红，苔黄腻，脉实而有力，或滑数。此为痰热闭肺，肺络阻伤。

外感咳嗽常用方

1. 十味止嗽方：紫菀 10g，款冬花 10g，炙桑白皮 15g，炙枇杷叶 15g，杏仁 10g，桔梗 10g，陈皮 10g，半夏 10g，茯苓 10g，炙甘草 10g。

止嗽方是临床最常用之效方，无论外感内伤，症见咳嗽皆可应用。其功效为宣肺化痰，止咳健脾。该方不温不燥，不伤肺胃，男女老少体弱久病者皆可施用。临床依其患者不同表现予以加味。

2. 麻杏冬甘汤：麻黄 6g，杏仁 10g，款冬花 15g，甘草 10g。

该方药味简、功效宏，是在《和剂局方》三拗汤中加入款冬花组成。款冬花性温可用于急慢性各种咳嗽，麻黄性辛温解表，发汗平喘，舒缓支气管，对于外感疾病所致之咳逆喘嗽、汗少有良好的作用。杏仁辛温，有镇咳、化痰、降气、平喘之作用。甘草甘平，调和诸药，补虚解毒，亦对咳嗽、气短有效。该方适用于因外感而咳嗽，特别是风寒咳嗽效果最佳。

方药实用及加减：十味止嗽方重在宣肺化痰止咳。麻杏冬甘汤以发汗解表、止咳平喘为主，二方单用或合用皆可。二方作为咳嗽治疗之基础方，临床使用颇有裨益。其加减如下：

若外感风寒者加桂枝、荆芥、防风。

若风热袭肺者加连翘、薄荷、淡竹叶、桑叶、黄芩。

若系燥热伤肺者可加桑叶、黄芩、芦根、玄参、麦冬。

若系痰热犯肺者加黄芩、山栀、知母、浙贝、天花粉、重用桑白皮。

若系痰湿犯肺者加瓜蒌、苍术、厚朴。

若痰热盛者加生石膏、知母、贝母。

若肝火旺者加丹皮、山栀、柴胡、白芍。

若咳而兼喘痰涩不利者加葶苈子、大枣、地龙、蝉衣，泻肝平喘、镇痉而止咳。

若咽喉疼痛，扁桃腺增大，加玄参、麦冬、金银花、连翘、山豆根、板蓝根，清热解毒利咽。

（二）内伤咳嗽（答露原同志来信探讨）

内伤咳嗽病缠绵　扶正化痰总为先

露原同志：你提的问题很好，在医学领域内常常会遇到很多问题，使我们束手无策，这并不奇怪，遇到问题只要我们仔细研究，具体分析，用中医辨证施治的法则往往是容易解决的。内伤咳嗽病程缓慢，在起病之初往往不能引起病者和医生的重视，结果使疾病延误，到了后期常常演变为难治之症。引起内伤咳嗽的原因是多方面的，概括地说不外以下几种因素：一是外感咳嗽未能即时治疗或者治疗不当，使邪气久恋损伤正气，肺脾亏损所致，或素体虚弱每感外邪必伤肺系，积年累月咳嗽不愈，终使肺脾肾三脏俱损而成内伤咳嗽。二是由酒色劳伤，产后血亏、病后失调损伤肺气或素体阴亏病久伤阴，虚火上炎、耗伤阴液；或郁怒伤肝，肝郁化火，痰火迫肺等均可引起咳嗽。以上种种因素终将导致肺脾肾俱虚，气机升降失常浊邪留滞上焦，而形成久咳难治之顽疾。

咳嗽一般分外感、内伤两大类。外感咳嗽久治不愈或反复发作，常转变为内伤咳嗽，外感咳嗽易治，内伤咳嗽难疗。青年人初学中医总觉得咳嗽是小毛病，易学、易懂、易治，因而放松了对咳嗽的深入探讨，偶遇一些慢性久咳，肺脾亏损患者，虽费尽心思，反复更方仍疗效不显，究其原因还应考虑其辨证之准确性。

在辨证问题上你的认识是对的，近数十年来在教科书上都是以痰湿咳嗽、肝火咳嗽、肺虚咳嗽论治。这种分型论治一般讲都能收到满意的效果，但是要注意疾病的多变性和复杂性，随着疾病的变化，体质的差异、病邪的新久而灵活加减随症用药。那种抱着少数几个方剂，墨守成规的治疗常是失败的原因。我主张在诊断上采取辨病和辨证结合，在治疗上使用辨证加对症的治疗办法。辨病有两重意义，一是指现代医学的病，如慢性支气管炎、支气管扩张、哮喘、肺结核、肺气肿等。一是指中医的传统病名，如肺痈、肺痿、痰饮、喘症、哮症、肺痨、咳嗽等病。有条件时尽量将西医诊断搞清楚，这对疾病的发展及预后都有帮助，没有条件时必须将中医之病证辨别清楚，因为上述这些疾病在发展过程中都表现有不同程度的咳嗽，且多属久治不愈的内伤咳嗽。临症时如能将上述疾病鉴别清楚，咳嗽一证那就容易解决了。这里的辨证主要是指辨别每个病的证型，也就是你所讲到的痰湿咳嗽、肺虚咳嗽、肝火咳嗽，在治疗用药前必须将每个病的证型辨准，再考虑它的治则及方药。辨证既准还得要察看患者有无突出的症状，如痰、喘、便秘等，根据这些症状再加入必要的有效药物，谓之对症治疗，即我们常说的随症加减。对症治疗很重要，它常能减轻患者的主要痛苦，辨证加对症二者相辅相成，有标本兼治之功。

你说二陈汤治疗内伤咳嗽痰湿型，常感力弱效薄取效甚缓，有时甚至无效。其原因可能是多方面的。内伤咳嗽的根本原因是虚。脾主湿，脾为生痰之源，脾虚则痰湿内生因而咳嗽。《医方集解》云：二陈汤"治一切痰饮为病，咳嗽胀满、呕吐恶心、头晕心悸"。本方为祛痰和胃之剂，用于痰湿咳嗽无可非议。痰湿咳嗽变化多端，使用二陈汤治疗重在一个"活"字，掌握这一点很重要，因此要重视加减，如腹满纳差加木香、砂仁理气和中；如胸闷脘胀、痰多不利，加桔梗、枳壳宣肺利气；咳而气喘者加麻黄、杏仁、苏子；兼有外感而恶寒头痛者，加荆芥、苏子、白前解表散寒；咳逆倚息不能卧者加葶苈子、大枣泻肺气；脾湿而兼痰热加黄芩、桑白皮清热；咳而气短、腹胀、大便秘，加苏子、白芥子、莱菔子、麻仁降气消胀；如果久咳不愈也可加入乌梅、五味子、款冬花、粟壳之类敛肺止咳；还有人用二陈汤加当归治疗长期夜间咳嗽不愈者，服数剂而效，足见二陈汤使用之灵活。

肝火咳嗽是内伤咳嗽化热的一种表现，它由肝气郁结、郁久化热、热邪犯肺引起。临床除有热的表现外，咳引胸胁疼痛是一重要症状，往往也是我们辨证的依据。治疗用清热泻火化痰之方，多能收效。但值得注意的是要与肺痈、悬饮鉴别清楚。肺痈的特点是咳唾脓血如米粥，当病情稳定，脓血不多之时则与肝火咳嗽相似，治疗仍然要依千金苇茎汤加减。悬饮证临床表现为胸胁胀满、咳嗽，呼吸及转侧时胸胁疼痛，此乃胸中气机不利，升降失常，水饮停留所致，治疗以攻逐水饮为主，不宜用清肝泻火化痰。如果咳嗽无痰谓之干咳，《丹溪心法》云："干咳嗽难治，此系火郁之证，乃痰郁其火"，用丹栀逍遥散加黄柏、桔梗开郁清火，再用养阴润肺之剂常效。

　　肺虚咳嗽，《景岳全书·咳嗽》篇说："咳证虽多，无非肺病，"说明无论外感内伤咳嗽，其病位都在于肺。如久嗽不愈均伤肺气，耗伤肺阴，而致咳嗽连绵不愈。肺虚咳嗽不能单从肺阴虚治疗，如单从阴虚治疗常是失败之主要原因。肺虚常见有肺气虚、肺阴虚、肺肾虚以及其他兼证，临证时必须明察细审，用药灵活。如症见咳嗽痰少、喘促气短、语声低弱、自汗畏风、舌淡苔白腻、脉沉细数，则属肺气虚弱，宜用补肺止咳化痰法，生脉散加减。痰多色白、脉沉迟者，加干姜、细辛、贝母、黄芪以温肺益气化痰。若咳嗽日久不愈、反复发作、痰白而利、咳重喘轻、动则气短、面色青黑、腰痛尿频、舌质紫暗、脉沉细、则为肺肾虚弱，宜补肺益肾、化痰止咳法，用七味都气丸合生脉散。若咳嗽少痰、痰中带血、或咯血、口燥咽干、舌红苔少、脉细数者，则为肺阴虚，当用养阴清肺、化痰止咳法，方如二母二冬散加沙参、天花粉以养阴生津。

　　阴虚咳嗽经久不愈，或见潮热盗汗，两颧发红，反复咯血者，多系肺痨咳嗽。虽阴虚症状明显，但病因不同治疗难于取效。这时必须在辨证的基础上加百部、黄连止咳清热杀虫。可选月华丸，加服獭肝散。咳嗽一证无论内伤外感，皆有咳嗽咯痰之证，内伤咳嗽其本在脾，但均有肺脏受损，痰气交阻于肺之表现，所以古人有"治咳不治其肺，非其治也"之说，因此在治疗中常须考虑加入宣肺化痰之药，以利快速收效。

　　内伤咳嗽，积年累月久治不愈，或愈而反复发作，常给患者带来很大痛苦。我多年来治内伤咳嗽常从化痰、止咳、平喘、扶正着手。脾恶湿，为生痰之源，肺肃降为储痰之器，肺气不宣、肾虚不纳则咳而喘，所以从咳痰喘着手既能解决病人之苦，又能促进脾肺肾三脏功能之恢复，常为治疗慢性久咳之良法。余常喜用《医学正传》润肺除嗽饮：炙麻黄、杏仁、人参、五味子、陈皮、半夏、桔梗、紫菀、款冬花、桑白皮、乌梅、粟壳、煅石膏、枳壳，加生姜细茶一撮。本方虞抟自称："治远年咳嗽如神"。方由生脉散、二陈汤、麻杏石甘汤加减化裁而成，具有补肺化痰、止咳平喘之功，无论内伤外感皆可应用，是有速效的通治方。使用时仍要重视加减，如脾虚加白术、茯苓、山药健脾和胃，去石膏加黄芪、黄精补气止咳。脾肾阳虚加附片、干姜、细辛温阳散寒。肾虚加补骨脂、紫河车填精补髓。肺气虚加太子参、沙参、麦冬。肺阴虚加玉竹、玄参、麦冬、天花粉滋养肺阴。如见发热痰黄、舌红脉数者，加黄芩、知母、浙贝清肺化痰。午后潮热加地骨皮、秦艽、银柴胡、青蒿以清虚热。阴虚火旺、干咳无痰或痰黏难以咯出者加瓜蒌、海蛤粉、川贝母润肺化痰。咽喉干燥、咳嗽痰少加桑叶、枇杷叶、胡麻仁清燥润肺。若久咳不愈兼新感，证见恶寒发热、头痛身痛、鼻流清涕者，加紫苏、荆芥、前胡疏风散寒，化痰止咳。若系风热犯肺，发热汗出，恶风者，加连翘、鱼腥草，疏风清热，化痰止咳。肺痨咳嗽加黄连、百部、白芨；肺痨咯血去麻黄、石膏，加三七粉、白芨粉、十灰散冲服，或阿胶、侧柏炭、仙鹤草以止血敛肺。本方在运用过程中必须掌握病机、适可而止。只要患者咳止痰消病情缓解，应守缓则治本的原则选补虚扶正之法，使机体增强抗病能力，巩固疗效，防止复发。

内伤咳嗽大多属于慢性支气管炎、支气管扩张、肺气肿。近十余年来对慢性咳嗽临床的研究较多，多是从单味药物着手，或配复方，都取得了较高的疗效。据全国各地报导治疗慢性咳嗽的有效药物多达数百种以上，如东北的满山红，陕西的野萝卜根，兰州的矮地茶，湖南的小叶枇杷，河北的猫眼草等，对内伤咳嗽都有很好的疗效，有些已制成成药销售，可以选用了。

露原同志，希今后在漫长的医疗道路上，多钻研、勤学习、常总结，定会取得显著成绩。（陕西中医学院　邵生宽）

三、痹证

风湿热案

刘某，男，28 岁，礼泉烽火人。1980 年三月收治入院。自诉：发热十余天，关节疼痛，以两上肢肘部及膝关节痛为主。自汗出，汗出后热退，疼痛减轻。半月来间断服药打针，病未减轻，近数日来自觉胸闷不适，咽部有少量白痰咯出，纳食减少。仍有发热，汗出，小便黄，大便不畅，检查体温38.5℃，面部红、咽部充血、有分泌物、舌质红、苔黄厚腻、脉浮而数，血压 110/80mmHg，血常规：白细胞 10000 以上，中性85%，血沉 60mm/h。听诊：两肺未见异常，心律齐，心率105 次/分，心前区可闻及二级收缩期杂音。下肢多关节红，无明显肿胀。

据以上症状体征，皆附合中医痹症。《素问·痹论》："风寒湿三气杂至，合而为痹也"。时在三月，患者素体虚弱，肌肤经络感受外邪侵袭，而使气血运行不畅，引起筋骨、关节、肌肉疼痛。痹证多为风邪，风邪最易化热，故见发热、汗出，是正邪相搏，正不胜邪，故其症日久不愈。据以上脉证患者显系痹证之热痹证。治疗予以疏风祛湿，清热通络。处方：知母 10g，生石膏（先煎）20g，黄柏 15g，连翘 15g，丹皮 15g，威灵仙 15g，防已 15g，独活 10g，川芎 10g，桑寄生 15g，炙甘草 10g，桂枝 10g，白芍 10g。

患者药进二日后，发热即好转，疼痛减轻，出汗亦随之减少。原方加入薏苡仁 15g，续用一周后已不发热，疼痛基本消失，查体温正常，血沉仍在 30mm/h，白细胞降至正常，脉搏弦细，舌苔已变薄黄而润，胸部听诊仍有二级收缩期杂音。至此病情基本痊愈，防止反复请回家后续用原方一周，以巩固之。

按：风湿热属链球菌感染后所致之疾病，西医治疗必须使用青霉素控制感染，并配合解热止痛类药物。治疗亦费时日，往往亦须一月余时间，始能治愈。所以该病开始即以大剂清热解毒、祛风通络、解热止痛之中药，直通病邪而治其本，故效如桴鼓数周而愈。

四、中风

（一）突发脑血管疾病的中医辨证治疗

临床突发性脑血管疾病常包括脑溢血，脑血栓形成，脑栓塞，蛛网膜下腔出血，其共同特征有卒然昏仆，不省人事或口眼歪斜，半身不遂语言不利等，故属于祖国医学"中风""类中风""卒中"一类疾病的范围。

祖国医学对本病的认识

《内经》称本病为"偏枯"或"偏风"，是由风中五脏六腑之俞所致。《金匮要略》认为是"络脉空虚"风邪直中，并分为中经、中络、中脏、中腑的不同，唐代《千金方》引岐伯所云，"中风有四，一曰偏枯，二曰风痱，三曰风懿，四曰风痹"，并提出治疗用大小续命汤为主方，从此给中风的治疗指示了新的方向。

金元时期，刘河间、李东垣、朱丹溪三氏，经临床实践体验到古代理法尚不能完全适用所见之中风证，乃提出气、火、痰的理论，刘河间提出"心火暴盛"，李东垣提出"正气自虚"，朱丹溪主张是"湿热生痰"。至此把中风开始分为内风、外风两类。

明·王安道又把中风分成真中、类中两种，王氏云："以余观之，昔人三子之论皆不可偏废，但三子以相类中风之病视为中风而立论，故使后人狐疑而不决，不知因于风者真中风也，因于火与气湿者类中风而非中风也"。"辨之为风则从昔人治之，辨之为气火湿则从三子以治"。张景岳亦同意其说，曰："但在内经原无真中、类中之分，王安道始有此论，余甚善之"。

清代叶天士、徐灵胎等各家均以南方无真中风，创立"虚风""暗风"之说，易古人外风而为内风。程钟龄在《医学心悟》中又提出"中血脉"。至此中风在病因及治疗上为之一新，由于西洋医学的传入，晚清张伯龙从《内经》"血之与气并走于上则为大厥"，指出中风即为西医脑出血。

中风历代医家有外风、内风及真中风、类中风之分，金元以前基本上以外风立论，金元以后则提出了类中风、内风、真中风的理论，人类总是不断的总结经验，促进医学的发展，这不同的认识发展了人们对中风证治疗的方法。清代至晚近以来，则认为中风是由于精血衰耗水不涵木，肝肾阴虚肝阳上亢，或者由于忧思恼怒，饮酒饱食，房劳不节，以致阴陷于下肝阳暴张，阳化风动，血随气逆并走于上，突然昏仆不省人事，而为大厥，大厥即属现代医学的突发性脑血管疾病，又称脑血管意外。

病因病机

突发性脑血管疾病的发病机制，其主要原因为素体虚弱，阴阳失去平衡，加之忧思恼怒，饮酒饱食，损伤肝脾而致风邪侵袭，直中经络。气滞血瘀，络脉痹阻，筋脉失润而致昏仆、半身不遂、口眼歪斜。或者房劳不节损伤肝肾，或年老体衰将息失宜，肝肾阴虚、肝木失养，或精血不足，阴虚于下，阳扰于上以致肝阳暴张，阳化风动，气血犯于上则神志昏，骤然昏倒不省人事。或者素体肥胖，痰浊壅盛，稍事劳作、情志冲动，痰浊遂气上冲头脑，横窜经络，蒙蔽清窍，猝然昏仆，歪僻不遂。其病变主要是肝脾肾心四脏的功能失去平衡所致，肝肾同源，肾水不足肾阳亏损，肝木失其所润，肝阳上亢肝火暴张而内动肝风，肝属风木之脏内寄相火，主疏泄主藏血，体阴用阳，其性刚直，一但肝木失其滋润屈而不能条达，则血不藏于肝，气血并于上则为中风。心居上焦属火脏，主神明，心火则赖于肾水以制约，如肾阴亏损，肾木不足体内津液缺少，阴津不能散布周身，形成肾水不能济心火，水火不济，心火暴张反而消烁津液，动风生痰。如刘河间所说"心火暴甚而肾水衰弱，不能制火，热气怫郁，心神昏冒，则筋骨不用，卒倒而无知"。脾主湿，脾为生痰之源，脾虚失其健运，脾不化湿聚湿而生痰，痰聚而化热，或者因阴虚火旺肝火挟热而上扰蒙蔽清窍，流注经络神明被扰，而出现了昏仆半身不遂，此即丹溪所说的"湿土生痰"。

　　以上所言是脑血管意外发病的普遍规律，并不是绝对的，如阴虚肾水不足，不但能伤阴而且也能伤阳，伤阴则病在精血故"形坏肢体废"，肢体麻木、半身不遂，神志清楚，语言蹇涩，脉搏弦。如损及阳则病在神气，阳气被夺故"神志为之昏乱"。如阳气暴脱，则见面色苍白呼吸微弱，冷汗自出撒手遗溺的脱症。这种情况中医称为阴胜及阳，阳胜及阴，阴阳互根。也即是一方受邪可以导致对方受累，损阳则耗气，损阴则耗血，阴不足则阳无所守，阳不足则阴无所使，故气血并走于上，痰邪蒙蔽清窍而成中风。

脑血管意外的辨证

　　脑血管意外在急性期属于上实下虚，正气不足邪气上冲之急危证候，临床有轻重缓急之分，轻者邪中经络病程缓，重者邪中脏腑病程急，且有闭证、脱证之分，故临床分为中经络与中脏腑。中经络中脏腑，可以说明病变深浅轻重的发展过程，对愈后估计有一定的帮助。闭证脱证则直接指出病情危重的情况，提示我们应立即着手抢救。

1. 风中经络

风中经络常见的是脑血栓形成，脑栓塞、出血轻的蛛网膜下腔出血，及脑血管痉挛。临床表现为肢体麻木活动不灵，口眼歪斜、半身瘫痪，语言蹇涩，发病一般较慢，多在安静状态或睡卧中，睡醒后突然手足活动不灵，或逐渐发病，数小时至一二日形成瘫痪。有的为突然昏迷很快又清醒而形成偏瘫。舌苔白腻、脉象弦滑数。如素体阴虚，头昏、头晕、眩晕、耳鸣，失眠多梦，突于夜间或睡卧之后，发现半身不遂口眼歪斜，语言蹇涩、脉象弦滑或弦数，此属阴虚风痰阻络所致。治疗当予补益肝肾，镇肝息风涤痰。

如症见在安静状态下突然口眼歪斜，一侧手足麻木继则半身不遂，口角流涎语言不利，或失语或有发热恶寒等表证，此属络脉空虚风邪直中。治疗当予祛风通络佐以养血法。

如果风中经络久治未愈，正气虚弱形体日瘦，半身不遂，瘫痪侧肢体瘦削，皮肤薄亮而白，肢软乏力，则又属正气虚弱瘀血阻滞。治疗当予益气活血化瘀法，或者活血化瘀通经络，而从扶正祛邪化瘀的方法论治。

2. 风中脏腑

风中脏腑常见病如脑溢血，蛛网膜下腔出血，脑栓塞与脑血栓形成而伴有昏迷的重危患者。其临床表现是起病急骤，头昏呕吐，随即昏迷不省人事，鼾声呼吸，二便失禁，半身瘫痪，痰鸣漉漉，发热，瞳孔先缩小后扩大，两侧瞳孔大小不等，对光反射消失或减弱，脉搏弦实滑或者缓。如症见突然昏仆，不省人事，口噤不开，肢体强直，两手固握，二便失禁，即属闭症。是肝肾阴虚、肝风内动、风痰上扰所致。治疗应以通关开窍，或芳香醒脑开窍，同时以祛痰清热或养阴平肝、重镇息风的原则。

如果症见突然昏倒，不省人事，目合口开，鼾声呼吸，或呼吸微弱，手撒遗尿，瞳孔散大对光反应消失，血压收缩压在 80mmHg 以下，属脱证。是阳气衰微正气欲脱，阴阳即将离决之兆。故此时应立即益气回阳、补肾固脱，挽其欲脱之阳，然后再议缓治。

综上所述脑血管意外的辨证治疗可分为以下两条：①脑溢血、蛛网膜下腔出血、脑血栓形成、脑栓塞伴有昏迷的应为风中脏腑，其中脑溢血脱证较多，余则闭证常见。在此阶段如系脱证，急宜回阳固脱，待病情好转则补肾温阳开窍，如地黄饮子。病情稳定，神志转醒呼吸均匀偏瘫不复，则又当以祛风活血通络为主进行治疗。②脑血栓形成、脑栓塞与脑溢血及蛛网膜下腔出血的恢复期，均属风中经络。这几种疾病的治疗，在早期均应以祛风活血通络为主，次给扶正活血化瘀，且用之愈早效愈好。一旦诊断成立，即应以活血通络祛风法治疗，经验证明早期应用，肢体恢复快，后遗症少。

以上几种疾病，如经治疗久久未愈，偏瘫、语言蹇塞、肢体活动不灵，已进入恢复期无论其发病原因属何诊断异同，均应以扶正祛邪、活血化瘀祛风通络法以图缓治。

脑血管意外的常用治疗方法

1. 通关开窍

临床症状：骤然昏倒，神志不清，牙关紧闭，脉弦劲有力。

常用方剂：①开关散（《医案金鉴》）乌梅、冰片、生南星各等分，杵为细粉擦大臼齿龈上，其禁可开。

②搐鼻散（《医学心悟》）细辛、半夏、皂角。共为细粉，

少许吹于鼻中。在脑血管意外患者骤然昏倒不省人事，牙关紧闭的紧急时刻，吹鼻取嚏，吹后有嚏者预后佳，无嚏者预后差。

2. 芳香醒脑开窍

临床症状：骤然昏倒，不省人事牙关紧闭，两手固握肢体强直，呼吸急促脉弦。

常用方剂：①苏合香丸（《和剂局方》）苏合香，熏陆香，龙脑香，安息香，麝香，丁香，沉香，檀香，青木香，香附，白术，荜拨，犀角，朱砂。共为细粉炼蜜为丸，如梧桐子大，每服四丸，沸汤化下。

②至宝丹（《和剂局方》）市售成药。

上二方均为芳香开窍醒脑之剂，唯苏合香丸芳香走窜，有兴奋回苏之功，对于呼吸急促神志不醒，用之有兴奋呼吸中枢的作用。至宝丹偏于辛凉，清心安神镇痉开窍，且有醒脑降压的作用。

3. 清热涤痰

临床症状：心中烦闷，语言蹇涩或昏迷不醒，喉中痰鸣，面红脉弦。

常用方剂：①竹沥汤（《千金方》），竹沥、生姜汁调服。②涤痰汤（《济生方》），半夏，南星，橘红，枳实，茯苓，人参，菖蒲，竹茹，甘草，生姜，大枣。

竹沥汤清热涤痰，涤痰汤开窍祛风涤痰，临床常以两方合用，用于中风痰涎壅盛者。

4. 重镇息风

临床症状：昏迷不醒，呼之能应，牙关紧闭，口眼歪斜，颈项强，面红，血压较高呈浅昏迷状态，脉弦劲有力。

常用方剂：①风引汤（《金匮要略》），石膏，寒水石，滑石，赤石脂，白石脂，紫石英，牡蛎，龙骨，干姜，桂枝，大黄，甘草。

本方为重镇清热之品，适用于高血压病脑溢血之闭证型，及脑血管痉挛。

②镇肝息风汤（《衷中参西录》），生赭石，生龙骨，生牡蛎，生龟板，生白芍，怀牛夕，玄参，麦冬，川楝子，生麦芽，茵陈，甘草。

该方系张锡纯治疗脑溢血的常用方剂，用于上实下虚，头目眩晕，头痛耳鸣，心烦，肢体渐渐麻木，口眼歪斜或者眩晕颠倒，昏不知人。是临床常用的有效方剂。

病案：席某，女，48 岁，农民，1985 年 3 月来诊。

病史：突然昏倒半身瘫痪五天。于发病当日夜间，正在劳动中骤然昏倒，不省人事，呕吐一次，吐出为食物，当晚来我院诊治，经门诊抢救治疗后收入住院。查体：T36.5℃、P79 次/分，BP138/90mmHg，发育营养中等，呈半昏迷状、神志不清、呼吸均匀，两瞳孔等大等圆，对光反射迟钝，嘴向左侧稍斜、舌伸不出、失语。两肺（－）心律齐，率 76 次/分，A2 > P2，腹软平坦肝脾不大，右侧上下肢瘫痪，肌力 0，腹壁反射消失，腱反射未引出，巴氏征（＋），脉沉弦，舌质红苔黄。

住院诊断为①脑血管意外脑溢血，②高血压病Ⅱ期。辨证为中风，风中脏腑闭证型。系由肝肾阴虚、肝阳上亢、肝风内动、痰热上扰。故给以镇肝息风、滋阴潜阳、豁痰开窍法，方用镇肝息风汤加味。服药二剂后患者神志渐清，呼之能应，且能进食少许稀汤。诊之舌质红脉弦细，仍进原方加淡竹茹、葛根，续服三剂后神志清楚，可进食稀饭，二便已通畅，右侧肢体软瘫，舌伸不出，仍失语，病情显有进步，守法守方续服。当治疗至十五天时，患者形体消瘦，瘫痪不复，舌质红、脉沉弦，改为扶正祛邪、活血化瘀通经络法，方剂改为补阳还五汤加丹参、丝瓜络、菖蒲。药进三剂患者语言有恢复之势，有时能讲话但蹇涩，仍偏瘫。又续治十天患者偏瘫较前好转，下肢已可以活动，因须长期用药嘱其回家治疗。

5. 扶正固脱，回阳补肾

临床症状：突然昏倒不省人事，目合口张，鼻鼾息微，四肢冷自汗出，二便失禁，肢体瘫痪，脉微细弱。

常用方剂：①参附汤（《世医得效方》）人参、附片。

本方为回阳固脱之首选方剂。人参益气固脱，附子温肾回阳救脱，常用于脑血管意外而见脱证时。

②地黄饮子（《宣明论》）干地黄、巴戟天、山萸肉、石斛、肉苁蓉、五味子、肉桂、茯苓、麦门冬、附子、石菖蒲、远志。

本方适用于阴虚阳浮，真阳欲脱，肢冷，脉沉或大而无根，面赤、足冷、烦躁不安。

以上二方常用于脑血管意外而伴有呼吸循环衰竭者，用参附以固暴脱之气，用桂附以镇浮越之阳，合远志菖蒲以开心窍。

6. 祛风通络养血

临床症状：肢体麻木，语言失利，口眼歪斜或睡醒后半身突然瘫痪，头昏头晕，发热恶寒，关节疼痛，脉弦或弦细数。

常用方剂：①牵正散（《杨氏家藏方》）白附子、白僵蚕、全蝎。

②大秦艽汤（《保命集》）秦艽、当归、羌活、防风、白芷、熟地、茯苓、石膏、川芎、白芍、独活、黄芩、细辛、生地、白术、甘草。

牵正散具有镇静祛风之效，常用于面神经麻痹，及由中风引起的中枢性面瘫，大秦艽汤具有祛风清热、活血养血的作用，用于脑血栓形成、脑栓塞及脑溢血的恢复期，尤对于脑血栓形成用之有效，且用之愈早肢体恢复愈好。

病例： 张某，男，60 岁，住窑店公社仓张大队。1974 年 4 月来诊。

病史：于前日晚睡醒后突然发现半身不遂，语言不清，口眼歪斜，右侧半身麻木不能屈伸，饮食二便如常，病后曾用中西药未效，既往有高血压史。

查体：BP180/110mmHg，T36.5℃，神志清楚，语言塞涩，呼吸均匀，两肺（－），心率90 次/分，律正，主动脉第二音亢进，A2＞P2，腹软平坦，肝脾未扪及，口角歪向左侧，右上下肢不能活动，肌肉松弛，肌力为Ⅰ-Ⅱ，腱反射减弱，巴氏征（－）。诊断：脑血管意外，脑血栓形成，高血压病Ⅲ期。中医辨证为中风，风中经络。治疗以祛风通络法，方用大秦艽汤加桑枝、丹参。二日后复诊语言较前清晰，肢体活动增强，舌淡苔白腻、脉弦，仍守上方。三诊，上方服五剂后，肢体可以屈伸、语言清楚，失眠多梦，原方加远志、酸枣仁、生龙牡平肝安神，嘱续进五剂，至此患者已能下地活动，上肢肌力仍差但可以自由屈伸，嘴角仍不端，原方加白僵蚕、全虫又服五日，其后患者只感头昏睡眠不佳，给予知柏地黄汤加酸枣仁汤再服七日而痊愈。

7. 祛风解表扶正

临床症状：中风欲死、身体缓急、口目不正、舌强不语、半身不遂、呼吸急促、发热发冷，脉弦数。

常用方剂：小续命汤（《千金方》），麻黄，防已，人参，黄芩，桂枝，白芍，川芎，杏仁，防风，附子，生姜，甘草。

《医学正传》曰："小续命汤治中风初病无汗及手足瘫痪，关节不利表实等症"，"若有汗表虚之证虽有加减，恐不可以胶柱鼓瑟也"。小续命汤为中医治疗中风的传统方剂，金元以前皆以真中风立论，治疗以小续命汤为主，祛散风邪使其从表而解，如系高血压病，脑溢血或脑血栓形成在急性期，无表证者则不适用，因麻桂具有辛温发汗升高血压的作用，只有在病不紧而伴有发热表证明显，或者因外感因素而引起中风者与之。

8. 益气活血化瘀

临床症状：中风久久不愈，形体消瘦，精神倦怠，肢软不用，半身不遂，口眼歪斜，语言蹇涩，舌淡苔白脉缓或弦。

常用方剂：补阳还五汤（《医林改错》）当归，川芎，赤芍，地龙，黄芪，桃仁，红花。

"黄芪初用一二两后可加入四两，亦可日服二剂，服五六日后改为一剂"（见《医林改错》）。

补阳还五汤是现代治疗脑血管意外的常用方剂，特别是适用于恢复期，其功效是活血化瘀通经络。该方在治疗心血管疾病、脑血管疾病，都取得一定成效，据一些报导它能活血通络、改善微循环，从而使一些心血管疾病、脑血管疾病得到恢复。适用于闭塞性脑血管疾病及脑溢血的恢复期，用法应守法守方长期服用。

9. 活血化瘀通经络

临床症状：语言不利，舌强，肢体麻木，瘫痪恢复但活动不灵，屈伸不畅，肌力不大或中风后瘫痪不复，昏睡不醒，皆可与活血化瘀通经络法。

常用方剂：复瘫丸（经验方）：川芎 10g，当归 10g，赤芍 10g，生地 20g，丹参 30g，桃仁 10g，红花 10g，川牛膝 10g，穿山甲 10g，蚯蚓 30g，桑枝 30g，麝香 1g，朱砂 5g，黄芪 30g，桂枝 10g。共为细粉朱砂为衣炼蜜为丸，每日二次每次二丸。

本方当归、丹参、生地活血养血，使瘀去而不伤阴，桃仁、红花、川芎、赤芍活血祛瘀，山甲破瘀通经络，牛膝引血下行祛瘀而通血脉，地龙、桑枝、桂枝祛风通络，麝香芳香走窜。故适用于脑血管意外后遗症，长期不能恢复，肢体萎缩，形体消瘦，血压不高者用之，可久服一二月，甚至年余，可见病有起色逐渐恢复。

10. 单味药物的应用

近几年来中药剂型改革有了大的发展，很多药制成注射剂用于临床，如像丹参、毛冬青、红花、川芎的静脉滴注，治疗闭塞性脑血管病，都取得了可喜的效果。单味或复方药物的静脉注入给中医治疗脑血管疾病广开门路，消除了不能进药的困难，是今后值得继续推广的治疗方法。

11. 其他治疗法

（1）针灸：针灸对脑血管意外是有一定疗效的，风中脏腑与风中经络均可使用，特别是风中经络用后对瘫痪肢体的恢复有促进作用。取穴以瘫痪侧为主。近年来我省兰田头针在治疗脑血管疾病方面取得满意效果，且使用方便易于推行。

（2）按摩热熨：按摩热熨可以防止褥疮，预防肢体萎缩，促进血液循环，对瘫痪肢体有促进恢复的作用。

小结

本文浅述了脑血管意外的中医认识及辨证治疗，在唐宋以前统一认为风邪直中经络与脏腑，金元以后对之前理论产生怀疑，结合实践而提出内风类中风的理论，在治疗上先用祛风解表的小续命汤及大秦艽汤，而转为用温阳补肾开窍的地黄饮子，从而使脑血管意外的论治大大向前迈进了一步。清代王清任及晚清以来，特别是近代中西医结合治疗的广泛应用，取得可喜的效果。

治疗脑血管意外，必须在现代中医学诊断的基础上进行辨证治疗，分清急性期与恢复期，采用以上各法及方剂加减治疗，按照急则治标缓则治本的原则守法守方，均可收到满意效果。以上治则是在总结前人辨证治疗的基础上提出的，错误之处尚且难免，希同志们指正。

主要参考资料

［1］汉张仲景著《金匮要略》
［2］唐孙思邈《备急千金要方》
［3］《钦定古今图书集成医部全录》第26册、风门
［4］清程国彭著《医学心悟》
［5］清王清任著《医林改错》
［6］胡光慈编著《杂病证治新义》
［7］清汪讱庵著《医方集解》
［8］中医学院试用教材重订本，《中医内科讲义》，中医学试用教材《内

科学》

［9］中医学院试用教材《方剂学》

［10］中医学院试用教材《药物学》

［11］《全国中草药汇编》上册

［12］赵建琪《中西医结合治疗脑血管意外的体会》、天津医药（8）385，1974

［13］曾国行等：《70 例中风分型论治探讨》，中医杂志（1）24，1963

［14］中医有关瘀血学说的文献综述，中医药研究参考（4）33，1675

［15］毛冬青治疗脑血管意外9例观察，新中医（6）37，1972

［16］川芎一号碱治疗急性闭塞性脑血管病疗效观察，中医药研究参考（8）19，1975

［17］丹参治疗脑血栓形成近期疗效观察，医学情况交流（5）19，1974

［18］红花液静脉滴注治疗脑血栓—栓塞性疾病30例疗效观察，山西医药杂志（7）10，1974

［19］补阳还五汤加味治疗脑血管意外后遗症的体会，新医学杂志（3）26，1976

［20］地黄饮子加减治疗中风失语1例，中医教学（广西）（2－3），35，1974

［21］张锡纯著，《医学衷中参西录》

（二）中风 10 种病证论治简介

20 世纪科学突飞猛进，人们的知识也在随着时代的进步而发展。现代先进的医疗器械广泛应用，百姓们对疾病的认识有了较大的改变，如高血压、脑梗塞、脑溢血、冠心病，无人不知，无人不晓，中医过去诊断的眩晕、中风、偏枯已被渐渐遗忘。作为一个中医工作者，必须要具备中西医两套技术，始能应对现实，要具有辨病与辨证相结合的本领，才能运用自如减少失误。

1. 中风的主要症状

中风之症，卒然仆倒，昏不知人，言语不利，手足活动不灵，若少倾即醒者此中风轻症也。若卒然昏倒，不省人事，痰涎壅盛，口禁失音良久不醒，且渐渐沉重，此乃中风重症也。

2. 中风的病因

"三因"是中医的基本病因，古人对中风将外因列为主要致病因素，其实不然，外因是引起发病很少的一部分，其最重要的是内因所致。外因刺激，情绪的激动，劳累过度，才是中风最重要的致病因素。患者素体肥胖，膏粱厚味，饮食不节，才真正是其诱发中风病的直接因素。

3. 中医的脉象

脉象在上第一章已讲述颇多，弦脉是中风之主脉。弦洪、弦数、弦细、弦而结代在中风发病的各阶段中都可出现。

4. 中风辨病与辨证施治

中风属本虚标实之证。在标为风火相煽，痰湿壅盛，气血瘀阻，在本为肝肾亏虚，气血衰少，病位有轻重、深浅之不同，轻者病在经络，重者病邪深入脏腑，因此中医将其分为中经络与中脏腑两大类。鉴于中风临床表现不同，引起的病较多，轻重各异，将其分为10大病证予以治疗：

（1）高血压危象（脑血管痉挛）

（2）脑血栓形成

（3）脑栓塞

（4）脑溢血

（5）蛛网膜下腔出血

（6）颅内血肿

（7）颅内肿瘤

（8）头面感染（疖疮或毛囊感染）

（9）面神经麻痹（口眼歪斜）

（10）偏瘫，脑血管病恢复期

以上 10 种疾病都将循着中医中风见证的症状，先后出现，轻者属风中经络，重者属风中脏腑，其辨证多为闭证、脱证，或口眼歪斜。这些病都有卒然发病的特点，因此必须辨病与辨证相结合，根据症状详细检查，结合现代医学知识作出恰当的诊断与处理，方会收到满意的效果，否则常会给患者造成不应有的伤害。

案例介绍

1. 一次针刺治愈的三例中风病人

（1）1955 年 5 月，西安东部长乐乡草滩村妇，30 余岁，急诊求治。患者抽风、口歪流涎一小时左右，病史：患者妊娠九月多，即将分娩，由于家贫无力去医院生产，在家待产，诊其脉弦滑而数，病情危重。属中医子痫，急给予针刺治疗，取穴合谷、曲池、内关，人中放血，针后 10 余分钟，患者开始好转，抽风流涎消失，头脑清醒，其后给予降压药，次日顺产一女婴而愈。

（2）1964 年五一节期间，蓝田家乡一妇女，50 余岁，夜间突然眩晕头昏，随即抽搐，口歪语塞，其脉弦洪数而有力，诊为中风，拟为脑血栓形成，急予以针刺曲池、合谷、内关，人中放血，良久患者逐渐缓解，次日检查，患者语言流利两上肢活动如常。

（3）80 年代初，我市某公安干部，正开会间，突发眩晕，手抽，语言不利，遂至急诊，当时血压 160/110mmHg，嘱其急速住院，患者知晓脑血管病最好不要搬动，要求就地治疗。当即给予针刺，注射利血平 1 支。约 20 余分钟，其抽搐眩晕缓解，随即又给予 10% 葡萄糖、右旋糖酐静滴。当晚好转如常人。

以上三例患者都属中风轻症，风中络脉，属高血压危象或者脑血管痉挛，针刺后血压下降，症状缓解，再配以药物内服而治愈。

2. 两例生命攸关之患者（蛛网膜下腔出血）

（1）史某，36 岁，1985 年 10 月来诊。诉头痛，眩晕，面部不适一日。头痛以头项及后脑部为主，视力不好。检查血压 150/100mmHg，神志清楚，语言不灵活，颈项强直，心肺听诊阴性，初步诊断为蛛网膜下腔出血，抽出脑脊液为血性，属急诊住院治疗。住院后当晚即昏迷不醒，呼吸急促，脉搏弦而数。辨为风中脏腑属中风重症。给予 20% 甘露醇 250ml 以降低颅内压，支持疗法抗感染；中药用地黄饮子加葛根、钩藤、菊花、花粉、仙鹤草，每日一剂煎 500ml，分二次服用。另用云南白药每日 2 次，每次 1/3 瓶，三日后患者神志清醒，头昏项强减轻，继而中药治疗半月而痊愈出院。

（2）另一患者同样以头部剧痛、后脑痛、头晕头昏二日来诊。门诊某医师未经详细诊查，处以川芎茶调散加蔓荆子、钩藤、白芍等药。患者回家当即煎服，其效不显，当地乡医又给予止痛药及镇静药内服，至半夜患者病情加重，昏迷不醒，牙关紧闭，口吐涎沫，数小时后死亡。

这一中风病人同是相似症状，发病缓慢，如能正确诊断及时处理，采用既辨证又辨病的双重诊断治疗，决不会致患者卒然而去，此乃医之大错，当思之改之。蛛网膜下腔出血，患者常有见愈而又反复出血的现象，所以医生必须详细观察，嘱其患者家属提高警惕，预防复发。

现代医学诊疗技术日新月益，颅脑 CT 即可明确诊断，但医者仍需提高自身专业素质，结合先进仪器，及时发现病灶，以防病情延误，造成不良后果。

3.《大秦艽汤加减治疗 24 例脑血栓形成总结》，该报导属纯中药治疗未用任何西药支持。详见后篇科研举隅。

4. 中风口眼歪斜二例

一例典型口眼歪斜，病人有明显的感受外邪致病因素，自诉为室外露宿，夜间受凉，次晨起床后感觉面部拘紧不灵活，家人发现口眼歪斜。治疗用牵正散加味，针刺下关、颊车、地仓、合谷，一周后治愈。

另一例患者以中风，口眼歪斜、发热住院，住院后检查无偏瘫及神经系统损害体征，头颈部生一疖疮红肿而痛。诊断为面部疖、疮感染所致，面神经炎症，遂用抗生素一周而愈。二者均属面瘫而治法各异，其效相同。

中风治疗方剂：

1. 大秦艽汤：(《医学发明》) 秦艽，当归，羌活，防风，白芷，熟地黄，茯苓，石膏，川芎，白芍，独活，黄芩，生地黄，白术，细辛。

2. 地黄饮子 (《宣明论》) 生地黄，巴戟天，山萸肉，石斛，大云，五味子，肉桂，茯苓，麦冬，制附片，石菖蒲，远志，生姜，大枣等。

3. 补阳还五汤 (《医林改错》) 川芎，当归，黄芪，桃仁，红花，地龙，赤芍。

4. 镇肝息风汤（《医学衷中参西录》）龙骨，牡蛎，龟板，代赭石，玄参，天冬，白芍，牛膝，川楝子，茵陈，麦芽，甘草。

上方是在中风治疗中最常用的几个方剂，大凡中风轻症，诊断为风中经络、闭证、脑血栓形成的患者以大秦艽汤为主加减治疗；中风重症，风中脏腑，脱证，诊断为脑溢血、蛛网膜下腔出血的患者以地黄饮子加减为主治疗。用时常去其肉桂，附子，以免温燥升阳。病情稳定后即改为补阳还五汤加减治疗。

常用加减药物。开窍：远志、菖蒲。祛痰：南星、半夏、竹沥。镇肝潜阳：天麻、钩藤、菊花、羚羊角、龟板、石决明。镇肝熄风：僵蚕、全蝎、蜈蚣、蝉蜕。其次活血化瘀通络之药可随意加入。

5. 复瘫丸（经验方）：川芎，当归，白芍，生地，桃仁，红花，牛膝，赤芍，桂枝，桑枝，丹参，黄芪，钩藤，川断，生牡蛎，天麻，太子参，龟板，半枝莲，龙胆草，夏枯草，炒枣仁，僵蚕，地龙，其中黄芪、天麻、丹参、川芎各 50g，其余各 20g，共为细末，炼蜜为丸，重六克，口服 2～3 次。对各种中风病证在急性期治疗后病情稳定伴偏瘫语謇者，均可服用，其疗效可靠。

6. 冰水汤：治疗中风后遗症的方剂，吾根据自己 50 年临床经验总结出治疗中风后遗症的方剂。

冰水汤组成：伸筋草 20g，透骨草 10g，菖蒲 10g，葛根 15g，路路通 10g，地龙 10g，干姜 10g，水蛭（粉）3g 冲服，三七（粉）3g 冲服，冰片 0.5g 化入药中。上方为治疗中风后遗症的基本方，功能是化瘀祛痰，伸筋活络，醒脑开窍。若患者诸症较重，可用此方煎服一日一剂，若患者诸症较轻，可将上方粉碎，过 80 目筛，做成散剂装成胶囊或制大蜜丸均可。胶囊服用时一日 3 次一次 3 粒，蜜丸服用时，一日二次，一次一丸。

五、肝病

（一）治肝心得

中药治疗肝炎效果确切，较之西药它具有价廉且方便的特点。目前西药治肝没有特效药品，只以保肝、营养、减少肝脏负担为主，保护肝脏促其机体抗病能力增强而自愈。中医则不然，它从机体全身状况出发，以症候群为主，结合舌脉进行辨证，随后提出相应治疗法则而选方用药。

祖国医学有关肝炎论述，多位于黄疸门，如《伤寒论》云："伤寒七八日，身黄如橘子色，小便不利，腹微满者，茵陈蒿汤主之"。巢元方《诸病源候论》认为其病因为：湿热、寒湿、热毒发黄。《千金翼方·黄疸第三》曰："凡迁时行热病、必多内瘀发黄"，当时已认识到黄疸的传染性。病毒性肝炎属祖国医学黄疸、湿温范畴。急性黄疸型肝炎属黄疸阳黄证，急性无黄疸型肝炎属湿阻或湿温证。慢性肝炎、肝硬化则包括在胁痛、癥瘕、臌胀中。肝炎病因，祖国医学认为是六淫所中，湿热外邪乘虚侵入人体，湿热毒邪多从口入，困扰脾胃，致脾胃功能失常，不能升清降浊，而现恶心呕吐、腹胀纳差、乏困无力、气短懒言等证；脾湿不化，湿热熏蒸，肝失疏泄，胆汁外溢而发黄疸，如湿热炽盛、邪陷营血亦可出现烦躁神昏，高热甚至谵语，水湿内停则转为癥瘕臌胀。

1. 肝病与肝炎

中医肝病是包括肝炎在内，而不是专指肝实质损害的肝炎。肝病是指肝在病理情况下所表现的各种异常表现，如肝气郁结、肝火上炎、肝风内动、肝阴不足、肝胃不和、肝胆不宁、肝肾阴虚、肝火犯肺等病理改变，所引起的中风、眩晕、头痛、痉病、厥、惊恐不寐、麻木、震颤抽搐等症，这些病症与证型都属肝病范畴。而肝炎的临床表现病位多在脾，只有胁痛这一症状属肝，因肝之脉布两胁。

2. 肝炎与脾之关系

肝炎与脾之关系最为密切，临床所见肝炎的症状几乎全因脾的病变。因脾居中焦属湿土，其色黄主运化水谷，主肌肉四肢，功能是化生水谷之精微。一旦脾的生理功能受到影响则表现为受纳水谷、腐熟食物、运输精微的障碍。轻者出现纳差、食减、腹胀、便溏、乏困无力；重则恶心呕吐，不能进食，腹胀腹泻；如果湿邪化热，熏蒸肝胆，则见黄疸，目黄、尿黄全身皮肤为橘子色。黄色实质上也是脾之色，肝色为青色。近年来受现代医学之影响，而逐渐改变了以往的认识，湿热熏蒸肝胆、胆汁外溢常被人们所公认。这一点虽是医学的进步，但我们不能见到黄疸就说是肝病，也决不能因此而否认过去的认识，因为肝炎的病理改变全因脾之病变，如湿热内蕴，寒湿困脾，中气不足，脾胃不和，脾不化湿，湿热内阻，胆汁外溢等病变所引起的临床表现如脘腹胀满、纳差、口苦、便溏、四肢困倦乏力、两胁胀满、身目发黄、皮肤晦暗等症，无一不是脾之病变。基于以上情况，在肝炎问题上，首先要考虑到脾之病理变化，用脾之理论解释，符合中医理论体系。不过我要强调，肝炎的临床表现无论是黄疸或无黄疸型，急性或慢性，几因湿热、湿阻、脾虚肝郁为主，而虚寒、血瘀型肝炎，多为久治不愈反复发作之基础上转化而成。

3. 肝炎的分类与分型

肝炎临床分两大类，即急性肝炎与慢性肝炎。无论急性或慢性者，现代医学将其分为甲、乙、丙、丁、戊等型，急性黄疸型肝炎多为甲型肝炎，而慢性肝炎者则以乙型肝炎最为常见，乙型肝炎常久治不愈病邪缠绵，甲型肝炎多可在 1 ~ 3 月内治愈。

4. 肝炎的治则与用药

治肝虽有清泻、疏补、调养诸法，但用药时必须注意，清热不宜太寒，祛湿不宜太燥、疏泄不宜太过，祛瘀不宜大破，健脾不宜太壅，养阴不宜太腻，以免损肝伤脾，在软肝缩肝的同时，宜注意攻补同用、或攻攻补补照顾脾胃，绝不能峻泄猛攻而造成肝脏损伤，病反加重的恶果。在用药上，退黄常用：茵陈、龙胆草、金钱草、夏枯草、七叶蒿；清热解毒常用：山栀、黄芩、黄柏、连翘；健脾利湿常用：木通、滑石、车前草、小蓟、扁豆；健脾常用：六神曲、麦芽、山药、扁豆、鸡内金；理气常用：台乌、香附、川楝子、郁金、佛手、香橼片、青陈皮、木香、枳壳；降酶常用：五味子、板蓝根、连翘、蒲公英、茵陈、紫草、虎杖、女贞子；气虚常用：人参、黄芪、黄精、沙参、党参、太子参；血虚常用：当归、鸡血藤、何首乌；化瘀常用：当归、丹参、桃仁、红花、三棱、莪术、穿山甲。

5. 肝炎的辨证治疗

肝炎分黄疸与无黄疸两类，临床有甲、乙、丙、丁、戊等型。黄疸出现无论轻重皆属湿热，多因外感湿邪或饮食不节、脾湿内生、湿从热化所致，其表现为目黄、身黄、尿黄，或发热、烦闷、腹泻、口干不欲饮水、舌质淡红、苔白厚腻、脉弦数。方用清肝消黄汤，该方为茵陈四苓汤合栀子柏皮汤加郁金、木香而成。是以清热利湿退黄为主，加木香、郁金取其疏泄肝胆之功而有助于退黄。如患者发热、烦躁不安、口干、大便秘结、尿少色黄、舌红苔黄、脉弦是肝胆实热，或者使用上方无效者可用清肝解毒汤。上两方可相互应用，以热邪为主用清肝解毒汤，以发黄为主的用清肝消黄汤。在急性期二方任选其一皆可见效，不必拘泥。无黄疸型乙型肝炎病人，临床上远远超过黄疸型患者，其表现是无黄疸、尿黄也不如黄疸型严重，其症状也多见热象，如口干、舌红、尿黄、大便干、脉弦数等症，辨证多属脾湿内热，仍予清肝消黄汤治疗。

黄疸型肝炎退黄后或无黄疸之乙型肝炎，证见两胁隐痛、胃脘胀满、恶心嗳气、纳少心烦、舌质淡、苔腻脉弦者，属肝郁脾虚。此型患者最多，治法各异，可用疏肝理气、解毒清热，该法是目前中医治疗肝炎之普遍原则，当然也是有效之法，这一型的治法，重在加减、选药及用量上。如肝炎日久正气虚弱、头昏目眩、面色萎黄、乏困无力、少气赖言、失眠多梦者，宜补肝，可用补肝汤治。补肝汤即补血，因肝藏血，肝虚乃肝血不足之故。如肝虚脾弱，兼有两胁疼痛，腹胀纳差则属肝虚肝气不调，可用调肝汤。补肝调肝，二方常交替使用，前者偏于补虚，后者偏于调气，一补一调常能很快改变症状，恢复肝脏功能。

各型肝炎及肝硬化早期，病变迁延或长期治疗不愈者，常见到肝肾阴虚与气血不足诸症，肝肾阴虚者如形体消瘦、头昏头晕、睡眠不佳、烦躁易怒、手足心发热、口干舌红少津，可用补肾养肝汤。如乏困无力、精神倦怠、脘腹胀满、不欲饮食、四肢瘦削者，可用扶正养肝汤。扶正养肝乃气血双虚证之治法，对肝病后期气血不足、身体虚弱有显效。肝病日久损气耗血，肝肾亏虚，脾胃受损、或肝气郁滞横逆犯胃损脾，脾失运化，水湿停留，日久不化，痞塞中焦而成臌胀、癥瘕之难症。

6. 治肝十方

（1）清肝消黄汤：茵陈 30g，黄芩 9g，黄柏 15g，山栀 9g，茯苓 9g，猪苓 9g，泽泻 9g，生甘草 6g，木香 6g，郁金 9g。用于急性黄疸型肝炎，无黄疸型肝炎单项转氨酶升高，甲肝乙肝及各种黄疸、身黄、目黄、尿黄。加减：大便秘加大黄，纳差加六神曲，胁痛加川楝子、台乌、佛手，发热加柴胡、葛根。如诊断为阻塞黄疸（胆石症）加金钱草 30g，大黄 10g，芒硝 30g。使用该方，必须守方守法，坚持不变，临时症状随症加药直至退黄后再议更方。

（2）泻肝解毒汤：黄芩 9g，山栀 9g，龙胆草 15g，木通 9g，车前子 9g，当归 9g，板蓝根 15g，生地 15g，柴胡 9g，泽泻 9g，生甘草 6g。用于急性无黄疸型肝炎，及黄疸型肝炎单项转氨酶升高、结膜炎、口腔炎、中耳炎及黄疸肝炎发热不退、转氨酶不降、乏困无力、纳差、脘胀、两胁疼痛等。加减：皮肤紫斑者加丹皮 10g，如大片出血、牙龈出血不止者加水牛角 30g，如热邪壅盛、发热谵语，可加服至宝丹或安宫牛黄丸冲服。

（3）疏肝汤：柴胡 9g，黄芩 9g，香附 9g，川芎 9g，杭白芍 9g，枳壳 9g，甘草 6g，郁金 9g，广木香 6g，土茯苓 15g，虎杖 10g。用于各型肝炎、肝炎恢复期、慢性及迁延性肝炎、胆囊炎，及两胁疼痛、肝区痛、胃脘疼、脘腹胀满、乏困无力、纳差。加减：转氨酶高加五味子，女贞子，舌红目赤加板蓝根、木贼。

（4）补肝汤：川芎 10g，当归 10g，白芍 10g，生地 10g，羌活 10g，防风 10g，灵芝草 10g，鸡血藤 15g，本方系原补肝汤加灵芝草。用于慢性肝炎、迁延性肝炎及肝炎恢复期，证见肝炎绵久不愈，表现为正气虚弱、面色萎黄、乏困无力、少气懒言、失眠多梦、头昏等症。如蛋白降低，浊度不降加当归丸、黄精、乌鸡白凤丸，对降麝浊有一定的作用。

（5）调肝汤：当归 9g，川芎 9g，台乌 9g，玄胡 6g，青皮 9g，柴胡 9g，玉片（槟榔别称）6g，广木香 6g，桃仁 9g。用于肝炎恢复期或慢性肝炎、迁延性肝炎症见两胁疼痛、痛引少腹、脘腹胀满、乏困无力、纳差少食等症。

（6）软肝汤：当归 15g，丹参 30g，生地 15g，川芎 9g，赤芍 9g，桃仁 9g，红花 6g，香附 6g，灵脂 9g，台乌 9g，玄胡 9g，枳壳 9g，丹皮 9g，生草 6g。用于慢性肝炎、肝硬化、班替氏综合征、脾功能亢进或肝炎后期；肝脏质较硬、脾脏肿大、两胁疼痛、肚大青筋。舌下脉络怒张，舌质紫暗，常加龟板、鳖甲、穿山甲等化瘀软坚之剂。

（7）缩肝汤：丹参 30g，赤芍 10g，红花 10g，王不留行 10g，红泽兰 20g，鸡内金 10g，生龙牡各 15g，藕节 15g，地龙 10g，生甘草 6g。本方是经验方，是在参考肝炎文献报导后拟定的自用方，用于：肝脾肿大，两胁疼痛及肝硬化、肝炎后期肝脾久久不缩者，临床常加穿山甲、桃仁、龟板、鳖甲、以软坚化瘀散结。

（8）补肾养肝汤：当归 10g、熟地 10g、麦冬 10g、沙参 10g、枸杞 15g、川楝子 10g、女贞子 10g、五味子 10g、龟板 10g、鳖甲 10g、白茅根 20g。用于肝硬化、肝肾综合症、肝硬化腹水及肝炎后期体形消瘦、骨瘦如柴、目眶凹陷、舌苔黄厚、口唇干燥、久久不寐、尿频量少，尿中蛋白管型，蛋白倒置，血红蛋白低，浊度久久不降，常加麦芽、六神曲、鸡内金、海龙、桑螵蛸以健脾助消化、化瘀补肾以升蛋白。

（9）扶正养肝汤：党参 15g，白术 9g，茯苓 9g，甘草 6g，川芎 9g，当归 9g，白芍 9g，熟地 15g，丹参 15g，鸡血藤 15g，五味子 10g，女贞子 9g，大菟丝子 15g。用于慢性肝炎、迁延性肝炎、甲肝、乙肝、丙肝及早期肝硬化，肝炎久久不愈，肝肾虚亏、气血不足、乏困少气懒言、蛋白倒置等。

（10）臌胀消水汤：药用二丑 6g、大黄 6g、白茅根 15g、桂枝 9g、白术 9g、猪苓 12g、茯苓皮 12g、泽泻 12g、大腹皮 12g、桑白皮 12g、五加皮 9g、生姜皮 9g、木香 9g、槟榔 9g、甘草 9g。用于肝硬化腹水、肝癌腹水、慢性肾炎、水肿不消伴有腹水者，心源性肝硬化、心力衰竭、周身水肿伴有腹水、胸水者，及鼓胀、气血虚亏、脾胃虚弱、脾肾阳虚、湿浊停聚、肝气郁结、络脉瘀阻之肚大青筋、腹大如鼓等证。

（二）三代六人乙型肝炎治疗观察

乙肝属中医的黄疸、胁痛范畴。在 70 年代以前无此诊断，随着医学检测技术的发展，过去一些久治不愈的肝炎、

急性黄疸型肝炎、肝硬化，经乙肝五项检测，澳抗阳性者多
诊断为乙型肝炎。该病的临床特点是病程长，愈后差，且易
反复发作，复发时其临床症状可见乏困无力，精神倦怠，纳
差食少，右胁不适或隐痛，皮肤发黄，尿黄。其肝功检查常
见转氨酶升高，黄疸指数、锌浊、麝浊升高，乙肝表面抗原
呈阳性。由于病毒难以控制，肝脏功能长期受损，因而一些
患者逐渐发展为肝硬化。自 1975 至 1990 年，经我治疗的一
家三代六人乙肝患者，均取得了较好的效果。兹介绍如下：

1. 发病情况

这组病人是一家三代患病，其外祖母是肝硬化伴腹水，
大女儿长期携带乙肝病毒，一家六口有五人感染乙肝病毒，
其子女四人均为乙型肝炎，丈夫曾一度肝功损害但始终澳抗
阴性，诊为甲型肝炎。其年龄最高者 70 岁，最低者 14 岁，
男性 2 人，女性 4 人。6 例中肝硬化伴腹水一人，黄疸型 2
人，无黄疸型 2 人，长期澳抗阳性者 1 人。

2. 治疗情况见表

姓名	性别	年龄	诊断	治疗方法	治疗前肝功	治疗后肝功	治疗结果
段某	女	70	肝硬化腹水	中药	肝功中度损害，HBSAg（＋）	肝功正常，腹水消失	痊愈
段某	女	73	肝硬化腹水二次入院	中西药抽水	肝功重度损害，大量腹水	黄疸重度，蛋白倒置	死亡
段某	女	54	乙肝病毒携带者	未治疗	HBSAg（＋）	正常	HBSAg（＋）

续表

姓名	性别	年龄	诊断	治疗方法	治疗前肝功	治疗后肝功	治疗结果
高某	女	34	慢性无黄疸型乙型肝炎	中药	中度损害 HBSAg（＋）	正常	HBSAg（＋）
高某	女	26	黄疸型乙型肝炎	中药	中度损害 HBSAg（＋）	正常	HBsAg（－）
高某	女	22	无黄疸型乙型肝炎	中药	中度损害	正常	HBSAg（＋）
高某	男	14	黄疸型乙型肝炎	中药	中度损害	正常	HBSAg（＋）

3. 实例介绍

例一：段某，女，72 岁，咸阳市沣西公社，安谷村人。1975 年 3 月初诊。

病史：自诉青年时曾患黄疸（约 30 年前），经服中药治愈，其后无不适。多年来黄疸未再复发，唯时有腹胀，消化不良，近二三年来精神欠佳，乏困无力，饮食尚好，食后胃脘及两胁胀满，大便稀溏日 1～2 次。半年来进食明显减少，消瘦，小便量少，口干不欲饮水，经多方治疗效不显。既往除黄疸外，曾患疟疾，50 岁停经，生育二女一男均健在。

检查：舌质淡白，苔白腻，脉弦细数，面色萎黄，肌肤消瘦，语言清晰，巩膜无黄染，两肺呼吸音低，胸部呈桶状，心率 90 次/分，律正，A2 > P2，心尖区听到二级收缩期杂音，腹胀膨隆，腹壁可见静脉曲张，腹水征明显，无压痛及反跳痛，肝脾未扪及，下肢呈凹陷水肿，神经反射均未见异常。化验检查：黄疸指数 6 单位，锌浊 14，麝浊 9，高田氏（＋）

GPT350 单位，澳抗（＋）。

诊断：肝硬化失代偿期，伴腹水。中医辨为臌胀，脾肾虚弱，湿邪不化，水湿阻于中焦。治法先予以温阳化气行水以治其本。

方药：白茅根 30g，桂枝 10g，猪苓 10g，白术 15g，茯苓 15g，木香 10g，槟榔 10g，二丑 10g，大黄 10g。服六剂后腹胀减轻，腹围 84cm 减为 72cm。效果明显续用原方，大黄减为 6g，加入当归 10g，丹参 15g，枸杞子 10g，续用六剂。12日后患者腹水消失，尿量增加，下肢不肿。

腹水消后，见舌红无苔，色暗，舌下有瘀点，精神疲惫，乏困软弱，此乃肝肾阴虚，气血不足之征，遂改用补益肝肾兼养血之法，方用当归 10g，生熟地各 15g，麦冬 10g，沙参 10g，枸杞子 10g，川楝子 10g，黄芪 15g，白参 10g，鸡血藤 15g，炒白术 10g，腹胀加枳壳、玉片，纳差加神曲，或参苓白术散、归脾汤等调理二月余而愈。

三年后患者痼疾复发腹水又起，再次求诊，查体见肌肤消瘦，目凹颧突，面色晦滞，行动不便，腹大膨隆，双下肢水肿按之没指，不能进食，进食则腹胀益增。此乃脾虚血瘀水湿积聚中焦，用温脾利水化瘀法，方用实脾饮加桃仁、红花、牛膝，并结合葡萄糖、肌苷维生素 C 及利尿剂，抽腹水等给予西医疗法，腹水时轻时重，延续数月，最后因呼吸道感染、肝性昏迷而死亡。

例二：急性黄疸型肝炎（乙肝）

患者高某，女 24 岁，咸阳某饭店工人，1985 年前来诊治。病史：面目周身发黄一月，一月前开始乏困无力，倦怠，饮食减少，食后腹胀，两胁隐痛，大便干，数日一次，尿量少，色黄如茶水，后则见面及周身发黄。病后曾在外院西药治疗，未见明显好转，而求治。检查：巩膜及周身中度黄染，黄而晦暗，舌质红，苔厚腻，脉弦数。心肺听诊（－），肝大，肋下2指，压痛，脾未扪及，下肢不肿。肝功检测：黄疸指数30单位，谷丙转氨酶500以上，澳抗（＋）。诊断为急性黄疸型乙型肝炎。中医辨为阳黄，湿热并重。

治疗用清热利湿解毒法。方剂：茵陈20g，猪苓10g，茯苓10g，白术10g，泽泻10g，桂枝10g，山栀10g，黄柏15g，连翘15g，板蓝根15g，五味子10g，郁金10g，大黄8g，炙甘草10g。该方连用20余天，复查肝功各项明显好转，黄疸消退。原方去大黄、连翘加入黄芪15g，当归10g，丹参15g，枸杞子10g，六神曲麦芽各10g，益气血，补肝肾，健脾胃，续服20余天后，患者症状消失，精神复常，复查肝功各项恢复正常，澳抗转阴。

小结

从该家族看，乙型肝炎的传染率极高，与文献报导，母亲带菌者其感染率为88%是一致的。其传染途径多为母婴传染，或者从血液途径传染给子女。乙肝病毒携带者如果肝炎病毒为非复制期，肝功能正常，本人无自觉症状，常可保持多年健康状态，且能担负一切工作，尽管表面抗原阳性，亦可无需治疗。乙肝发展为肝硬化时，是人们最恐惧、最胆怯之事，其时间亦很慢很长。同时，并非所有乙肝患者都会发展为肝硬化。据这位老妪自诉青年时患肝炎，数十年无症状，身体一直很好，到70岁时疾病开始加重，而转为肝硬化并见腹水，此时已是风烛残年，子孙满堂，病不可畏。其女儿50余岁，务农多年，未感有不适之处，在检查肝功时，除澳抗阳性外，并无肝功损害。但其子女除一人外，其他均受感染，且都有不同程度的肝功损害，或黄疸出现，足见传染率之高。凡患有乙型肝炎之患者若见肝功能损害，必须重视治疗，采取积极措施使肝功恢复正常。澳抗转阴是目前研究的主要方向，虽有不少治肝药物，但效果均不理想。中医治疗乙肝目前尚无特效疗法，常用的治法多采用清热利湿，疏肝健脾，补肝肾益气血，调理阴阳诸原则，近年来又有人用活血化瘀解毒为主的治法，这些治法都获得一定的效果，但治愈率均不高，有待今后进一步研究。

（三）肝硬化辨证与治疗

中医对肝硬化的认识

肝硬化是以肝脏损害为主的一种病变，是多种因素致肝脏长期损伤、细胞变性、坏死、再生而致肝纤维组织增生，致肝脏变形，质地变硬，表面不平，边缘不整，故名肝硬化。

中医学无肝硬化之名。根据其临床表现、体征、检查结果来看，多为癥积、臌胀、单腹胀、阴黄、痞块等范畴，如有疼痛时也按胁痛辨证。胁痛最早见于《内经》，如《灵枢·五邪》篇曰："邪在肝，则两胁中痛"说明胁痛的发生主要是肝病。《灵枢·水胀》篇曰："腹胀，身皆大……色苍黄，腹筋起，此其候也"。《景岳全书·肿胀》指出臌胀的病因是，"纵酒无节，多成水鼓"。积聚最早见于《灵枢·王变》，其曰："人之善病肠中积聚者，皮肤薄而不泽，肉不坚而淖泽。如此，则肠胃恶，恶则邪气留止。积聚乃伤"。《诸病源候论》又云聚积病因为："阴阳不和，脏腑虚弱，受邪于风，搏于脏腑之气所为也"。以上所论皆与肝硬化之临床表现有关，可供参考。

1. 肝硬化的常见症状及分期

肝硬化在临床上一般可分三个阶段，即早期：肝硬化期；中期：即肝硬化代偿期；晚期：肝硬化失代偿期。肝硬化的临床症状主要以消化道症状为主，早期无明显症状，以乏困、纳差、精神不佳，或者食后腹胀，小便黄，舌苔厚腻，胁痛，上腹部不适，与慢性肝炎相似。中期，肝硬化代偿期，临床症状就很明显，除有上述症状外，其症状明显加重，如食欲不振、胸腹胀满、嗳气不舒、恶心或者呕吐，大便稀溏、胁痛、尿黄、皮肤晦暗，或目睛发黄、肝脾肿大、腹部包块。面部或上肢有蜘蛛痣，手大小鱼际部发红，有血纹，称肝掌。晚期，即肝功能失代偿期。此时其临床症状较多，如黄疸、癥积、痞块、臌胀、水肿，胁痛的临床症状都可出现。以上诸症其出现的时间、程度不同，轻重各异，有些严重患者还可能伴有吐血、便血、昏迷，此时已是危重之时，常须严密观察，谨慎应对。

2. 肝硬化的诊断与中医辨证

中医是讲辨证论治的，若如你要治疗肝硬化，就必须懂得肝硬化的临床诊断，如诊断不清，将是无从着手，只能是从症状着手论治了。对肝硬化的发展，病情突变，如昏迷、吐血、便血是无法预估的，因此，明确诊断尤为重要。若一位患者，既往无任何肝病史，初来门诊，自诉近来乏困无力，精神不佳，食欲减少，食后腹部不适，口淡无味，舌质淡，苔厚腻，脉弦细。按中医辨证论治可辨为脾胃虚弱，气血不足，或肝郁脾虚，湿邪中阻的结论。实则这位患者可能是肝硬化晚期，或伴有肝功能损害，脾脏肿大，腹腔少量积液，此时就必须以疏肝健脾，消胀利水为主，始能收效。若以健脾胃，益气血，行气助消化之剂则难于取效，诊断不明，辨证不准，常给患者带来不必要的损失。因此，治疗肝硬化，必须了解肝硬化的全过程，用辨证与辨病相结合的诊疗手端，确定诊断后再予以辨证治疗，方能取得满意的效果。

（1）肝硬化的临床诊断依据及体征

①有慢性肝炎病史，特别是慢性乙型肝炎、丙型肝炎，或长期饮酒，血吸虫病等。丙肝、活动性乙肝未经很好的治疗，常在 10～20 年间可转为肝硬化。

②形体消瘦，面色晦暗或青紫，眼巩膜发黄，黄疸长期不退，或全身发黄。

③腹水、胸水、腹腔积液、下肢水肿。

④腹部静脉曲张，或肝掌，蜘蛛痣。

⑤肝脾肿大，或肝脏缩小，边缘不整，表面不平，脾脏肿大为主。

⑥出血倾向，常见衄血、齿龈出血、或大便出血、吐血。

（2）肝硬化的实验室检查

①肝功能检查。乙肝五项阳性，或丙肝阳性，转氨酶升高，蛋白比例不正常，白蛋白低，白球比升高；黄疸指数长期高于正常；肝硬化各项指标高于正常如胆红素、透明质酸、PCⅢ、PCV 均高于正常值。

②肝硬化的 B 超改变。肝脏形态失常，各叶比例失调，尾叶肿大，肝包膜不光滑，表面不平，边缘呈波浪形或锯齿状；肝实质光点增粗增强，或有结节，纹理粗乱，肝门静脉

增宽，主干内经 > 1.4cm，肝静脉变细，或粗细不均。脾脏肿大，脾厚 > 4cm，脾静脉增宽，内经 > 0.8cm。胆囊壁毛糙，或增厚。如为晚期患者常可见腹腔积液。

以上体征及临床表现均是诊断肝硬化的重要依据。

（3）肝硬化的中医辨证

肝硬化是一种慢性的进展性的疾病，它的病变进展常是很慢的，由诊断为肝硬化到肝硬化晚期，常为数年至十余年。由于病程长，病变复杂，各阶段的临床症状不同，个体差异也很大，同样的肝功损害肝脏改变，各人的自觉症状却全然不同，有轻有重，有的竟无任何感觉，却是在体检时发现的。由于个人体质强弱不同，免疫功能差异，所以其对疾病的感觉、耐受均有差别，虽有差异但有其内必形之外，最终都将有明显的症状出现。肝硬化除以上所述症状外，最常见的中医证候为胁痛、黄疸、癥瘕、积聚、鼓胀、单腹胀、吐血、便血。所以在疾病不同的时期，当按照其表现的证候予以辨证施治。

肝硬化的中医药治疗

根据肝硬化的病因病变过程，无论是中医、西医临床都将其分为早中晚三期，予以分期治疗。肝硬化早发现、早治疗，治疗彻底可能使其永不发展，达到完全治愈。中医治病的精髓是治病求本，辨清阴阳表里虚实寒热，肝硬化的根本病因是疫毒之邪所致，毒邪入肝，经脉阻塞，肝脾瘀血而成积块。在早期肝硬化中虽然临床表现症状多复杂，但其均因病毒感染或湿热酒毒所致。要治本为主，兼顾其标或标本同治。只有毒邪清除、或稳定病毒不复制才能有望治愈。一切改善临床症状的治法，都只是治标之法，非治本之法。所以分清标本虚实，在脏在腑，属何证候，结合病因才是我们治疗的基本原则。

肝硬化的基本治法可以归纳以下四种：即清、解、消、补四大法则。清：包括清热、清毒、清肝、清肺；解：包括解肌、解表、解郁、解热、解毒；消：包括消食、消滞、消水、消积、消瘀；补：包括补肝、补肾、补脾、补气血。肝硬化是一种慢性牵延难愈之疾病，在治疗中以上四大治则均可交替使用。

早期肝硬化以治本为主，其根本为病毒或酒毒、湿热毒而致。只要病毒指征异常，就必须以清除病毒为首要法则，兼顾其余，中药的清热解毒药属首选药物。常用的清热解毒药如虎杖、黄柏、珍珠草、山豆根、拳参、苦参、板蓝根、大青叶、黄芩等，这些药物实践证明对肝炎病毒有明显抑制作用，只要长期应用，将指标维持在正常范围，或接近正常是完全可能的，其疗程必须在 90 日至 180 日。服药时间短，或者中途停药是疗效不佳的主要原因。因为病毒耐药性强，短期治疗不易收到明显效果。现代医学常用的抗病毒药如拉米夫定，阿昔洛韦亦须常年服药。至于药物性肝硬化、酒源性肝硬化，责其停止服药及饮酒后常可防止其发展，但也必须服用清肝解毒药物如板蓝根、大青叶、虎杖、黄芩、黄柏等，加入补肝肾药物如女贞子、五味子、决明子、荔核之类的药物，常可有效控制其发展，同时肝功能也可逐渐转为正常。在患病后漫长的岁月里，患者因身体虚弱，免疫低下，常可能被外邪侵袭，如感冒、咳嗽，或者病邪入里化热等症出现，此时当急则治标以祛外邪，当辨其风寒、风热施于解表之药，如荆防败毒散、银翘散、桑菊饮等。如现肺热咳嗽

可用栀芩清肺、麻杏石甘汤予以清解肺热，化痰止咳。如现
胁肋疼痛，右胁为主，口干口苦，小便黄，脘腹胀满，纳食
减少，发热不恶寒，午后加重，多为胆道感染，或肝炎病毒
活动，属肝胆湿热证，急予以清热解毒、利胆除湿，如龙胆
泻肝汤，茵陈、栀子柏皮汤，加入柴胡、郁金、金钱草、大
青叶。如属胆道炎症，药进数日即可治愈。如属肝炎复发，
其发热、黄疸、胁痛将长时不减，病程缠绵常需数月治疗方
能好转。病情反复是肝硬化加重的象征，此时应将清热、解
毒放在首位，如板蓝根、大青叶、珍珠草、虎杖、黄柏、黄
芩、茵陈、山栀、大黄之类。清热勿忘健脾助消化、补肝肾，
如白术、茯苓、麦芽、鸡内金、六神曲、五味子、女贞子、
荔枝核、制龟板、鳖甲。如低热长时间不退，属中医阴虚发
热，可加入地骨皮、银柴胡、青蒿、白薇、知母、西洋参、
白晒参、太子参、沙参、黄芪、黄精、麦门冬、天门冬以益
气养阴清热。早期肝硬化若病情反复，症状加重，肝功能损
害亦同时加重，即转为中晚期肝硬化，如脾脏肿大，肝门脉
增宽，黄疸持续不退，白球比倒置等都可出现。

早期肝硬化常用方（验方）

1. 清热解毒健脾方

珍珠草 20g，虎杖 15g，黄芩 10g，黄柏 15g，苍术 10g，
厚朴 10g，陈皮 10g，青皮 10g，半夏 10g，茯苓 10g，猪苓
10g，泽泻 10g，炒麦芽 15g，当归 10g，丹参 15g，炙甘
草 10g。

2. 疏肝理气消瘀方

柴胡 10g，白芍 10g，香附 10g，川芎 10g，枳壳 10g，郁

金 10g，木香 10g，草蔻 10g，砂仁 10g（后下），川楝子 10g，玄胡 10g，鸡内金 15g，川芎 10g，当归 10g，丹参 15g，赤芍 15g，太子参 15g，炒白术 15g，茯苓 10g，炙甘草 10g。

中晚期肝硬化常用方

中晚期肝硬化，其表现的临床症状多属中医的阴黄、癥积、臌胀，治法以消补为主。由于病情复杂，临床表现多端，医者必须分清主次，抓住最主要的证候进行论治。以上三大证候往往兼现，只是出现的先后时间不同而已。癥积出现最早，常是数十年或者数月积聚而成，黄疸较缓，多为近期或数月所见。臌胀是我们临床见到的最主要的征候，往往起病急，发展快。因此，臌胀是医生治疗肝硬化的重点，也是威胁患者生命的主要征候。只要出现臌胀即说明该病已至临床晚期，治疗肝硬化当以治臌为主，只有消除臌胀患者一切症状才有望随之减轻，如脾脏缩小，黄疸减轻，食欲增加，精神好转。臌胀是指腹胀如鼓，腹腔内积有腹水，小便量少，下肢浮肿。治疗当以消水、消积为主。消水如猪苓、茯苓、白术、泽泻、木通、大腹皮、桑白皮、茯苓皮、冬瓜皮等；消积如桃仁、红花、三棱、莪术、赤芍、牡丹皮、五灵脂、地鳖虫、穿山甲、龟板、鳖甲；消食可用鸡内金、六神曲、麦芽、谷芽、炒山楂；消滞可用槟榔、二丑、枳壳、枳实、木香、降香、砂仁、蔻仁、玄胡、郁金、香附、佛手等。晚期肝硬化多为肝肾亏虚，脾虚肝郁，气滞血瘀以虚为本。其他诸症属其标，当采取急则治标兼顾其本的治法，攻补兼施。此时补肝肾、健脾胃之方不能减轻症状，攻下消瘀之方又恐损伤正气，只能以消水、化瘀、行气治其标，调补肝肾、健脾胃、益气血以治其本。

晚期肝硬化常用方（验方）

1. 益气软肝汤

适用于乏困无力，四肢软弱，食少纳差，腹胀便溏，面色晦暗，舌质淡，苔厚腻，脉弦细而弱。属气血亏虚，肝脾血瘀。可予以益气血、健脾胃佐以化瘀。方药为：太子参、白晒参、沙参、党参、丹参、黄芪各 15g，当归、白术、茯苓、猪苓、枳壳、桃仁、莪术各 10g，鸡血藤、鸡内金各 15g，炙甘草 10g。

2. 健脾软肝汤

适用于脘腹胀满、两胁隐痛、烦躁易怒、食少纳差、腹胀便溏、精神倦怠、乏困无力，舌质淡、苔厚腻、舌下静脉瘀紫、脉弦而弱，属肝气郁结，脾胃虚弱。可予以疏肝理气健脾。方药为：白术 15g，苍术 10g，陈皮 10g，半夏 10g，木香 10g，砂仁 10g，麦芽 15g，鸡内金 15g，六神曲 10g，柴胡 10g，郁金 10g，香附 10g，枳壳 10g，猪苓 10g，茯苓 10g，泽泻 10g，制龟板 15g（先煎），制鳖甲 15g（先煎），玄胡 10g，生牡蛎 20g（先煎），炙甘草 10g。

3. 化瘀软肝汤

适用于形体消瘦，面色晦暗或黧黑，头昏耳鸣，倦怠乏力，腰酸腿痛，两胁隐痛或胁下痞块（脾肿大肋下可按及），舌质红，苔白腻，脉弦细。治以柔肝健脾补肾，方药为：桃仁 10g，红花 10g，三棱 10g，莪术 10g，川芎 10g，当归 10g，丹参 15g，仙灵脾 15g，益母草 15g，太子参 15g，白术 10g，茯苓 15g，鸡内金 15g，白蔻仁 10g（后下），女贞子 15g，五

味子 15g，熟地 15g，鹿角霜 15g，穿山甲 10g，生牡蛎 20g
（先煎），泽兰 10g，炙甘草 10g。

4. 消水软肝汤

适用于腹胀尿少，下肢浮肿，形体瘦削，腹大青筋，脘
腹胀满，食少纳差，食后腹胀，肢软无力，舌质红，苔滑腻，
脉弦细涩。证属脾肾阳虚，水湿入络。可予以利水消胀，健
脾化湿。方药为：白茅根 20g，猪苓 10g，茯苓 15g，泽泻
10g，桂枝 10g，桑白皮 15g，茯苓皮 15g，大腹皮 15g，川芎
10g，丹参 15g，二丑 15g，龟板 15g（先煎），鳖甲 15g（先
煎），鸡内金 15g，炒麦芽 15g，白蔻仁 10g（后下），炙甘
草 15g。

以上治肝方药均属临床经验用方，它适用于肝硬化患者
临床治疗全过程，在辨证与辨病的基础上随证而使用。如此
复杂且多变之病，用一方一法无法治愈，必须随证加减。随
证调整药方可达到收效或治愈的目的，同时尚须配合相关西
药促其速效。如大量腹水、脐疝、青筋暴露可配合利尿剂或
抽腹水以减少患者痛苦。单腹胀患者如诊断为结核性腹膜炎，
须使用抗结核药物，单用中药难以取效。心源性肝硬化，心
功能不全，心力衰竭肝脏瘀血肿大伴腹水或胸水，须配合强
心利尿剂方能挽救患者生命。

案例患者，刘某，女性，48 岁。2008 年 3 月来诊。自诉
胸闷气短，咳嗽咯白痰，腹胀尿少，食欲减少，大便数日不
解。二月前因心脏病住咸阳某医院治疗，10 日后病愈出院，
出院后半月，因感冒数日其病复发，求某中医治疗服药一周
无显效，病情加重，呼吸喘促，右侧胸部隐痛。检查：患者

面色晦暗，呼吸急促口唇发绀，腹胀如鼓，肝大胁下 6cm，质硬，脾大胁下 4cm，下肢凹陷性水肿。听诊：心率 94 次/分，律不齐，心前区可闻收缩期、舒张期三级杂音，右肺 4 肋以下呼吸音消失，叩诊呈浊音。拟诊断为：风湿性心脏病，心功能不全，心源性肝硬化，伴腹水，右侧胸水。中医辨为臌胀，癥积，喘证，脾肾阳虚，心阳不足，肝脾血瘀，水湿注于中上二焦。属危急重证，当以急则治标缓其喘促胀满，继则标本同治。遂以温阳利水、活血化瘀、泻肺平喘之法。方剂用参附汤、葶苈大枣泻肺汤合五苓散、五皮饮加入白茅根、二丑急煎分次服用。由于病情危急故加用狄可辛，双氢克尿塞，安体舒通之强心利尿剂，纠正心衰以挽其危，药用后次日患者来诊，其腹胀喘促明显减轻。继用原方加入白晒参 20g，薏苡仁 30g 先煎煮粥，分三次服用。五日后患者腹胀明显减轻，已不喘促，只有轻度咳嗽，能平卧、行走，肝脏缩小至胁下缘，下肢肿消失，听诊右肺呼吸音恢复，心脏杂音存在，心率 70 次/分，律不整，脉结代。虽减轻症，但其病本仍在，嘱其仍需长期服药。其后方剂改用消水软肝汤与健脾软肝汤加入制附片 15g（先煎 2 小时）、鹿角霜 15g 交替长期服用。三月后嘱全面复查，两肺纹理粗，胸水消失，心脏扩大，二尖半关闭不全，腹水阴性，肝仍大，脾厚 4.5cm，至此该患者基本治愈，由于心脏病仍在，须长期服药。改为附子理中丸、柏子养心丸长期服用。预防感冒避免体力劳动，戒忿怒，远酒色，防止复发。

　　肝硬化常用加减药物：如病毒定量高，可加清热解毒药如珍珠草、虎杖、田基黄、拳参、白花蛇舌草、半枝莲。如黄疸明显加山栀、茵陈、黄芩、黄柏、过路黄、大黄。如转氨酶高加板蓝根、大青叶、蒲公英、垂盆草、女贞子、五味子。消水利湿加五苓散、五皮饮、白茅根宜大量。二丑，淡渗利湿，或芫花、甘遂、大戟攻逐水饮。消瘀加桃仁、红花、三棱、莪术、丹参、川芎、苏木、穿山甲、三七、海马。提升蛋白加海龙、水牛角、海马、龟板胶、鹿角霜。神志不清，昏迷者加远志、菖蒲、羚羊角，或重用水牛角，适当加入大黄、枳实通里排毒。咳嗽气短胸水者加葶苈子、二丑泻肺逐饮。少食纳差加神曲、麦芽、山楂、鸡内金。脘腹胀，无食欲者加藿香、佩兰、厚朴、白蔻仁燥湿健脾。吐血便血加三七粉、白芨粉、仙鹤草、地榆炭，棕榈炭或加大黄粉冲服。脾胃虚弱大便稀溏者加干姜、赤石脂、乌梅，或四神丸以补脾固肾止泻。

肝硬化与癥积：癥者，乃腹中坚硬，按之应手，有可验证之物，或谓坚硬牢固。积者，积累、积滞、蓄积，积则坚硬不移，是有形之状。常以积聚、癥积、积块并称。其成因是由脏腑之气相搏，或寒温失调，饮食不化积于脏腑，留滞不去，乃成积聚。肝病是积症的主要原因，见肝之病知肝传脾，当先实脾。肝病日久不愈，损肝伤脾，气血郁滞而致脾脏肿大，只要在胁下能摸到即为积症。中医将积聚分为五积：

肝积（肥气）：在左胁下，大如覆杯，或如鳖，似有头足，或呕逆或两胁下痛，牵引小腹，足寒转筋。肝积即是指脾脏肿大，各种疾病引起的脾脏肿大，皆称肝积，如疟疾，黑热病，血液病，血吸虫病。

心积（伏梁）：起于脐下，其大如臂，上至心下，如梁之横架于胸膈者，其脉沉而芤，腹热而赤，咽干心烦，甚则吐血。心积常见于腹腔肿瘤，胃癌，肝癌。临床常见之肝硬化癌变，肝左叶肿大其表面不平，边缘不整，按之如石硬或者疼痛均属心积。

脾积（痞气）：留于胃脘，大如覆杯，痞塞不通。其脉微大而长，饥则减，饱则见，腹满呕泄，足肿肉消，久不愈，四肢不收。其症状其积块部位与肝硬化、肝左叶肿大、肝癌极其相似，多由肝硬化而致。

肺积（息贲）：在右胁下，大如覆杯，喘息奔溢，其脉浮而毛，气逆，背痛，少气，善忘目瞑，肤寒，皮中时痛，或如针刺，久则咳喘。右胁下包块常见为肝肿大，胆囊肿瘤，胆囊积液，心原性肝硬化。肝积所述证状与心脏病心力衰竭、肝硬化，颇为相似。或胆道疾病合并肺部感染而致咳嗽气喘之证。

肾积名曰贲豚，与肝病无关。

临床治验：肝病之邪多为湿热疫毒，留滞体内，阻遏气血运行，肝失疏泄，胆汁不循常道运行，脾失运化，气滞血瘀日久则为癥积或臌胀。故以臌胀，癥积为例介绍之。

案一：冀某，女，49 岁，西安铁路局工人。2003 年 4 月初诊。自诉：患乙型肝炎十余年，半年前因肝硬化腹水先后两次住院治疗，每次均以腹水消失而愈。近日又感腹胀，纳少，食后腹胀加重，上腹痞满不适，乏困无力，小便量少，因不愿再次住院欲求中医药治疗。接诊时检察：面色晦暗，巩膜中度黄染，舌质淡，苔厚腻，腹胀如鼓，双下肢凹陷性水肿。B 超示：肝纹理粗乱，肝门脉 14cm，脾厚 5cm，肋下可探及 2cm，腹水大量。肝功损害，ALT、AST 均高，胆红素50，白球比倒置。诊为臌胀，脾肾阳虚证，水湿注于中下二焦。方用消水软肝汤，利水消胀。原方中加酒军（酒大黄）8g，玄胡 10g，行气消胀。方进 5 剂后腹胀消其大半，下肢肿消，进食后腹已不胀，纳食增加，大便日解两次，自觉胃全恢复。效不更方，原方续服。10 日后复诊，腹水消失，腹部平坦，腹部积块可以扪及，肝脏不大，脾大肋下 2cm，下肢不肿，脉弦细，苔厚腻而黄。原方去酒军，加太子参、当归，益气血，继续服用。一月后复诊，患者病情稳定，腹水未再发生。方剂改为健脾软肝汤，加入海龙 8g，水牛角 20g，二丑 10g，化瘀软肝，嘱连服一月后复查。患者治疗两月后复查，肝门 1.5cm，脾厚 4.5cm，腹水阴性。肝功 ALT60，AST80，黄疸 30，蛋白总量 6.5g，白蛋白 3.1g，球蛋白 3.4g。患者虽然临床症状消失，饮食如常人，但其肝功仍有异常，精神状态差，仍有乏困，四肢软弱诸症，属于气血不足，肝肾亏虚，故改为益气软肝汤加海龙 8g，水牛角 20g，生牡蛎 20g，山萸肉 15g，连续治疗，嘱高质量饮食，保证人体必需蛋白的摄入，每日服纯牛奶半斤至一斤，多食菌类如香菇、白木耳，鱼类如鲤鱼、草鱼，少食豆类食品，忌食无鳞鱼、海鲜及辛辣刺激性食物。上方出入加减二月后患者精神状态明显改善，可从事一切家务劳动，复查肝功除总胆红素稍高外，其他各项均已正常，蛋白总量 7g，白蛋白 4g。至此该患者完全治愈。

　　案二：靳某，男，48 岁，地质大队工人。患者长年野外工作，因劳累而发病，于 2003 年 4 月来诊。自诉因乏困无力，纳食减少，身体消瘦去西安某医院住院治疗，诊断为肝硬化失代偿期，肝硬化腹水，门脉高压，脾肿大。治疗二月后，精神好转，食欲增加，腹胀消失而出院。出院十余天，自觉病情反复，两胁胀痛，四肢软弱，乏困无力，尿少色黄，食欲减少，食后腹胀。诊察：面色晦暗而无华，巩膜黄染，苔厚腻而黄，腹胀膨隆，腹部静脉可见，肝未扪及，脾大肋下 4 指，下肢凹性水肿。腹部 B 超示：肝纹理粗乱，边缘不整，门静脉增宽 1.5cm，脾大、厚 5cm，肋下 5cm、腹水中量。肝功能检查：总胆红素 45、ALT180，AST230，蛋白 7g，白蛋白 3.2g，球蛋白 3.8g。诊断为肝硬化失代偿期，肝硬化腹水，脾脏肿大。中医辨证为：1、臌胀，2、癥积，是由肝气郁结，脾胃虚弱，湿邪不化聚于中焦，而成臌胀。气滞血瘀络脉阻塞，积于两胁而为积块。应以急则治标缓则治本，故先以利水消胀为主，化瘀通络为次，方剂用消水软肝汤加海龙 8g，水牛角 20g，与龟板、鳖甲先煎 30 分钟，后再与余药同煎两次服用。服药后患者尿量增加，腹胀逐渐减轻。五日后腹水消失，食量增加，下肢不肿，脉沉弦涩。原方续用以巩固疗效。半月后复诊，腹软腹水消失脾仍肿大，腹部静脉血管变细，瘀血减轻，两胁仍感不适，面色较前红润，脉弦细涩。臌胀虽愈，癥积犹在，当以活血化瘀软肝为主。患者病情初愈，体质较弱，气血不足故改用化瘀软肝汤加黄芪 15g，太子参 15g，灵芝 10g，海龙 8g，水牛角 20g，益气血、升蛋白。由于病情复杂，迁延日久，肝肾亏虚，脾胃损伤，肝脾瘀血，必需缓慢调理。该患者先后应用了化瘀软肝、健脾软肝、益气软肝汤加减，治疗四月余，其症状消失，体力恢复，腹部包块缩小。复查 B 超示：肝纹理粗，肝门静脉 1.3cm，脾脏厚 4cm，肋下未探及，腹水呈阴性，ALT45，AST50，蛋白 7.2g，白蛋白 4g，球蛋白 3.2g，由检查结果示所有指标已恢复至正常，至此该患者已全部治愈而停药。

（四）肝主疏泄的意义及临床应用

肝为五脏之一，与胆相连，主疏泄（与植物神经和消化系统的功能有关）、主藏血（贮藏血液、调节血量），主筋，为罢极之本（肝血充足，淫气于筋，则运动不宜疲劳），为将军之官，主谋虑（防御外侮，策应抗邪），为魂之居（神之灵曰魂与人的视、听、触等感官活动本能有关），其华在爪，为筋之余，开窍于目（肝气通于目，肝和则目能辨五色），喜条达而恶抑郁。肝的生理特征，与人体生命活动的基本物质气血密切相关。肝之疏泄功能为其一切功能之首，并主导着其他功能的正常进行，是关系到人体气机升降与调节的关键。一旦肝之疏泄失常，则产生复杂的病理变化，不仅本脏发生变化，还可影响其他脏腑，从而引起多种病症。如现代医学的消化、呼吸、心血管、神经、内分泌系统的诸多病变多与肝之疏泄失常有关。兹将肝主疏泄的生理表现与病理特点，及肝气、肝火、肝阳、肝风的临床表现与治疗等几方面的经验，浅谈如下。

1. 肝疏泄正常时的生理表现

疏是疏通，泄是宣泄。肝主疏泄是说肝具有疏通宣泄人体气机的功能。所谓气机，就是气的运动，即升降出入，也是脏腑活动的基本形式。肝之所以疏泄气机，是基于肝本性开发，气喜冲和条达，恶抑郁，也不亢奋，以此来疏通经络，宣泄气血，从而使脏腑功能出入有序，升降自由，则气血调畅。朱丹溪曾说："司疏泄者肝也"。但肝主疏泄也并非局限于气机调畅而言，还涉及血液运行，物质代谢，精神活动，经精动态，肝腑调节等一系列生理机能。因而疏通是肝的生理功能的概括，具体表现可归纳如下：

（1）调节情志：促进气血通畅运行。人体精神情志的活动，与肝的关系极为密切，肝之疏泄功能受情志活动的调节，而影响情志活动，情志的变化又直接影响肝之疏泄。若肝之疏泄功能正常，则情志安和，气机调畅，心情舒畅，气血平和，各组织器官的功能得以正常发挥，这种表现称为"肝气舒"。反之则精神抑郁或急躁易怒，气血运行障碍，则为肝失疏泄，肝气不舒。"肝藏魂"、"肝主谋虑"等都是肝脏疏泄正常的表现。

（2）促进饮食的消化吸收：《血证论》曰："食气入胃，全赖肝木之气疏泄之，而水谷乃化"。指出了肝主疏泄与中焦消化吸收饮食有关。肝的这一作用是通过疏泄功能从以下几方面完成的：

①舒畅气机：肝主疏泄，使气机调畅，协助脾升胃降，肝运胃纳。气机调畅，是肝脏升降运动的基础，肝的升降又以脾胃升降为枢纽，肝能疏泄气机，亦可影响脾胃的升降运化，进而影响其他脏腑的功能。肝主疏泄功能正常，则气机舒畅，脾胃升降，纳化适宜，饮食得以正常消化吸收。

②为脾散精：肝主疏泄，协助脾脏运化水谷精微。脾脏吸取精微，输布全身的途径之一是散精于肝、淫气于筋而完成的，因而《素问·经脉别论》有"食气入胃散精于肝，淫气于筋"之说。

③分泌胆汁：《东医宝鉴·内景篇》说："肝之余气，溢于胆，聚而成精"。就是说肝能分泌及排泄胆汁，而胆汁能协助胃肠腐熟水谷。所以唐容川说："木之性主于疏泄，食气入胃，全赖肝木之气以疏泄之，而水谷乃化"。

（3）疏泄血液：肝主疏泄与血液运行有密切关系。肝主藏血，但肝并不是简单的贮藏，而是根据人体动脉状态，主动调节血液的流量，以供给各组织器官的功能活动。所以王冰说："肝藏血，心行之，人动则血运于诸经，人静则血归于肝脏，肝为血海故也"。肝藏血是肝主疏泄的功能表现。

（4）疏泄经、精：由于肝主藏血，与冲任二脉及肾脏的关系密切，有冲脉隶于肝，乙癸同源之说，故妇女的月经，男子的排精，均于肝的疏泄功能有关，所以朱丹溪曰"主闭藏者肾也，司疏泄者肝也"。

（5）促进水液代谢：肝有间接疏利三焦、通调水道的功能。疏泄正常，气机舒畅，三焦疏利，促使肺脏宣发肃降，脾脏运化水湿，使水液代谢平衡，水道通畅。反之，肝郁血瘀日久，可阻碍三焦气机的通利，以至水液代谢发生障碍，而出现水肿、腹水等症。

2. 肝之疏泄失常的病理特点

五脏之病均有寒热虚实之分，肝病也不例外，但肝有"体阴用阳"喜条达、恶抑郁的特殊性，因此肝之疏泄功能失常，主要引起肝经气分病变，并有像寒热虚实方面的特化性，这就必然给病理变化带来一定的特点，大体可归纳为下面几点：

（1）疏泄不及与亢奋

基于肝的生理特性，若疏泄失常，可引起肝经气分两种病理变化：一为抑郁，即肝的疏泄不及，肝气郁结，是由于忧愁悲伤等精神因素致使情志郁结，气机郁滞，气血运行不畅所致。主要表现：在情志方面是精神抑郁，闷闷不乐；在气血方面则胸膈痞塞，善太息，胁肋胀痛，经脉不调；在消化方面则饮食不振，大便溏薄，脾胃升降失常。一为亢奋，为肝疏泄太过，肝气横逆，是由于喜怒等精神刺激，致使气机逆乱、气血运行失调所致。主要表现：在精神方面是急躁易怒，精神亢奋；在气血方面，则气冲逆而上，头晕目眩，胀痛，甚则昏厥、气横逆则胸肋、少腹、乳房撑胀作痛；在消化方面犯胃、乘脾引起一系列症状。

（2）具有扰乱气机、演变多端之性

肝之疏泄失常，可扰乱气机，引起变化多端的病变，具体表现为：一为郁结之性，肝疏不及，郁于本经，可见胁痛，乳胀等肝郁之症，进一步发展，"气郁则生湿，湿郁则为热，热郁则生痰，痰郁则血不行，血郁则食不化"。演变为湿、热、痰、血、食五郁。一为横乘之性，肝经气分虚实病变均可引起脾胃功能异常，每现纳减恶油，脘腹胀满，恶心呕吐，大便不畅等症。另外，肝郁化火，气有余便是火，肝又内藏相火，肝火日久伤及阴血损及肝阳，肝阳、肝火燥伤阴液常化肝风。一为上冲之性，肝属风木，其性善动、最易化火生风，而上扰头目，出现以头面、耳目、口舌为主的一些症状，如头痛头晕，面红目赤，口苦耳鸣等症。一为下迫之性，表现为肝气下窜或挟湿热，或挟寒邪，导致疝、淋、带下之证。一为流窜之性，肝气逆乱，上至巅顶，下及足跟，几乎无处不到，临床每见肝气窜络者周身痛无定处，气散则痛止，此皆为肝之病也。综上所述，肝失疏泄常所致之病具有郁结、横乘、上扰、下迫、流窜之性，进一步可演变为痰郁、湿郁、火郁、血郁、食郁及肝火、肝风之类。

（3）导致乘土、刑金、冲心、耗肾之病变

人是一个有机的整体，五脏六腑之间在生理上有着密切联系，在病理上又可互相影响。因此，肝失疏泄导致的病变，不仅限于本经，又常能影响上下左右，欺强凌弱。乘土，即横乘，所谓肝木克土在临床上最为常见；刑金是肝气、肝火上冲灼肺，致使暴咳，咳时干呛少痰，面红胁痛，甚则咳血，即所谓"木火刑金"、"木叩金鸣";肝气冲心可发为热厥心痛,也可因肝疏不及,心阳不振出现胸痹、气短;肝病耗肾则临床多见,盖肝木主动主升,必赖肾水之滋涵,故有肝病日久常见水不涵木,肝肾阴虚,再久则阴损及阳,则可见肾阳衰的症状。

3. 肝失疏泄的临床表现及治疗

肝失疏泄的常见病因有:肝气、肝火、肝阳、肝风,五脏之病以肝为繁。肝体阴用阳,以血为体、以气为用,其病变多实少虚。当疏泄失常时,常见肝气、阳亢之证,其次为肝火、肝风等证,亦多与上述因素有关。这些病症多为本虚标实,临床表现错综复杂,故应细密而辨证之,兹分述如下。

肝气,常以下四种情况:

一为"肝气郁结",系肝本脏自病。症见:情志抑郁、胸闷而善太息、两胁胀满、月经不调、饮食不振。治宜疏肝理气为主,方如柴胡疏肝散。

二为"肝气横逆",也系肝本脏病。症见:急躁易怒、胸胁、乳房、少腹胀痛、头晕目眩、胀痛、甚则气厥。治有抑肝,平肝,柔肝之分,选方用药须根据病变类型和疾病性质程度而定。

三为"肝气犯胃",又称"肝胃不和"。症见:胸脘胀满、疼痛引及两胁,入夜更甚,呕吐或嗳气呃逆、吞酸嘈杂,郁闷或烦躁易怒,舌苔薄白,脉弦。治宜疏肝和胃为主,方如四逆散合左金丸。

四为"肝气乘脾",又称"肝脾不调"。症见:脘腹胀满、嗳气少食、便溏不爽或腹痛泻泄,舌苔白腻、脉弦缓等。治宜疏肝健脾为主,方如逍遥散或痛泻要方。

肝火，常有两种情况：

一为"肝火上炎"。症见：头晕目眩、耳聋耳鸣、面红目赤、口苦咽干、胸胁灼痛、烦躁易怒、不寐或噩梦纷纭，或吐血呕血、便秘尿赤、舌质红、苔黄燥、脉弦数。治以清肝泻火为主，方如当归龙荟丸或龙胆泻肝汤加减。

二为"肝火通肺"，又称"木火刑金"，除上述见症外，还有咳嗽阵作，痰少黄黏，甚至咳血等。治以清肝泻肺为主，方如黛蛤散合泻白散。

肝阳，"肝阳上亢"。眩晕耳鸣、头痛且胀、面烘热、目赤咽干、虚烦心悸、失眠多梦、健忘胁痛、腰膝酸软、舌质红绛、脉弦细数，治宜滋阴平肝潜阳，方如天麻钩藤饮或杞菊地黄丸。

肝风，也有三种情况。

一为"肝阳化气"，其本虚而标实，见于内伤病。症见：眩晕欲仆、头痛如掣、肢麻震颤、手足蠕动、语言不利、步履不正、舌红、舌体抖动、脉弦细，甚则为卒中。治以育阴潜阳、平肝息风为主，方如镇肝熄风汤。

二为"热极生风"，为实风，见于外感病。症见：高热烦渴、抽搐项强、两目上翻、角弓反张、神志昏迷、舌红苔黄、脉弦数。治以清热凉肝熄风为主，方如羚羊钩藤汤。

三为"血虚生风、肝风内动"，在外感内伤病证均可出现。临床表现有：头晕目眩，肢体麻木，或筋脉拘急，或肌肉𰾥动，心中火动，舌降苔少，脉虚细等。其中因于血虚、失血引起的叫"血虚生风"。治宜养血熄风为主，方以补肝汤加味；因于阴液亏损引起的，叫"液燥生风"，治宜滋阴熄风，方如大定风珠。

综上所述，在辨证论治中应注意以下几个问题：

（1）疏泄失常是引起肝气、肝火、肝阳、肝风的根本。

（2）由于情志所伤，肝气不得疏泄，即发生"肝气郁结"与"肝气横逆"的病证。气郁或横逆则犯胃、乘脾，久郁化火，气有余，便是火，气火升逆，即为"肝火上炎"，甚至上行迫肺；火动而内耗阴血或阴不制阳，阳失潜藏，即出现"肝阳上亢"之证；反之肝阳妄动，阳热浮亢，也可化火上冲，二者相互影响，进而阳热亢极，阴血亏耗，风火煽动，气血逆机，横逆经脉，上冲巅顶，遂可出现严重"肝风"症状。由此可见，诸病根源在于肝失疏泄，治疗上应据此进行调理。

（3）辨证中注意区别肝气郁结与肝气横逆。

二者均是肝失疏泄功能引起的肝经气分病变，它们既有联系又有区别，因此不可混为一谈，但也不能将两者截然分开。肝气郁结虽不能直接转化为肝气横逆，肝气横逆也不能直接转化为肝气郁结，但两者在某些病证上是可以相互演变的。如"气有余变是火"，故肝气（疏泄太过）可以化肝火，但肝气郁结（疏泄不及）日久也可以化肝火；且二者均可以导致肝阳上亢而引起肝风。所以肝阳、肝火、肝风既可由肝气横逆所致，也可由肝气郁结而来。从病理上讲，肝气郁结为疏泄不及，可与肝阳不足有关；肝气横逆为疏泄太过，可与肝阳偏虚有关。故治疗时，肝气郁结当以疏肝理气为主，药忌苦寒滋腻；肝气横逆当以养肝柔肝为主，药忌辛热香窜。总而言之，肝气郁结与肝气横逆的病因病机不同，临床表现不同，治疗原则和处方用药亦各异，临床时必须详辨。

（4）辨证中注意区别肝胃不和与肝脾不调。

见肝之病，当先实脾，因肝主疏泄，脾主运化，胃主受纳。肝疏泄失常首先影响中焦脾胃的消化功能，一般都会出现胸胁胀满、急躁易怒、食欲不振、脉弦等共同症状。肝胃不和，以胃脘胀满疼痛、呃逆、嗳气、泛酸或呕吐、厌油腻、舌苔薄黄等消化功能紊乱的症状为主。可见于溃疡病慢性胃炎，胃神经官能症，慢性肝炎等病，治宜疏肝和胃，方用逍遥散或痛泻要方加减。

　　（5）辨证中注意抓主要矛盾。

　　由于肝病病理涉及面广，变化多端，临床演变病证多，涉及脏腑广，治疗方法也各有异同，故应时刻抓住主要矛盾，灵活辨证施治，这样一切问题就会迎刃而解。

　　4. 疏肝法的临床应用

　　肝病错综复杂，但通过临床实践，我之经验，就肝之本病治法，执简驭繁，可归纳为疏、抑、清、养四法。抑肝法：包括平肝、镇肝、柔肝、搜肝、潜肝诸法，此法使用于肝气偏旺，疏泄太过，肝阳上亢，肝气内动等症。取其"高者抑之"、"惊者平之"、"有余折之"之意。清肝法：取其"热者寒之"之意，包括清肝、泄肝、凉肝等法，适用于肝气偏旺，气余化火，肝郁化火，肝火上炎等症。养肝法：即"虚者补之，损者益之"之意，包括养肝、缓肝、滋肝、柔肝、暖肝、温肝、补肝诸法，适用于肝阴不足，肝血不足，阴虚肝旺，土不涵木及肝气、肝阳不足等证。以下简要介绍疏肝法在临床上的应用经验。

　　临床上常见到肝气郁滞的病证，疏肝法是针对肝的疏泄功能失常引起肝经气分病变的主要治法之一，临床常以疏散之剂，促进肝脏疏泄，条达气机，解郁散结，故也寓有"结者散之"之意，它是宗《内经》"木郁达之"，"肝欲散，急食辛散之"的精神，后世多宗此而续有阐发。清叶桂认为"过郁者，宜辛宜凉，乘势达之为妥"，又指出应注意"用苦泄热，而不损胃，用辛理气，而不破气，用滑润濡燥涩，而不滋腻气机（《临证指南医案·郁》）"，这些治则对肝气郁结的治疗、用方、用药、提供了具体的指导意见。柴胡疏肝散（《景岳全书》）为疏肝理气的常用代表方剂，该方以仲景四逆散为基础（柴枳芍甘）加香附、川芎、陈皮。本方疏肝理气兼和胃，辛散酸收，善于行气解郁去滞，兼可理血，如叶桂所说，不损胃，不破气，不滋腻。

疏肝理气法适用于胸胁胀痛或隐痛，在一侧或两侧，有时走窜不定，甚则引及胸背肩臂，亦可伴有胸闷、噫嗳症状的产生与加重，常与情志因素有关，平素性情善郁、舌苔薄白，脉象弦或细弦。临床多见于慢性肝炎，慢性胆囊炎，慢性胃炎，胃神经宫能症等疾病，妇科可见月经不调，经期前后症状尤著，或伴乳房胀痛有结块等症状。

常用药：醋炒柴胡，白芍，枳壳、制香附，广郁金，青皮，橘叶，苏梗等。

配伍法：（一）配用通络：适用于胸胁疼痛，胸闷不畅，或伴闷咳低热，可见于部分干性胸膜炎，胸膜粘连肥厚，或胸神经痛等患者。配用方为旋覆花汤加减，常用药如旋覆花，炙苏子，半夏，当归须，丝瓜络，制乳香，炒川芎，路路通，延胡索等。

（二）配用化痰：1）适用于痰气郁结，咽喉不适之"梅核气"。多见于慢性咽炎，神经官能症等。可配用半夏厚朴汤加减，常用药如制川朴，法半夏，苏梗，桔梗，射干，海浮石，茯苓，枳壳等。2）用于痰气交结的瘿瘤，瘰病，多见于甲状腺肿大，淋巴结核等。配用四海舒郁丸，海藻玉壶汤加减，常用药如浙贝，海蛤壳，海藻，昆布，夏枯草，制半夏等。

（三）配用解郁：适用于气厥时发的实证，多见于癔病。配用方为五磨饮子，解郁合欢汤加减，常用药：沉香，乌药，合欢花，当归，薄荷，槟榔等。若火郁伤神的脏躁证，可佐以甘麦大枣汤，养心安脏。

（四）配用清热：适用于郁而化火证，可见于肝胆系统发炎症，胆石症，神经官能症等。配用方如丹栀逍遥散，栀子清肝饮等，常用药：黄芩、丹皮，山栀，生地，竹茹，木通。若属肝经湿热的黄疸症，可配茵陈蒿汤加减，常用药：茵陈，大黄，山栀，蒲公英，车前子，碧玉散，青蒿等。

（五）配用化瘀：适用于肝气郁滞，久而致瘀，症见胸闷且痛，胁痛经久，痛位固定，痛如针刺，舌质紫暗，脉象细或细涩。可见于慢性肝炎，心绞痛，心脏神经官能症，胸神经痛，肋软骨炎等。配用方血府逐瘀汤加减，常用药如赤芍、归尾、桃仁、红花、炒川芎、丹参、桂枝、泽兰等。

（六）配用健脾：适用于肝脾不和证。多见于慢性肝炎，慢性胃炎。肠胃要方加减，常用药如：炒白术、炒白芍、炒枳壳、炒防风、陈皮、焦神曲、茯苓等。

（七）配用温经：适用于寒滞厥阴，疏泄失常之证。主症：少腹睾丸或连阴囊疼痛坚胀，怕冷。多见于疝气，慢性睾丸炎等疾患。配用方如天台乌药散加减，常用药：元胡、炒小茴香、乌药、吴茱萸、木香、肉桂等。

（八）配用和胃：适用于肝气犯胃，胃脘隐痛，食欲不振，胃气不和等证。配加谷芽、鸡内金、六神曲、陈皮等。若胃脘灼痛，嘈杂泛酸，属肝火犯胃，配用左金丸。

以上简述了疏肝法的方药及其常用配伍法，临床上可涉及各脏腑的多种病证，现举几病例，以说明疏肝法的临床运用及配伍。

案例一：胁痛（肝气郁结型）

李某，男，24 岁，技术员，2005 年 5 月初诊。诉两胁胀满不舒已历月余，近半月来更觉右胁疼痛，以为是肝炎，经肝功能检查并无异常，服维生素 B_1、消炎痛等无效，惟感叹气后觉舒。因而细问其有无情绪压力，良久方答，因恋爱失败，思想情绪较重，有头晕，失眠，不欲食，口微苦，大便不爽，脉弦，苔薄白等。

分析：病情以胁胀作痛为主症，病位当属肝胆，而起因与情志抑郁有关，且喜叹气，口微苦，脉弦等，故证属肝气郁结证，由于肝郁气滞，肝失条达，故有胁胀作痛，失眠，头晕，脉弦等证。肝郁而影响脾胃气机，故见饮食不振而大便不爽。治疗自当舒肝解郁，且劝其缓解情绪压力。处方以柴胡疏肝散加减：柴胡 10g，白芍 12g，枳壳 10g，香附 6g，郁金 10g，甘草 3g。服药 4 剂，胁痛减轻，情绪亦较前开朗，改用逍遥散加减，服 4 剂而愈。

例二：胃痛（肝胃不和、血虚气滞型）

陆某，女，32 岁，工人，2003 年 7 月初诊。半年来胃脘胀闷疼痛，牵及两胁胀痛，泛酸，嗳气则舒，便秘，头晕，咯白痰，量多，脉弦细，苔薄。证属血虚气滞，肝胃不和。治以疏肝理气，养血和胃。

处方：柴胡 3g，当归 9g，白芍 9g，延胡索 9g，制香附 9g，半夏9g，青陈皮9g，白蒺藜9g，木香9g，全瓜蒌12g。服上方7剂后，胃脘胀闷、胁痛等症均有减轻，大便亦通。再守方继服6剂病愈。

分析：患者半年来胃脘胀闷疼痛，牵及两胁胀痛、泛酸、嗳气则舒等症，显然与肝气郁滞，横逆犯胃有关。而头晕，便秘是偏于血虚的表现，故用柴胡、制香附、广木香、白蒺藜、全瓜蒌、青皮、白芍疏肝理气外，并用半夏、陈皮以和胃，当归养血。由于辨证处方切合病情，故服药10余剂即获良效。

例三：腹痛（肝气不舒、瘀阻经络）

汤某，女，34岁，农民，1995年3月初诊。诉脘腹胀痛频发，有时作胀，上下走窜不定，引及肩背，饮食、大便尚正常。患者平素易情绪抑郁，肝气不舒，久痛入络。证属肝气不舒，瘀阻经络。治以疏肝理气，化瘀止痛。

处方：柴胡6g，延胡索9g，制香附9g，木香6g，郁金9g，降香6g，陈皮9g，制半夏9g，当归9g，红花5g。六剂煎服。

服上方后腹胀消失，疼痛明显减轻，引及肩背少发疼痛，舌质紫，脉细弦，再守原意。原方去陈皮、半夏，加丹参9g，三剂。

分析：患者平素情绪抑郁，肝失疏泄，气机阻滞，不通则痛。由于肝气偏旺，升降失调，故上下攻窜不定。腹痛经久不愈，舌质紫，是由于气滞而伴有血瘀之象，非属气血亏耗之症，故立方以疏肝调气为主，佐以陈皮、半夏、降香和胃降逆，当归、红花等活血化瘀，服药后见效较快。

总之，疏肝法运用甚广，能善治气病，使肝气郁滞的病理变化不致向化火、肝风、血瘀等方面转化。在一定程度上说，是"既治已病""亦治未病"。最后还当强调，肝气郁滞的病证与情志因素有一定关系，故在适当运用药物治疗的同时，必须重视精神治疗，使病人戒躁怒去抑郁，性情开朗，力求能做到如叶氏所说"移情易性"以消余气。

在临床实践过程中，诸多病证均与肝的疏泄功能失常有关，而且病证表现复杂，涉及面广。因而前人有"肝病最杂"、"所谓万病之贼"、"肝木犹害"、"变化莫测"等说法。肝病虽然万变，但根据其体阴用阳的特点，疏泄功能是否正常是导致病证的关键。因此，抓住肝病的本质，充分了解肝主疏泄功能正常的生理表现，失常时的病理特点，以及临床常见的一些病证，遇到千变万化的肝病时，才能抓住根本，准确辨证施治。

5. 疏肝八法经验总结

肝之病证，临床较多常见，如：中风、眩晕、头痛、昏厥、胁痛、臌胀等等，用法各异，作者根据多年临床经验把疏肝之法归纳总结，运用于临床，疗效显著，现总结如下：

（1）养阴疏肝法

养阴疏肝法适用于梅核气，本病肺胃阴虚者常见，咽部干涩，咯痰不利，如遇气郁则易出现，咽部似有异物梗阻，咯之不出，咽之不下的症状，但并不妨碍饮食的进入。《金匮要略》描述本症"咽中如有炙脔"，《古今医鉴》称之为梅核气。本病多因阴津亏虚不能濡润咽喉、肝气上逆，厥阴疏泄失常，气失和降而至。常见证候：咽部梗阻，状如梅核，咯之不出，咽之不下，时或消失，吞咽无妨，每因情志不畅而症情加重。可伴有头晕、心烦易怒、胸胁胀满、嗳气、舌苔薄、脉弦。治疗则宜养阴疏肝。方用：四逆汤加玄麦桔甘汤加减，药如柴胡 10g，白芍 10g，枳实 10g，丹参 10g，麦冬 10g，桔梗 10g，甘草 10g，玄参 15g。

方中柴胡疏肝解郁、调畅气机，配枳实以行气散结消痞，一升一降可加强疏肝理气之功。白芍、麦冬、丹参滋阴清热润燥；桔梗、甘草化痰利气散结，郁甚者增加柴胡、枳实用量；咽干燥甚者，可增加麦冬、丹参用量。

（2）宽胸理气疏肝法

宽胸理气疏肝法适用于情志失调，肝失疏泄肝郁气滞引起的胸痹。

临床症状：心胸满闷，隐痛阵发，痛无定处，时欲太息，遇情志不遂时容易诱发或加重，或兼有脘胀胸闷，得嗳气或矢气则舒，苔薄或薄腻、脉细弦。

治法：疏肝解郁，宽胸理气

常用方药：用四逆散合瓜蒌薤白桂枝汤化裁。方中枳实可改为枳壳。

柴胡 10g，枳壳 10g，白芍 10g，甘草 10g，瓜蒌 15g，薤白 10g，桂枝 10g。

方中四逆散可疏肝理气，其中柴胡与枳壳相配可升降气机，白芍与甘草同用可缓急舒肝止痛，瓜蒌、薤白、桂枝可宽胸通阳，行气止痛，二方合用疗效甚佳。

（3）降逆疏肝法

降逆疏肝法用于气机郁滞型呃逆。呃逆的主要表现是喉间呃呃连声，声短而频不能自制。《古今医统大全·咳逆》云："凡有忍气郁积怒之人，并不得行其志者多有咳逆之证"。恼怒忧思、情志抑郁，气机不行则津液失布而滋生液浊，进而肝气横逆犯胃，胃气挟液浊上逆动膈，冲于喉间而成呃逆。

临床证状：呃逆连声，常因情志不畅而诱发或加重，胸胁满闷，脘腹胀满，嗳气则减，肠矢气频，苔薄白脉弦。

治法：降逆疏肝，和胃止呃。

常用方剂：旋复代赭汤加减。

旋复花 10g，代赭石 15g，生姜 6g，半夏 10g，甘草 10g，大枣 5 枚。方中旋复花、代赭石降肝胃之逆气；生姜、半夏和胃化痰、降逆平呃；甘草、大枣补益脾胃。若胸胁胀闷疼痛加川楝子 10g，郁金 10g，以增强疏肝解郁之功。气郁化火、舌红苔，黄脉弦数加栀子 10g，黄连 6g，清肝泻火。

（4）和胃舒肝法

和胃疏肝法适用于肝郁气滞，肝气犯胃所致的胃脘痛。忧思恼怒，情志不遂，肝失疏泄，气机阻滞，横逆犯胃，胃失和降而发胃疼。

临床症状：胃脘胀满，攻撑作痛，脘痛连胁，胸闷嗳气，喜长叹息，大便不畅，得嗳气、矢气则舒，遇事恼怒则痛作或痛甚，苔薄白，脉弦。

治则：疏肝理气，和胃止痛

常用方药：香砂养胃丸和四逆散加减

木香 10g，砂仁（后下）10g，柴胡 10g，白芍 10g，枳实 10g，甘草 10g。方中柴胡、白芍解郁柔肝止痛。

本证型临床较为常见，治疗之法，必须从治肝着手而达到和胃止痛的效果。症重者加川楝子、元胡，以增强疏肝理气止痛之力。嗳气呕恶较甚加半夏、苏梗降逆和胃。痛而纳差、挟食滞可加神曲、麦芽、莱菔子，以消食顺气导滞。

（5）温阳疏肝法

温阳疏肝法适用于因寒而致的反酸嘈杂症。

临床症状：吐酸而并见胸脘胀闷，嗳气臭腐，苔白脉多沉弦缓。

治法：温阳疏肝、理气和胃。

常用方剂：四逆散合香砂六君子汤加吴萸。

柴胡 10g，枳实 10g，白芍 10g，甘草 10g，木香 10g，砂仁 10g，陈皮 10g，半夏 10g，党参 10g，白术 10g，茯苓 10g，吴萸 3g。

方中四逆散疏肝理气，香砂六君子加吴萸温阳和胃。

在临床上，泛酸嘈杂有寒热之分。河间主热，东垣主寒，东垣是言其因，河间是言其化也。盖寒则阳气不舒，气不舒则郁而为热，热则酸矣，临床上也有不寒而酸者，是气郁甚重蒸湿土而成，或过食饮食，胃脘痞塞，脾气不运而酸者。临床治疗时可根据临床症状，以区分寒热，热者则用左金丸为主治之。

（6）清热疏肝法

清热疏肝法适用于肝气郁结、气郁化火而致的胁痛。若因情志抑郁或暴怒伤肝，可导致肝气郁结、失于条达，正如《杂病源流犀烛·肝病源流》所说："气郁，由大怒气逆，或谋虑不决，皆令人肝火动甚，以致胁肋痛"。

临床症状：两侧胁肋胀痛，触痛明显时有走窜，甚则连及肩背，情志激惹后则痛剧、胸闷，舌苔黄，脉弦。

治则：清热疏肝、理气通络。

常用方药：用四逆散合金钱大柴胡汤加减。

柴胡 10g，白芍 15g，枳实 10g，金钱草 15g，黄芩 10g，

半夏 10g，甘草 10g，生姜 6g，大枣 3 枚，大黄 6g。

方剂四逆散疏肝柔肝，金钱草、黄芩清热，生姜、半夏行气散结，大枣配白芍柔肝缓急止痛。

（7）攻下疏肝法

攻下疏肝法适用于气滞腹痛证，情志怫郁，或恼怒伤肝，肝失疏泄、气失条达，肝郁气滞、横逆攻脾，肝气犯胃气机失畅，均可引起气滞腹痛。

临床症状：脘腹疼痛，胀满不舒，攻窜两胁痞满拒按，烦渴引饮，大便秘结，小便短赤，舌苔黄燥或黄腻，脉弦数。

常用方剂：四逆散合大承气汤加减

方中柴胡疏肝理气，白芍、甘草缓急止痛，大黄苦寒泄热、荡涤积滞，芒硝咸寒软坚、破结通便，厚朴、枳实行气导滞。

若伴胁肋痛加川楝子、元胡；热盛可加黄芩、栀子，痛引少腹者加橘核、荔枝核。

体会：此证用药贵在及时，若延时日则热积成痈，易于形成现代医学之肠梗阻和急性阑尾炎，如若症见小腹右侧急痛拒按，有时可连及脘腹，有的则以脘腹痛为主（压痛点始终在小腹右侧）或见发热呕吐，腹壁拘急或口渴喜冷饮，舌红、苔黄、脉数，或压痛处可触及包块等。治宜清热通下，解毒化瘀。方用大黄牡丹皮汤加败酱草、红藤。

（8）化瘀疏肝法

化瘀疏肝法适用于气滞血瘀之积聚证。若情志抑郁、肝气不畅、脏腑失调，使气机阻滞或逆乱聚而不散，则致聚证；若气滞不畅血行阻滞，以致瘀血内停，脉络受阻，结而成包块者，则成积证。

临床症状：聚证：腹中气聚、攻窜胀痛、时聚时散，病情常随情绪而起伏，苔薄脉弦。积证：腹部积块日渐增大，按之日渐由软变硬，痛处不移，胀痛并见，饮食减少，体倦乏力，面色黧，消瘦，时有寒热，女子或见经闭不行，舌质青紫，或有瘀点瘀斑，脉弦滑或细涩。

治则：疏肝理气、活血化瘀。

常用方剂：桃红四物汤合四逆散。

桃仁 15g，红花 10g，当归 10g，川芎 10g，白芍 10g，熟地 6g，柴胡 10g，枳实 10g，甘草 10g。

方中桃仁破血祛瘀，红花活血通络，熟地、当归养血祛瘀，川芎活血行气，四逆散疏肝理气，柔肝缓急。

上述证候，在临床诊治时，应先辨清聚证、积证。聚证：可以疏肝理气为主，活血化瘀为辅，若气滞较重，症见胁肋胀痛，嗳气善太息可酌加香附、青皮、广木香、佛手、川楝子以理气。若肝郁化火，证见头痛、面红、口苦烦躁，舌红苔黄、脉弦数等，可加丹皮、栀子、黄芩、龙胆草以清肝泻火。积证：以活血化瘀为主，疏肝理气为辅。初期治法，应着重于攻，急速治疗，但不可攻伐失度，而应适可而止，对于瘀血较重之症可适当加大桃仁、红花用量，桃仁最大可用至 30g。用时桃仁要去皮尖，桃仁善入血分，能散瘀血，攻蓄血活死血，破癥积、通心窍、凉血热，散而不收，有泻无补，为血结血闭之要药。红花也能散瘀血、活死血，为行血破血之要药。

体会：肝的主要生理功能是主疏泄和藏血。肝的生理特点是主动、主升而为刚脏。肝气肝阳常为有余，肝阴肝血常为不足，这是肝的阴阳气血失调的病机特点。

肝旺于春，应于东方，"东方生风，……其政舒启"（《素问·气交变大论篇》）。所谓舒，展也；启，开也。肝在人体有舒展升发的职能。《素问·五运行大论》篇阐述得更为明确："东方生风，风生木，……在脏为肝，……其政为散，其令宣发"。喜条达指舒展之性，司疏泄有开启之能，而升发则是肝之性能的集中概括。肝气的升发，对于人体的生理活动有着重要的作用，主要体现在，肝气升发，协调人的情志活动，使人体气机调畅，精神愉快。故《杂病源流犀烛》有"肝和则气生，发育万物，为诸脏之生化"之论。林佩琴说得更为明确："凡上升之气自肝而出，肝木性升散，不受遏郁"。此其一。

　　其二，肝气升发不郁不亢，有助于条达脾土、大小肠，从而使其能正常地发挥运化水谷、分清别浊、传导排泄的生理机能。《素问·五常政大论》云："发生之纪，是谓启（陈）；土疏泄，苍气达……其令条舒"，即说明了脾土赖肝木的疏达。肝、脾俱为阴脏，脾为板土，惟肝升而脾脏之气方能以升。生气上发，而土体疏泄，若肝不升则克脾土。同时，脾能正常健运，血液生化有源，则使体阴用阳的肝更好地发挥疏泄升发之能。《临证指南医案》中不乏肝和脾升的记载。

　　其三，肝气升发则气血调和，血液运行，贮藏正常。肝体阴而用阳，藏血而主疏泄。"体"指肝脏本身的物性，"用"指肝脏的功能。藏血是言肝之体，主升是言肝之用。肝以血为体，以气为用。体与用可以说是本质与功能的关系，二者实可分又不可离，肝气的条达舒畅，上升适度，气机畅达，血行不致瘀滞，才可保持人体血液贮藏、调节的正常功能。

　　疏肝八法重在疏散肝之郁结，根据其不同之证型运用四逆散配之疗效甚好。四逆散以柴胡升阳解郁，枳实下气散结，相反相成，而使得郁阳得升，肝脾调和。金钱大柴胡汤中，柴胡升清和解，大黄攻下热结，而使表和里解。

在用药时注意升降相因，顺应脏腑之性，把握虚实常度，区分上下之治，才能在临床上解决实际问题。

六、肾病

（一）"五白五合剂"治疗急性肾小球肾炎52例临床小结

全国肾病学术会议交流论文1983年11月昆明　陕西中医学院内科　邵生宽　李巧英

急性肾小球肾炎（简称肾炎）多见于儿童，但成人中也属常见。我科从1975年7月－1981年9月共收治急慢性肾炎180例，其中急性肾炎49例，占27.2%。用"五白五合"剂治疗观察。资料较为完整的有38例，连同1971年观察过的14例共52例进行分析，疗效较好，现小结如下：

临床资料

本组52例患者中，男性25例，女性27例；14~30岁22例，30~50岁20例，50岁以上10例；农民32例，工人7例，学生7例，干部4例，其他2例。从发病的年龄、性别与职业看，以中青年及农民发病率较高。发病季节为春季14例，夏季12例，秋季21例，冬季5例。住院日期最短9天，最长136天，平均住院31.6天。入院前病程在10天之内者47例，占90.4%，一月以上者5例，最长一例为120天，此

6 例均在外院作过系统治疗而效果不佳。

（1）前驱病史：

本组有前驱病上感者 34 例，咽痛及乳娥肿大 20 例，冻疮感染一例，肛门脓肿 1 例，急性支气管炎 1 例。

（2）入院时的主要症状及合并症

所有的入院病人都有不同程度的水肿，轻度 21 例，中度 21 例，重度 10 例，4 例合并腹水。血压升高者 37 例，占 71.1%，肉眼血尿 3 例，占 5.8%，体温升高者 3 例，合并冠心病 1 例，慢性肝炎一例。

（3）化验检查：

入院病人均查了三大常规，部分患者查了血沉，心电图，肾功（CO_2CP 及 NPN），胆固醇，血浆蛋白常规及眼底，对病史及症状不典型或尿检脓血球较多者作尿培养 1～2 次，以排除肾盂肾炎，其中轻中度贫血（400 万 > RBC > 200 万或 10g > HB > 6g）24 例，占 46.1%；白血球总数及中性升高者 9 例；入院查血沉 20 例，2 例加速；查 NPN 38 例，高于 47mg 7 例；查胆固醇 16 例，升高 3 例；查蛋白常规 13 例，总蛋白 < 5g 3 例；其尿常规异常见下表：

项目　　例数　化验（人）	+++以上	++	+	少许	合计
蛋白定性	21（40.4）	13（25）	10（19.2）	8（15.4）	52
红细胞	5（10.2）	8（16.3）	11（22.5）	25（51）	49
管型（粒）	5（11.9）	9（21.4）	28（66.7）	42	

注：括弧中为百分数%

（4）脉象及舌象表现见下表：

分类	舌象				舌苔					脉象					
	舌淡	尖红	质红	舌暗	薄白	白腻	白厚	薄黄	黄腻	缓	濡	沉弱	弦细	浮数	细数
例数（人）	32	8	11	1	33	11	4	2	2	20	3	14	6	8	1
百分率	61.5	15.4	21.2	1.9	63.5	21.2	7.7	3.8	3.8	38.5	5.8	26.9	11.5	15.4	1.9

从上表舌脉来看，淡舌、薄白及白腻苔为多见，缓脉及沉弱脉较多，这与本组病历入院时多为湿浊内阻、水湿泛滥、阳气被遏有关。

临床观察

1. 诊断标准

参照 1978 年《中华内科杂志》"关于原发性肾小球疾病的临床分类、诊断与治疗"的座谈会纪要内容，其临床表现及实验室检查符合此标准。

2. 治疗措施

入院病人一律用"五白五合剂"为主方加减治疗，即五苓散、五皮饮加白茅根。

方剂组成：白术 15g，泽泻 10g，猪苓 10g，茯苓 10g，桂枝 10g，陈皮 10g，茯苓皮 15g，桑白皮 15g，大腹皮 15g，生姜皮 10g，白茅根 30g。

注：生姜皮无货时以生姜代。

用法：加水适量煎熬两次共 500ml，日服两次，每次 250ml。

加减变化：

（1）伴有明显的肺卫症状，如咳嗽、气喘、脉浮，加麻黄、杏仁、桔梗取其宣肺解表而消水肿。

（2）伴有咽痛、口干、舌红、脉数者，加金银花、连翘、牛蒡子、板蓝根、黄芩以清热利咽。

（3）尿血者，加大小蓟、炒蒲黄以凉血止血。

（4）腰痛者加桑寄生、杜仲、牛膝以强腰健肾。

（5）恶心、呕吐，加半夏、竹茹和胃止呕。

（6）眩晕、头昏、伴有血压高者，加钩藤、菊花、龙胆草、白芍、地龙等平肝潜阳以清利头目。

（7）浮肿渐退，表现纳呆，腹胀，乏力，加党参、黄芪、六神曲以健脾胃助消化。

（8）肾炎恢复期蛋白不消失，加黄精、黄芪、当归、丹参；红血球不消失，加旱莲草、女贞子以益气养阴，凉血止血。

（9）尿中有脓球或有尿道刺激症状者，加黄柏、生地、滑石以清利下焦湿热。

入院病人大部分给青霉素40万U肌注，每日两次，连用10天，以控制和预防链球菌感染。个别病情较重、浮肿明显的病人，适当加用了双氢克尿塞、强的松口服。对严重高血压给予利血平或复方降压片口服。

3. 治疗效果

痊愈：临床症状消失，尿常规及肾功化验正常。

显效：临床症状消失，但尿常规检查仍有少许蛋白或红血球，或较入院时尿蛋白及红细胞下降"＋＋"以上者。

本组52例中，有41例痊愈，占78.8%，11例显效，占

21.2%，总有效率为100%。浮肿消退时间平均为7天，血压下降为12.3天，尿蛋白转阴17.5天，红细胞消失为15.3天，管型消失为8.1天。

讨论

急性肾炎的临床表现以浮肿、高血压、血尿为特征，因此属于祖国医学的"水肿"证与"血证"范畴。从浮肿这一主要临床症状出发，以"水肿"病来探讨急性肾炎的治法，有着重要的临床意义。本组病例均有轻重不同的水肿，而且入院时大都表证已过，或表证渐解，身重而浮肿不退，相当于水肿证的"水湿浸渍"型，故以"五白五合剂"通阳利水，利湿消肿。

祖国医学认为，水肿证的发生与肺、脾、肾的关系较为密切。正如《素问·至真要大论》说："诸湿肿满，皆属于脾"。《水热穴论》说："肾者，胃之关也，关门不利，故聚水而从其类也。上下溢于皮肤，故为胕肿，胕肿者聚水而生病也"，又说"水病，下为胕肿大腹，上为喘呼，不得卧者，标本俱病。故肺为喘呼，肾为水肿，肺为逆，不得卧"。因此，水液的正常运行，必须依靠肺气的通调，脾气的转输，肾气的开阖，从而使三焦能够发挥决渎作用，使膀胱气化畅行，小便通利。任何一脏发生病变，都可导致水液停留，泛滥肌肤形成水肿。正如《景岳全书》所云："凡水肿等证，乃肺、脾、肾相干之病"，并概括指出："其本在肾，其标在肺，其制在脾"。

我们应用"五白五合剂"中的五苓散以化气行水，健脾渗湿，使膀胱气化则行水道通，使脾健则湿去。五皮饮泻肺降气，理气消肿，使肺气清肃，水自下趋，气行水行，浮肿自消。更加白茅根一味，增强利水之功，本品甘寒，入肺、胃、膀胱经，有显著的利尿作用，同时现代医学研究白茅根含有多量的钾盐，用其利尿可以避免小便过多引起的钾盐丢失。从本组的舌质、苔、脉来看，淡舌占 61.5%，白厚、白腻、薄白苔共占 92.4%，缓脉、濡脉、沉弱脉共占 71.2%。这些舌脉均与湿邪水气有关，选用本方祛湿利水，脉证相符，也体现了急性肾炎从肺从脾论治的原则，也是我们选用本方的指导思想。

对于其他类型，本方也是适宜的。如肾炎初期表现有热毒重于水湿，症见微肿外，尚有咽痛、口干、乳娥肿大，舌质红，脉数者，多为风热犯肺，热伤津液及肺气失于宣肃，通调水道失职所致。仍以本方加入金银花、黄芩、牛蒡子等药清肺解毒，从病机方面来探讨，也不应离开泻肺行水这一原则。

有以肉眼血尿为主，兼见腹胀痞闷，口苦呕恶，小便灼热，苔黄腻，脉滑数等湿热偏重者，多因湿热下注膀胱所致。《血证论》指出："热结膀胱则下血，是水病而累血也"。而膀胱司小便，为水湿的主要出路，膀胱热不但灼伤脉络，也影响小便的通利，因此，仍应以本方为主，在利尿消肿的同时，佐以清利湿热，凉血止血之剂。

急性肾炎恢复期，水肿消退，尿中蛋白及红血球未消失，临床表现以身困、乏力、纳呆、腰酸为主，多因余邪未清，脾肾已虚，不能固摄精微，而从尿中漏出。因脾主运化水谷精微，肾藏五脏精气，脾失健运，不能固摄，则精微从尿中排出，肾气虚损则精气外泄，因此，我们在上方中加入党参、黄芪、山药、旱莲草等健脾益肾，既符合泻肺利水、兼清余邪的治疗原则，又有补益脾肾达到治本的目的，从而使尿常规迅速转阴，脾肾双虚的症状消失。

结语

本文小结了 52 例急性肾炎的发病情况及临床表现，讨论了五白五合剂治疗本病的理论根据。其疗效尚为满意，但是，病例较少，观察的也不细致，难免有不妥之处，本着互相交流取长补短的愿望作了小结，用以抛砖引玉，请同道者指正。

（二）为您治病——答赵开元求治肾炎方

陕西中医函授编辑部：

我是中医爱好者，为了学好中医，订阅了《陕西中医函授》。在贵刊上有"为您治病"一栏，因此，我抱着试试看的心情给你们写信，想求方治病，不知能否如愿，太麻烦你们了。

情况是这样，我有一侄女，现年 23 岁，未婚，早在 1977 年夏季下田插秧，因受雨淋而遂患感冒，因治疗不及时转为慢性肾炎。1981 年来我处治病，在蚌埠医学院诊断为"综合性肾炎"。遂给以强的松和潘生丁等治疗，但病情还是时好时坏，一直不稳定。现其症状为下肢浮肿、尿少、四肢末梢欠温、尿常规蛋白（＋＋），心肺正常，肝脾未及，纳差，呈贫血貌，常畏寒。最近服中药四逆汤加减五剂，双下肢浮肿基本消失，但尿常规化验，尿中蛋白非但不减，反而有所增加，不知何故，现停药后浮肿并未加剧。消除肾炎出现的蛋白尿，如何立方？像这样多年的慢性肾炎如何治疗？请给予赐教。我相信给你们写信的人一定很多。请求治病，若在可能的条件下，望给我复信。（安徽省地质局 312 地质队　赵开元）

答赵开元求治肾炎方

赵开元同志：

你的来信我仔细地阅读过几遍，关于你侄女所患疾病的诊断与治疗问题答复如下：从你所提示的病史及临床表现看，病史九年，于受凉淋雨感冒后发病，当时有浮肿、少尿、尿有蛋白及管型、血压升高，经过中西医长期治疗而未愈，现症状为长期浮肿不消，双下肢水肿明显，少尿、四肢末梢不温、乏困无力、少食纳差、面色萎黄而无华，经常怕冷畏寒，尿中有蛋白，常在（＋＋～＋＋＋）之间，曾服西药强地松、潘生丁及利尿剂治疗，病情时好时坏很不稳定，最近又服中药四逆汤加味5剂，双下肢浮肿消失，而尿中蛋白反而增高。

诊断问题：据你所介绍病史肾炎的诊断可以成立，疾病之早期是典型的急性肾小球肾炎。急性肾炎之发病原因是机体受链球菌感染后所致的变态反应性疾病，多在受凉感冒后发病。病后很快出现浮肿、尿少、尿中蛋白、红血球、管型、血压增高。该患者符合急性肾炎的四项诊断依据，所以诊断无疑。肾炎在急性期必须抓紧治疗使其痊愈，若转入慢性期必成为很难治之痼，急性肾炎常有少数人经治疗一年以上仍未痊愈者即转为慢性期，也有一些肾炎开始时就是慢性肾炎，因为慢性肾炎绝大多数是没有急性期的，当其发现时已是慢性肾炎，你侄女现在的表现是符合慢性肾炎。如诊断慢性肾炎肾病型则须有以下表现：即明显水肿，尿中蛋白较多，血浆蛋白降低，血胆固醇较高。

辨证与治疗：据患者病史及症状目前属中医"水肿"、

"虚劳"范畴。若水肿明显或者感冒后加重，按水肿辨证。若病情稳定，水肿不显著可按虚劳辨证。慢性肾炎的治疗多采用温补的办法。该患者如水肿再现，是脾肾两虚属阴水虚证，而并非实证，可用标本同治之法，如表现为脾肾阳虚者可用温阳利水法，方剂可用实脾饮加减：附片10g（先煎2小时），白术10g，茯苓15g，干姜10g，大腹皮12g，泽泻15g，肉桂5g（后下），厚朴10g，陈葫芦瓢30g，益母草15g，炙甘草5g。如表现为脾阳虚弱者可用健脾益气利水法，方剂可用黄芪补中汤加减：黄芪20g，党参15g，白术10g，陈皮10g，川朴5g，猪苓10g，茯苓15g，葫芦巴15g，大腹皮15g，甘草6g。你侄女之病最近用温阳药后水肿消失，说明辨证准确，用药得法，以后如再见水肿可用上述两方治之。现在水肿已消其证当属脾肾两亏，气血不足，可用补益脾肾、益气养血法，方用张景岳的大补元煎加减治疗：熟地15g，淮山药15g，茯苓15g，泽泻10g，黄芪20g，当归10g，党参15g，枸杞10g，杜仲10g，山萸肉10g。连服半月，若病情稳定后可改用丸药为宜，长期服用。如金匮肾气丸，大菟丝子丸，河车大造丸等。在治疗中如因外感而见水肿者则宜用发散风寒、宣肺行水之法，方用如射干麻黄汤合五苓散加减，若化热者则加入桑白皮、地骨皮、黄芩、防己、葶苈子、椒目等药。

来信提到肾炎蛋白长期不消问题。慢性肾炎蛋白长期不消是个难题，特别是在肾病综合征中往往尿中有大量蛋白排出，蛋白丢失愈多则水肿愈加严重，且不易消退。目前治疗尿蛋白尚无特效方药，多数医家主张辨证治疗，随证加减。也有主张用专方、专药者，辨证治疗选方比较灵活，涉及的方剂很多，但不外乎是从补益脾肾、益气养血着手，阳虚者温阳，阴虚者补阴，气虚者补气，血虚者补血，或者气血阴阳俱补。专方专药则较为局限，方剂如六味地黄汤、归脾汤、二至丸、驻车丸、左归丸、右归丸、肾炎四味片（细梗胡枝子、黄芪、黄芩、北京石苇）等。药物如：黄芪、黄精、党参、菟丝子、巴戟天、补骨脂、仙灵脾、山萸肉、女贞子、旱莲草、龟板、鳖甲、金樱子、五味子、龙骨、牡蛎等药可以选用。实践证明这些方剂及药物对尿蛋白不消有较好的疗效。以上意见请参考。

（陕西中医学院内科教研室主任　邵生宽）

（三）小儿遗尿证（尿床）治疗经验

儿童尿床，中医称遗尿。是指在夜间睡中遗尿者，多为先天禀质不足，肾元亏损或后天脾胃失调，气血不足，五谷之精微失调，阴阳气血不济，阴气偏盛，阳气偏衰，肾与膀胱虚寒不能温制于水，肾虚则水自外溢，多属下元虚冷之症。小儿自幼遗者，或者偶尔遗者均不须治疗，若3～4岁以后经常尿床者且习惯日久不愈，则可调治之。常用药为《济生方》缩泉丸，方药为天台乌药散合益智仁，或鸡肫胫散，冲服或煎汤服。

治疗经验方

1. 麻芪智桑散：炙麻黄，黄芪，益智仁，桑螵蛸，炙甘草。麻黄用量3～5岁4g，6～12岁6g，12岁以上9g，其他药物给一般常用量8～10g，方中若无麻黄则疗效较差。若尿止后每周改服1～2剂，维持一月以上则痊愈。上药无副作用，亦无明显的汗出。

2. 夜尿停：益智仁，五味子，山药，大菟丝子，茄片，共为细末练蜜为丸，每日两次，每次一丸，连服 2 周常可痊愈。该方出自山西省运城市一位老军医之口介绍，临床应用颇效命为夜尿停方。以上二方确为小儿尿床而立，若见中老年患者临床有其证者也可应用。

七、心 病

（一）胸痹心悸案（风湿性心脏病）

刘某，女，17 岁，东方机械厂学生，于 1978 年秋来诊。其父自诉患病一月余，始因系感冒所引起，经住厂职工医院治疗均诊断为风湿性心脏病，二尖瓣关闭不全。治疗后，症状减轻，但胸闷、心悸仍未见好转，医生嘱其回家休养。由于心悸、胸闷、气短仍然存在，故而来诊。

检查：患者除自觉上述症状外，别无不适，呼吸均匀，神识清晰，上述诸症活动后加重，自觉心前区跳动快，饮食尚可，夜间睡眠不佳，有时因气短而醒，脉滑数，苔滑厚腻。心尖区悸动明显，心脏听诊，可闻及收缩期及舒张期杂音二级以上。血象、血沉、白细胞正常。

胸痹属痹证之一，风寒湿三邪侵入人体，合而为痹，痹证日久，损气耗血，或反复感受外邪，由关节肌肉侵犯到血脉，其邪由血脉而达心脏。如《素问·痹论篇》说："脉痹不已，复感于邪，内舍于心"。舍于心则血脉不通，气血郁阻，心气不畅，心阳不振因而表现为心悸、气短、胸闷不适或虚里搏动。

胸痹心悸证的治疗，必须知其证、知其因、知其变。证属心痹证，是风寒湿邪所致，其发展变化是心脉瘀阻、心气不畅、心阳不足，所以治疗必须根据以上情况进行。接诊时首先应除其病因，祛风、除湿、清热解毒，使疾病不再发展，次则活血化瘀通络，改变心脏血脉流通，恢复其功能。病情稳定后，再根据其心脏损伤情况，随证而治之。

防风汤《宣明论方》：防风、当归、赤茯苓、杏仁、秦艽、葛根、麻黄、肉桂、生姜、大枣、黄芩、黄柏、连翘、山豆根、山栀、柏子仁、炙甘草。

该方连服一周，患者自觉症状减轻，饮食增加，心悸减慢，脉搏轻缓，苔由黄厚腻而变薄黄。该方是以除风、祛湿、散寒、清热解毒融于一炉而助效。患者服药后除有小量自汗，别无不适，故续用原方去麻黄、肉桂辛温之品，而加入镇心安神养血之品，如鸡血藤、仙鹤草、生龙骨、琥珀。至第三周时自觉症状基本消失，脉沉缓而涩。心脏听诊，心率80次/分，律齐，心脏杂音明显好转，血沉、心律正常。数月来患者连续用药，皆以清热解毒、祛风除湿为主，损气耗血，虽无其他不适，必然正气损伤，心血亏损，故给以天王补心丹合归脾汤方，嘱连用两周后停药。一年后患者家属告知，女儿已完全治愈，于升学时高考体检，心脏无异常，反轻微收缩期杂音。

（二）胸痹心痛的治疗

胸痹心痛是指胸部痹塞不通，隐隐作痛，或阵发性疼痛。疼痛发作时常向胸胁肩背部放散。剧痛时常见面部苍白，冷汗自出，胸闷气短。该病多见于中老年患者，以痰湿、肥胖、肝阳亢盛体质之人较多。老年人以素体虚弱，心阳不足，气血瘀阻而见心痛。

胸痹心痛证与现代医学之冠心病相似，故只要诊断为冠心病者可以按该证辨证治疗。

1. 冠心病的两大证候群

（1）胸闷、胸痛、心悸、气短、头晕、眩晕、睡眠不佳、手及胳膊或下肢麻木，舌苔厚腻、脉弦数或弦涩。血脂高、多伴有高血压病。

（2）胸闷、气短、心前区疼痛，疼痛向背肩部、胁部放散，两胁胀满，心烦心急，烦躁，睡眠不安，疼痛发作时，自汗出。重者，心痛彻背，背痛彻心。舌质暗，有瘀点或紫斑，脉弦滑或弦涩，偶见结代。

根据以上症状，可以分为虚实两大类。虚者为气血不足，胸阳不振，本虚标实；实者为痰湿壅盛，络脉不畅，气血瘀阻。但多数患者之表现多为虚实并见，虚中挟实，实证挟虚，不易断然分清，临床中可从以下两法入手。表现为第一组症状者，可采用宣痹通阳、益气养心法。方剂用瓜蒌薤白桂枝汤合生脉散为主方加减，即太子参、白参、沙参、丹参、党参、麦门冬、五味子、当归、赤芍、全瓜蒌、薤白、半夏、桂枝、枳壳、茯苓、白芍、炙甘草。

其表现为第二组症状者，可采用活血化瘀，理气宽胸法。方剂用桃红四物汤合五香汤加减。即桃仁、红花、川芎、当归、赤芍、生地、丁香、木香、沉香、降香、乳香、茯苓、白术、人参、炙甘草。

胸痹心痛证的治疗必须根据病情的轻重，病程长短，症状的缓急予以决断，绝非一次二次门诊即可治愈。服数剂方药虽然见效，但并非治愈，因此治疗当有较长期安排，嘱其连续数月治疗，方有治愈的可能。因为现代人们对治疗的要求，不单是症状的消失或减轻，还要有心电图的改变，血液的改变，乃为治愈。

在治疗中必须重视的三个问题：

1. 眩晕头痛。多数患者伴有该证，且长期服降压类药物，在接诊时切勿令患者骤停，但可以嘱其减量，如心痛定、卡托普利之类，每日 2 次、每次 1 片，配合中药可明显提高疗效。

2. 疼痛问题。如患者长期心前区疼痛，但症状缓而轻，单服中药即可收效，也可以用中成药心宝或者麝香保心丸，配合服用。如患者心痛急骤，汗出面色苍白，唇青，脉弦代或促，此乃《内径》所言之真心痛，"真心痛，手足青至关节，心痛甚，旦发夕死，夕发旦死"。其症出现必须高度重视，最好快速转入医院，综合抢救治疗，中医虽有治病之方，但虑其效，虑其后果，只能暂停给药，而引西医手段抢救。

3. 睡眠与饮食：常见一些患者，胸痹心痛久治不愈，查其心电图并无异常，唯血脂或胆固醇增高，糖尿病，此类患者饮食调节最为重要。必须嘱其控制饮食，忌食油腻、油煎油炸类食物，以清淡素食为主，配合药物治疗数月内即可恢复正常。长期睡眠不佳之人，其心痛症也不易改善，当从改善睡眠着手，使用养心安神、补益肝肾之法，且剂量宜大，如炒枣仁、柏子仁、夜交藤、琥珀粉、生龙骨等。

案例： 罗某，男，年近 8 旬，咸阳仪凤街人，2000 年初，突发胸闷气短，由其孙儿扶来诊病。患者诉平素身体尚好，纳食俱佳，唯活动量大时自觉气短不适，平时很少服药，一小时前突感周身不适，胸闷、心悸、气短、心前区疼痛，疼痛向左腋下扩散而来诊治。观其面色无华，口唇紫暗，面部及胸部自汗出，语言不畅，脉搏沉弦而促，舌质暗，血压 96/60mmHg。辨证为胸痹心痛证，心肾阳虚，心脉瘀阻。方剂以：人参 15g，川芎 10g，当归 10g，桂枝 10g，白芍 10g，制附片 10g（先煎 1 小时），炙甘草 10g，嘱其急煎，二次煎药 400ml，分 3 次服用。并立即服用心宝丸 5 粒，含化咽下，其后每日 3 次每次 3 粒。患者用药后数小时其孙儿告知，该药用后约一小时其症状即明显减轻，呼吸均匀，自诉心痛、气短消失，老人即能平卧于床，安静休息，并进少许稀粥。次日复诊，见患者呼吸平稳，语言清晰，口唇红润，脉沉细而结，嘱其继续用药 7 剂。复诊时，以上症状基本消失，患者仅觉胸部闷胀，四肢软弱，疲乏无力，苔厚滑腻，脉弦细结。仍用原方加枳壳 10g，降香 10g，三剂，以降胸腹之气。

一周后患者来诊，仍以胸闷不适，乏困软弱为主，由于服前方后再出现胸痛、气短，脉由原弦细结转为沉缓，偶见结脉。知患者由心肾阳虚、心脉瘀阻转为胸阳不振、络脉不畅。方剂改为：全瓜蒌 15g，薤白 10g，半夏 10g，桂枝 10g，白芍 10g，赤芍 15g，丹参 15g，太子参 15g，人参 10g，沙参 10g，川芎 10g，当归 10g，熟地 10g，炙甘草 10g，三七粉 3g（冲服），心宝丸续用。嘱该方连服一月后停药。

（三）病毒性心肌炎

案例：常某，男，12 岁，2010 年 3 月初诊。自诉二月前因发热、胸闷、气短住院治疗一月余，住院时经检查诊断为病毒性心肌炎。心电图示：窦性心动过缓、心律不齐，ST-T改变，ST 段下移。心肌酶、谷丙转氨酶均高，经静滴及内服西药后发热在第三日即退，胸闷、气短好转。其后数次检查心电图，心肌酶仍不正常。来诊时患儿仍觉胸闷、气短、心悸、乏困软弱、精神不佳，纳差、纳少、食后腹部不适、大便不畅、夜间出汗、夜寐不安、咽红、舌尖红、苔黄厚、脉弦细数，偶见结代。辨为胸痹，心脾两虚、气血不足证。治法为益气养阴、健脾胃、佐以清热解毒。处方为：太子参15g，北沙参 15g，玄参 15g，麦门冬 15g，生地 15g，黄芪15g，白术 10g，茯苓 10g，枳壳 10g，木香 10g，炒麦芽 15g，六神曲 10g，鸡内金 10g，草蔻 10g，黄芩 10g，板蓝根 15g，五味子 10g，炙甘草 10g，酒军（大黄）3g。患者服两剂后，食欲增加、精神好转，未再汗出，大便日 2 次，自觉腹仍有胀满感，睡眠不佳，脉弦细，偶有结代。当属心阴虚，心血失养，上方加入炒枣仁 15g，柏子仁 15g，当归 10g，丹参15g。五日后复诊，患儿母诉药进后夜间睡眠 4～5 小时始醒，自觉疾病已愈，要求上学。诊查，舌质淡红、苔白腻、脉缓而有力，结脉消失，据其脉证已属痊愈。因未查心电图、心肌酶、转氨酶，故嘱患儿续用药 10 天，巩固疗效。上方改为益气养阴、清热和胃方。方用：太子参 15g，北沙参 15g，麦冬 15g，生地 15g，黄芪 15g，黄精 10g，板蓝根 15g，五味子10g，虎杖 10g，黄芩 10g，白术 10g，麦芽 10g，枳壳 10g，柏子仁 10g，炙甘草 10g，大枣 3 枚。嘱连服 10 剂后复查。其后患儿母带来检查单，其心电图、心肌酶等各项报告均已恢复正常，令其停药，嘱预防感冒以防复发。

（四）胸痹心衰证

古有心痹证，无心衰之记载。《内经》"脉痹不已，复感于邪，内舍于心"，心气痹阻，脉道不通，症见胸中窒闷、心悸、心痛、突发气喘、易惊恐、咽干、嗳气，脉沉、弦、结代等症。心衰是心痹发展而致，心气虚损，久而不复，心之张缩无力，体用俱损。

古人对心衰多认为因心气虚、心阳虚、心气脱。古言气为阳，阳为气之体，气为阳之用。阳气不振则心气虚，心气虚则心动无力，久而心力内乏，乏久必衰。《医门法律》云："五脏六腑、大经小络、昼夜循环不息，必赖胸中大气，斡旋其间，大气一衰，则出入废、升降息、神机化灭、气血孤危矣"。《金匮》曰："心水者，其心重少气不得卧，烦而躁，其人阴肿"。《外台秘要》曰："心咳，咳而唾血"。《医参》曰："心主脉，爪色不荣，则心衰矣"。《千金要方》则明确指出："心气不足，……口唇黑呕吐血"。以上皆心气不足之证也。

1. 心衰临床诱因及表现

（1）由外感诱发心衰：各种心脏病长久未愈，如感受外邪，由表入里侵犯心脏均能引起心气受损、心阳不足而成心衰。其表现为外感诸症，如发热、咳嗽、咽喉红肿、鼻塞、呼吸不畅、胸闷、气短、心悸，或呼吸急促、喘气、心前痛、不能平卧、尿少、下肢肿胀。

（2）劳累思虑过度：心气不足，忧思日久，或者稍事劳动，耗伤心气，胸中阳气不足，不能运引血脉，血脉瘀阻。而现胸闷气短、咳嗽喘促、汗出心悸、不能平卧、卧则加重、两胁胀满、食少纳差、恶心欲呕、足踝肿胀、或面部浮肿。

（3）由脏腑功能失调而致：脏腑致病是常见诱发心衰的重要原因。肺部诸病，无论新感与痼疾都将致心衰出现或加重，如咳嗽、吐血、肺热、肺胀、喘证、哮证等症。肠胃疾病如：泄泻、呕吐、胁痛、腹痛、肠痛等病。肝肾疾病如：黄疸、水肿、腰痛、五淋、胁下痞块积聚等，均可导致五脏功能失调、津液不化、水道不通、气血瘀阻、心阳不振、心气不足，而见咳嗽、喘促、心悸、呼吸困难、下肢肿胀，呼多吸少之心衰重症，或面唇青紫、汗出等垂危之象。

2. 常见心衰四大证候群

（1）营卫受邪：身微恶寒、肢体不适、或发热、汗出、咳嗽、心下痞满、气上冲胸、动则尤甚、心悸气短、喘而难卧、肢凉而厥、足肿尿少、面红颧赤，脉浮数结代。

（2）心气虚、气血不足：心悸气短、喘促不能平卧、心烦不寐、头昏头晕、手足不温、睡眠不实、四肢软弱、动则汗出、胸腹胀满、尿少、足踝浮肿，脉沉、细数、结代，或沉迟而结代。

（3）心肾阳虚、水气凌心：心悸、气喘、畏寒肢冷、腰痛尿少、面及下肢肿胀，浮肿多由下肢开始，继而全身，面色苍白或青紫，舌苔淡白、脉沉细或结代。

（4）心肾阳衰、肾不纳气：呼吸急促、心悸气喘、烦躁不安、汗出、四肢厥冷、气息低微、或喘悸不休、呼多吸少、汗出如珠、神昏谵妄、目睛不动、面目青紫，舌绛而萎、脉微细欲绝，或散涩无根。

3. 心衰的治疗与常用方药

损其心者，调其营卫，病在脉调其血，病在血调之络。由外邪引发者，其病在标，由脏腑诱发者，病在其本，故当先治其标，后治其本。所谓治标者，是调其营卫，祛邪为务；治本者则当通经络、化瘀活血、益心肾、益气回阳固脱为要。

心脏病出现心衰时，其病已久，其功能衰退，痼疾只求稳定缓解，功能代偿，绝无痊愈之望。心衰诸症减轻、或消失已属痊愈。医者接诊时必须认清病证，权衡轻重，予以处理。

（1）若伴有外感诸症，当先祛除外邪，佐以益气回阳之药，方剂可用银翘散合桂枝去芍药加附子汤。方药：金银花、黄芩、连翘、桔梗、荆芥、防风、薄荷、大力子、山豆根、桂枝、制附片、生姜、大枣。若热退身凉，咳嗽白痰，上方加桑白皮、枇杷叶、贝母。若发热，咳嗽诸症已去，仍胸闷，心悸，气短者可改投炙甘草汤合生脉散。方药：人参、麦冬、五味子、生地、麻仁、阿胶、生姜、大枣、太子参、黄芪、制附片、当归、白芍、炙甘草。

（2）心气虚，气血不足者，方剂可选炙甘草汤合生脉散加味。方药：人参、麦冬、黄芪、五味子、太子参、沙参、生地、阿胶、柏子仁、炒枣仁、丹参、茯苓、泽泻、猪苓、制附片、生姜、大枣。如血虚者可加当归、熟地、鸡血藤。血瘀者可加重丹参、红花、益母草剂量。

（3）心肾阳虚，水气凌心，方剂可选真武汤合五苓散加味。方药：制附片、白术、茯苓、白芍、干姜、桂枝、猪苓、茯苓皮、泽泻、桑白皮、大腹皮、五加皮、防己、炙甘草。若心悸气短，四肢软弱者，加红参、黄芪。口唇青紫，胁下癥块，脉沉细结者，加桃仁、红花、三七粉、穿山甲。

（4）心肾阳衰，肾不纳气，方剂可选急救四逆汤（《医林改错》）。方药：人参，附片，炮姜，白术，桃仁，红花，炙甘草；合桂枝甘草龙骨牡蛎汤（《伤寒论》）。若脉微细欲绝，或结代促者加红参、黄芪。若汗出喘促，脉微欲绝，雀啄屋漏等急危征候时，心衰晚期，多数患者难以缓解，必须转院配合现代医疗手段抢救生命，或可有回春之望。

心衰一证变化快，进展速，医者常很难判断其病情的进展与转归。如果发现重度心衰，当向其家属讲清病情及预后，及治疗中可能出现的不测。重度心衰必须给予输氧，抗感染，洋地黄类药物的应用，以及葡萄糖维生素等支持类药物，必要时配合中药煎剂，或速效救心丸，丹参滴丸，麝香保心丸冲服。慢性心衰，或心衰缓解期，中药的应用非常必要，以上所列治法、方药均能收到良好之效。

八、黄疸

黄疸治疗经验简介

黄疸是以身目发黄，小便黄短为特点的一种疾病。其中以目黄为确定本病的主要特征。临床以其色泽不同分阳黄、阴黄两大类。阳黄——色泽明显如橘子色；阴黄——色泽晦暗不鲜或如烟熏。

黄疸的检查：必须在阳光充足、自然光下进行，检查巩膜是否有黄染，黄疸患者整个巩膜为均匀黄色，应与球结膜下脂肪沉着相区别，后者是散在分布，略突出、多聚积于巩膜内眦。

黄疸治疗法则：《金匮要略》云："诸病黄家，但利其小便"。《景岳全书·黄疸》："阳黄……必须清火邪、利小水"。

"阴黄……宜调补心脾肾之虚，以培气血"。

1. 茵陈消黄汤治疗急性黄疸型肝炎（阳黄）

方剂组成：茵陈 30g，山栀 10g，黄柏 15g，茯苓 10g，白术 12g，泽泻 10g，滑石 15g，炙甘草 6g，蜂蜜 30g，五味子 12g。

功效：清热利湿退黄。适应证：阳黄、急性黄疸型肝炎，甲型、乙型均可用。茵陈一味乃治黄之要药，临床最少用量 30～60g，无论是那一类型肝炎所致黄疸均可使用，但对阳黄比阴黄效果好，其作用是清热利湿退黄。山栀、黄柏清热解毒以助茵陈之功。诸病家黄，但利其小便，所以该方配伍茯苓、白术、泽泻、滑石以清热健脾，利小便。加减：恶心欲呕加橘皮、竹茹降逆和胃；两胁疼痛加郁金、川楝子疏肝理气；心下痞满加枳壳、白术理气健脾；腹胀纳差加木香、六神曲、山楂行气助消化；心中懊恼加黄连、龙胆草清心除烦；便溏加山药、扁豆；转氨酶高加板蓝根、五味子。连服两周，多数患者可退黄，肝功恢复正常，基本痊愈。我曾观察一组病例 196 例，平均退黄日期 8.7 天，平均治愈日 24 天。黄疸消退后，此时患者临床表现多见脾虚、血虚、血瘀等，所以治疗原则应转以养血、活血、化瘀与健脾益气为主。养血活血化瘀可用当归 10g，丹参 15g，鸡血藤 15g；益气健脾可用党参 15g，白术 10g，太子参 10g，黄芪 15g。

若治疗三周后仍未痊愈的患者，可按其临床见症辨证治疗，常见者为以下三证。（1）脾胃虚弱、气血不足，可选参苓白术散或香砂六君子汤加当归、丹参、牛膝等。（2）肝肾阴虚余邪未尽，可选一贯煎、麦味地黄汤加板蓝根、五味子、丹参。（3）气滞血瘀，可选桃红四物汤加丹参、木香、郁金、佛手、川楝皮、五味子等。

2. 阻塞性黄疸（阳黄）

阻塞性黄疸常见于胆石症、胆囊炎、胆道蛔虫症、肿瘤。其表现在早期一律都属阳黄，当病邪日久，阻塞不通者则又转变为阴黄，甚至成为黑黄。

若突然胁痛，疼痛剧烈、痛向肩背部放散，继则目黄、身黄、尿黄、或伴有发热、恶寒，大便色淡或灰白、脉弦数，此乃胆道阻滞不通之黄疸。治法：清热利胆，通里泻下。方剂：金钱大柴胡汤（经验方）。

金钱草 30g，茵陈 30g，郁金 10g，柴胡 15g，黄芩 10g，白芍 15g，枳实 10g，大黄 10g，木香 10g，炙甘草 10g，玄明粉 15g～20g（分两次化服）

煎服法：每日 1 剂，分 2 次服用。腹气得通，胆汁得泄常能在 2～3 日见效。该方与茵陈消黄汤之适应证迥然不同，该方属通里攻下清利肝胆之重剂，而茵陈消黄汤则是清热利湿退黄之稳妥方。

我曾治一患者，年 60 岁，患黄疸半年，面及肤色黎黑，目色黑中带黄，骨瘦如柴，步行艰难，进食则呕吐，脉沉细无力，多家医院诊断为胆道肿瘤，不予治疗，后经仔细询问，患者病前无任何疾病，一日突然自觉上腹疼痛达四小时，其后则逐渐发黄，且日渐加重。该病属中医黑疸症，胆石症、胆道阻塞之可能性很大，故给予金钱大柴胡汤煎服，三剂后患者小便增多，大便通畅，进食增加，六剂后饮食增加一倍，能自己持杖行走。共进药 12 剂，患者黄疸消失，皮肤由黑转黄，精神恢复，其后用人参养荣汤调理，至今患者已 76 岁尚健康无疾。

几种疑难病证治心得

一、糖尿病的中医药治疗（综述）

糖尿病是一种常见的代谢内分泌疾病，是由胰岛分泌胰岛素相对或绝对不足，所致的脂代谢或糖代谢紊乱而引起的一种疾病。属中医消渴证，临床表现为"三多一少"，即多饮；多食，多尿，消瘦，以及血糖与尿糖增高。本病多发生于四十岁以后，儿童及青年亦不少见。

1. 祖国医学对糖尿病的认识

糖尿病中医称"消渴"，最早见于《内经》，如《素问·奇病论篇》云："此肥美之所发也，此人必数食甘美也，多肥也，肥者令人内热，甘者令人中满，故其气上溢，转为消渴"。又《内经》"二阳结，谓之消"，"五脏皆柔弱者，善病消瘅"。其后张仲景在《金匮要略·消渴小便不利淋病篇》云："男子消渴，小便反多，饮一斗，小便亦一斗，肾气丸主之"，以上记载描述了糖尿病的发病原因及临床表现与治疗。隋唐时代对糖尿病的认识进一步发展，在前人理论基础上经过长期的临床观察，发现糖尿病人的尿液有甜味，且常并发痈、疽、疖、肿等病，如《外台秘要》引《古今录验》云："渴而饮水多，小便数、有脂似麸片甜者，皆消渴病也"。

《诸病原候论》云："其病多发痈疽"，《千金备急要方》又云："消渴之人，愈与未愈，常经须虑有大痈"。其后在《儒门事亲》刘完素三消论也说："夫消渴者，多变聋盲，疮癣、痤疮之类"或"蒸热虚汗，肺痿劳嗽"。明清医家根据糖尿病的三多特点将本病分为上中下三消，如《医学心悟》三消篇说："渴而多饮为上消，消谷善饥为中消，口渴小便如膏者为下消"，上中下三消的提出给以后分型论治指出了方向。

2. 病因及发病机制

（1）病因。糖尿病的发病原因是多方面的，归纳起来不外以下三条：①饮食不节，过食肥甘，醇酒厚味，损伤脾胃，脾之运化失司，化热伤津。②情志失调，心情不和，喜怒无常，五志过极，精神散乱，气机郁而不畅，化热伤津。③素体虚弱房劳过度，先天禀赋不足，肾阴亏乏，或后天肾气亏损恣情纵欲房室无度，损伤元阴元阳而成。三者常是互为影响，共同致病。

（2）病机。本病的病变在肺、脾、肾三脏。肺居上焦主治节，为水之上源，肺热伤津，肺之津液不布，脏腑失调，则口渴喜饮。胃居中焦，为水谷之海，胃燥伤津，胃火炽盛则消谷善饥。肾居下焦，主水主藏精，若先天禀赋不足，后天肾精耗伤，肾之摄纳无权，气化失常，则尿量增多，精微下注，五脏六腑四肢百骸失其濡养，故身形日瘦。由于肺脾胃三脏之功能失调，不能行其正常职司，因而津液不足化燥伤阴，从而导致了机体阴津亏损，阳热偏盛，机体阴愈虚，则热愈盛，热愈盛烧灼津液则阴愈虚，故糖尿病的基本病机为阴津不足阳热偏盛。如果病程日久，阴损及阳，则致阴阳俱虚。

3. 辨证分型

张仲景在《金匮要略》中有肾虚及胃气阴虚、热盛伤津之分，后古医家又多从上中下三消辨证论治，至清唐容川在《血证论》中提出瘀血致病的理论，从此在消渴证型中增加了瘀血消渴一型。明清以前医家临床基本是按照上述证型指导治疗。近代以来在现代医学的影响下，认为消渴证符合糖尿病的临床表现，所以治疗糖尿病多按消渴病进行辨证，其分型如下：

（1）按部位分，根据三多症状轻重，沿袭古人的分类而分为上中下三消。上消主症为烦渴多饮，口干舌燥，大便如常，小便频多，舌边尖红，苔薄黄，脉象洪数，治宜清肺生津法。中消主证为消谷善饥，形体消瘦，大便秘结，舌苔黄燥，脉象滑实有力，治宜清降胃热法。下消主症为小便频数量多，尿如脂膏，或尿甜，或饮一溲一，口干舌红，脉沉细而数，治宜滋养肾阴法[1]。李栋林治上消以润肺兼清其胃，中消以清胃兼滋其肾，下消以滋阴补肾降火法。他认为阴亏阳亢为本证的准绳，治疗应以滋阴治其本，佐以清热治其标[2]。刘晓汉主张辨证与辨病相结合进行治疗，如上消偏重是肺燥津伤，治疗用润肺生津兼清胃热；中消偏重以胃中燥实为特征，治疗用清胃热以存津液；下消偏重则肾阴亏损，阳虚火旺为特征，治疗用滋阴补肾兼润肺生津法；如三消俱全是肺燥胃热肾虚三者所致，临床主要是三多症状均明显，治疗用清肺胃之热，滋阴益肾。

（2）按八纲结合脏腑分，《实用内科手册》分肺热、胃热及肾阴亏。治疗以清肺热、清胃热滋肾阴为法[4]。气阴两亏者治疗用益气补阴，辅以清热；阴虚热盛的治疗用滋阴清热；阴阳两虚的治疗用补肾益阴壮阳；瘀血型的治疗宜活血化瘀[3]。中国中医研究院广安门医院内科泌尿组以阴虚、气虚、肾虚来治疗[6]。又有根据疾病的轻重度而分为轻型与重型[7]。有辨证分为肾虚胃燥肝阳上亢及肺肾阴虚胃经蕴热[8]。有分胃热阴伤型治疗用养阴清热法；肾阴亏虚型，或肾阳不足型，治疗用滋阴清热法；气阴虚亏型治疗用益气养阴法[9]。也有辨证为阴虚燥热型用人参白虎汤加消渴方；肾气阴亏型用补肾滋阴法。全国高等医药院校试用教材《内科学》（中医专业用）分为肺胃燥热型，主症烦渴多饮，善饥形瘦，口干舌燥，舌边尖红，脉滑数，治宜养阴清热；肾阴亏损型主症尿频清长，稍置后尿上有如浮脂，腰酸无力，口干舌尖红，脉沉细而数，治宜滋阴补肾；阴阳两虚型，主症尿频清长，稍置后尿上如浮脂，面色黧黑或㿠白，浮肿腹泻，阳痿怯寒，舌淡苔白，脉沉细无力，治宜滋肾温阳。

糖尿病的临床表现，在疾病的不同阶段表现不一，且随着年龄不同，病情轻重，其临床表现也不尽相同，青少年发病，病情多比较重，"三多"症状明显，特别是口渴欲饮，消谷善饥，多属肺胃燥热型。如病久未愈，或中年以上发病，其症状多重，又多为肾阴亏损或气阴两伤。如久病不愈，治疗无效损气耗阴，阴损及阳，形体渐羸，则多转为阴阳两虚，治疗又须阴阳双补以复其阳。

4. 常用治疗法则

据近年来有关糖尿病的临床治疗报导，及古人治疗消渴证的记载，可归纳为以下几个法则。

（1）养阴清热法。适用于烦渴多饮，消谷善饥，口干舌燥，尿黄大便燥结，或头昏眼花，失眠多梦，手足心热，唇赤颧红，舌红无苔，脉弦数或滑数。证属肺胃燥热，或阴虚热盛，方剂用白虎加人参汤，益胃汤去冰糖[10][5]。

（2）滋补肝肾法。适用于尿频清长，稍置即尿上有如浮脂，腰酸无力，肢端麻木，头昏头晕，耳聋，雀盲，口干舌红，脉沉细而数。方剂用六味地黄汤，杞菊地黄汤，大补阴煎[10]。如肝胃郁热，可加用清肝胃之药[12]，有用乌龙汤（生龟板 30g，玄参 12g，生地 30g，女贞子 30g，藕节 45g，黑豆45g，胡桃仁 30g，沙参30g，枸杞子 15g）治疗有一定的疗效[13]。

（3）益气养阴法。适用于多饮多尿，头昏耳鸣，心悸气短，疲乏无力，动则汗出，手足心热，口燥咽干，舌质红苔薄，脉细数。方剂用增液汤加生脉散[5]。祝谌予根据其老师施今墨的经验，采用增液汤、生脉散合玉锁丹，加苍术配玄参降血糖，生黄芪配山药降尿糖。其方剂为：苍术、玄参、黄芪、山药、生地、熟地、党参、麦冬、五味子、五倍子、生龙牡、茯苓，如尿糖不降加花粉或乌梅、五味子，血糖不降加人参白虎汤，取得一定的疗效[12]。中医研究院广安门医院内科糖尿病研究组用益气养阴法治疗 50 例，其方剂为：黄芪、太子参、生地各 15～30g，花粉、麦冬、玄参、知母、黄柏、黄精各 10～15g，如口渴多饮者加生石膏 30～90g，多尿者加菟丝子、女贞子、覆盆子 9～12g，汗多者加五味子、五倍子 5～10g，多食易饥者加黄芩、连翘、黄连[14]。

（4）温阳补肾法。适用于尿频尿多，倦怠乏力，头昏耳鸣，腰酸怕冷，阳痿遗精，浮肿便溏或五更泻泄，舌质红，脉沉细弱，方剂用金匮肾气丸[5][10]。亦有只悟其意不用其方，而用淫羊藿，巴戟，山药，枸杞，熟地，山萸肉，菟丝子，肉从蓉，黄精等有一定的效果。金匮肾气丸即桂附八味丸，既温肾阳又能化气行水，糖尿病属肾阳虚者用以温肾阳[16]，该方中生地降血糖，山萸肉治尿多及小便频数，泽泻能减轻口渴，症状初起加大山药量，多食善饥重用山药、茯苓，口渴加重天花粉之用量可取效[17]。

（5）清胃泻火法。适用于消谷善饥，形体消瘦，大便秘结，舌苔黄燥，脉滑实有力，方用调胃承气汤，加黄连大黄之类，若大便通畅，口干咽燥者可予玉女煎以清肺养阴[18]。

（6）益气补肾法。适用于尿频尿急，口渴欲饮，面色暗黑，阳痿遗精，形体消瘦，困乏无力，少气懒言，舌淡苔白，脉沉细无力。方用《三因及病方》鹿茸丸益气血补肝肾以达水火并补助阴扶阳之功[18]。

（7）益气解毒法。适用于形体消瘦，消谷善饥，乏困无力，病邪入营，损气伤阴伴疮疡痈疽，或脉络瘀阻，蕴毒成脓。方用黄芪六一汤，忍冬藤丸，补气托脓而解毒，或用犀黄丸化瘀解毒[18]。

（8）活血祛瘀法。适用于头昏头晕，健忘多梦，眼底出血，视物不清，口干舌强，心烦不宁，胸闷气憋，舌质暗有瘀血，脉弦细或趺阳脉微。方用血府逐瘀汤，桃红四物汤[5]。

（9）针灸治疗法。有报导采用补肾不足，平泻肺胃燥热，取穴太溪、肾俞、肺俞，梅花针刺膀胱区，后加关元、太溪、水泉、足三里、三阴交、胰穴，两疗程症状消失，血糖降至正常[20]。

（10）调理饮食法。饮食调理或用一些药食同源药物对本病的控制是非常有益的。调理饮食是各型糖尿病治疗的基础，对于轻型的患者与肥胖的老年患者，控制饮食常常可不药而愈。对于糖尿病重症患者，须积极配合控制饮食，才可取得满意疗效。如可多食苦瓜，山药，猪胰，冬瓜，黑豆，大豆，赤小豆等。

5. 疗效

（1）中药治疗。中国中医研究院广安门医院内科糖尿病研究组用益气养阴法治疗 50 例，其中显效 28%，好转 54%，无效 18%，总有效率 82%[14]。靳文清用滋肾生津益气固本法，方药为：生熟地、山药各 15g，党参 15g，苁蓉 15g，首乌 12g，麦冬 10g，花粉 10g，砂仁 2g。治疗 9 例，全愈 4 例，显效 2 例，进步 2 例，无效 1 例。[20]。有用消渴粉（枸杞子 50g，山药 25g，鸡内金 15g，焙干研末），每次服 25g，1 日 3 次，于空腹时服用。在饭后一小时服消渴合剂（制首乌 50g，玉竹、麦冬、葛根、玄参各 25g，生石膏 120g，生地 25g），煎为 500ml，1 日 3 次，每次 50ml，5 例显效，19 例有效，15 例改善，11 例无效。有用桑根皮 60g，滋肾丸 30g（玉竹，丹皮，女贞子，山药，茯苓，泽泻），治疗 10 例，3 例显效，4 例有效，3 例无效。国外报导有用大柴胡汤去大黄，加生地黄，治疗有一定的效果。

（2）中药加降糖药物治疗。有用降糖一号（黄芪，太子参，黄精，生地，花粉等），每日 3 次，每次 30g，三月一个疗程，治疗 80 例，显效 25%，良效 51%，无效 24%，总有效率 76.25%。第二军医大学附属医院治疗 6 例，均有较好的效果，基本方为：党参 30g，天花粉 30g，山药 30g，黄连 1.5g，解放军 153 医院治疗 7 例，6 例症状消失，血糖降至正常[9]。

（3）单味中草药治疗。有用广西番石榴治疗 55 例，显效

49%，有效 31%，无效 20%，又用其提取物总黄酮甙治疗 11 例成年人隐性糖尿病，其有效率为 87.7%。有用亚腰葫芦治疗 26 例，显效 19.2%，进步 61.6%，无效 19.2%，总有效率 80.8%。有用苦瓜制成干粉末，压为 0.5 克之片剂，每次 15~20 片，1 日 3 次内服，治疗 29 例，显效 65.52%，总有效率 79.3%。有用桃树胶、生地治疗，获得一定的效果。

（4）针刺治疗。有用针灸中药并治，治疗 170 例，治愈 50 例，显效 37 例，有效 79 例，无效 74 例，总有效率 96%。

6. 常用方剂与药物

（1）常用方剂①六味地黄汤（《小儿药证直决》）：熟地、山药、山萸肉、茯苓、泽泻、丹皮。②杞菊地黄汤（《小儿药证直诀》）：枸杞、菊花、熟地、山药、山萸肉、茯苓、泽泻、丹皮。③金匮肾气丸（《金匮要略》）：地黄、山药、山萸肉、茯苓、泽泻、丹皮、桂枝、附子。④大补阴丸（《丹溪心法》）：知母、黄柏、熟地、龟板。⑤鹿茸丸（《三因方》）：鹿茸、麦冬、熟地、黄芪、五味子、肉苁蓉、鸡内金、山萸肉、补骨脂、人参、牛膝、玄参、茯苓、地骨皮。⑥白虎加人参汤（《伤寒论》）：石膏、知母、甘草、粳米、人参。⑦益胃汤（《温病条辨》）：沙参、麦冬、生地、玉竹、冰糖。⑧增液汤（《温病条辨》）：生地、麦冬、玄参。⑨生脉散（《内外伤辨惑论》）：人参、麦冬、五味子[10]。⑩黄芪六一汤（《太平惠民和剂局方》）：黄芪、甘草[11]。⑪消渴方（《丹溪心法》）：黄连、天花粉、生地汁、藕汁、牛乳、姜汁、蜂蜜[12]。⑫滋膵饮（《医学衷中参西录》）：生山药、生地黄、生黄芪、山萸肉、猪胰[13]。⑬活血降糖汤（首都医院）：木香、当归、益母草、赤芍、川芎、丹参、葛根、黄芪、山药、苍术、玄参[14]。⑭玉女煎（《景岳全书》）：石膏、熟地黄、麦冬、知母、牛膝[15]。⑮忍冬藤丸（《集验方》）：忍冬藤。

（2）常用药物

①补气药：人参、黄芪、黄精、太子参。

②养阴药：生地、石斛、麦冬、玄参、玉竹、花粉、龟板、鳖甲。

③清热药：知母、石膏、丹皮、山栀、夏枯草、黄连、黄柏、地骨皮。

④利湿药：猪苓、茯苓、泽泻、玉米须。

⑤健脾药：山药、白术、鸡内金。

⑥补肾药：菟丝子、女贞子、枸杞子、杜仲、桑寄生、胡桃肉、五味子、山萸肉、淫羊藿、何首乌。

⑦补血活血药：当归、川芎、赤芍、琥珀、丹参、鸡血藤。

⑧食物性药物：山药、猪胰、扁豆、赤小豆、黑豆、大豆、冬瓜、西瓜、苦瓜。

⑨现代药理研究证明有降低血糖作用的药物：人参、黄芪、茯苓、白术、苍术、山药、玉竹、生地、玄参、麦冬、知母、花粉、葛根、首乌、五倍子、枸杞、淫羊藿、南五加皮、玉米须、仙茅、地骨皮、虎杖、仙鹤草、番石榴、亚腰葫芦、苦瓜、石仙桃、桑根皮、桑叶、野马追、苍耳子、钻地风等。

这些药物中的苦瓜、亚腰葫芦、番石榴、桑根皮等均有较好的疗效。鸡内金消导助脾之运化，固肾缩尿，张锡纯治消渴重用此药。瓜蒌根（别名天花粉）润肺生津，为糖尿病之要药。如胃热口渴者天花粉可服 60g，连服一周常能减轻。山药、生石膏重用有认为对降低血糖、尿糖甚为有效[32]。

除药物治疗外，对精神因素，饮食控制，体力活动也非常重视。且告诫患者，"不节喜怒，病虽愈而可以复发。"宋代诸瑞章提出"若饮酒则愈渴"。因此，古人提出：慎饮食，远房帏，戒喜怒，勿过劳，适寒温。

参考文献

［1］上海第一医学院：实用内科学，545 页，人民卫生出版，1973

［2］李栋林：针药并治糖尿病 170 例，辽宁中医杂志，6：30－31，1980

［3］刘晓汉：中药治疗糖尿病的临床体会，新中医，3：30，1976

［4］上海第二医学院：内科手册，503 页，上海人民卫生出版社，1971

［5］广安门医院内科糖尿病组：对祖国医学关于糖尿病辨证分型用药的探讨，中医研究院广安门医院资料选编

［6］广安门医院内科糖尿病组：降糖一号治疗糖尿病 80 例的临床总结，中医研究院广安门医院，科技资料选编

［7］首都医院内分泌科：玉鑽丹治疗糖尿病，新医学，2：63，1979

［8］刘惠民：糖尿病，新中医，5：14，1977

［9］中西结合治疗糖尿病 7 例的初步体会，医学资料选编（2），中国人民解放军第 153 医院，1977

［10］全国高等医学院校试用教材：内科学（中医专业用）436 页，上海科学技术出版社，1980

［11］中国医学科学院首都医院，中医研究院广安门医院糖尿病研究组：糖尿病知识问答，45 页，上海科技出版社，1979

［12］祝谌予：糖尿病的治验，新中医，6：11，1977

［13］顾兆农老中医对糖尿病的治疗，山西医药杂志，3：36，1977

［14］中医研究院广安门医院内科糖尿病研究组：益气养阴法治疗糖尿病 50 例，临床疗效观察，中医研究院广安门医院科技资料选编

［15］徐丙守：消渴证用药宜寒凉还是忌用寒凉之我见，中医杂志：8：
59，1980

［16］陈杭生：桂附八味丸的临床应用进展，新中医，6：56，1976

［17］董岳琳：六味地黄汤新解，新医学，5：243，1974

［18］上海中医学院：中医内科学讲义，284－285，上海科技出版
社，1964

［19］商家成译：活血化瘀治疗糖尿病，辽宁中医杂志，5：46，1980

［20］陈全新：消渴，新中医，4：20：1975

［21］于志清：糖尿病的进展，关于病因发病机理，早期诊断及防治，广
西医学院学报，1：66，1980

［22］靳文清：中医药治疗糖尿病的体会，新中医，6：43，1977

［23］汪达成：桑根六味汤治疗糖尿病的临床观察，江苏医药中医分册，
2：59，1978

［24］殷晓明译：糖尿病用大柴胡汤去大黄加地黄，辽守中医，3：
48，1979

［25］郁加凡：糖尿病50例治疗小结，浙江中医杂志，4：168，1980

［26］中西结合治疗糖尿病6例疗效观察，中国人民解放军第二军医大学，
学术资料，2：261，1975

［27］于志清：广西番石榴治疗糖尿病55例的临床观察，广西科技情报，
4，1979

［28］北京医学院，附属人民医院内科：亚腰葫芦治疗糖尿病的初步观察，
北京医学院学报，1：18，1977

［29］广州部队第一九七医院，苦瓜制剂治疗糖尿病的初步探讨，新中医，
6：28，1977

［30］首都医院内分泌科，成人和青少年重型及不稳定型糖尿病的长期治
疗，新医学，10－11：517，1978

［31］周超凡：中药药理和临床用药，中级医刊，5：54，1979

［32］王宜增：浅谈历代医家对糖尿病的证因脉治，牡丹江医药，1：
1，1980

二、大结胸案

1. 大结胸症（急性腹膜炎）

张某，男，50 岁，农民，住沣西公社牛家村。1975 年 2 月初诊。

主诉：发热腹痛一周，疼痛剧烈。

病史：一周前开始发热发冷，周身不适，发热下午加重，近 3~4 日来突发腹部剧烈疼痛，不能转侧，疼痛初在上腹，很快波及整个腹部，经当地医生用药好转，但仍疼痛不止，恶心欲吐，腹部不能按压，触之则痛，近 1~2 日来腹痛及发热均加重，有时出汗，饮食欠佳，口干烦躁，大便 5~6 日未解，尿少色黄。

检查：体温 35℃，神志清楚，语言清晰，面容消瘦而红润，呼吸均匀，心肺未见异常；腹部：肝脾未触及，腹肌紧张，上中部拒按，全腹部压痛及反跳痛均明显，舌苔黄而少津，脉数。实验室检查：白细胞 12800，中性粒细胞 86%，淋巴细胞 14%，血沉 14mm/h。X 线检查膈下未见游离气体及液平面。

诊断：急性腹膜炎。

患者发热腹痛，疼痛拒按，大便数日未解，从心下至少腹，腹肌紧张，硬满而痛拒按，且有发热自汗，下午加重。此大结胸症具也。《伤寒论》137 条曰："太阳病发汗而下之，不大便五六日，舌上燥而渴，日晡潮热，从心下至少腹硬满而痛不可近者，大陷胸汤主之"。证属结胸，但病久未愈，邪实正虚阴津不足，故给予通里攻下养阴清热法，方用大陷胸汤加味。

大黄 10g，芒硝 15g，甘遂 6g，生地 15g，麦冬 9g，沙参 15g，连翘 15g，黄芩 10g。加水适量煎至 250ml，每日服二次。

西药用青霉素 80 万，链霉素 0.5g，肌肉注射每日 2 次。

复诊：服药 4 剂后，大便通畅，日 2 次，为稀溏便，腹痛减轻，舌质红苔黄，脉弦数，下午仍轻度发烧。守上方去芒硝、甘遂，加柴胡、蒲公英、白芍以清热解毒缓解腹痛。

三诊：经治疗半月，患者腹已不痛，板硬消失，热退身凉，精神好转，饮食增加，舌质淡红，苔薄有津，脉弦。予以养阴清热扶正。方药增液汤加沙参、玉竹、柴胡、地骨皮、当归、甘草，嘱续服 1 周。3 周后复查，患者腹软无压痛及反跳痛，精神增加面色红润，已做家务劳动。

按：大结胸症腹痛难忍，发热烦躁者最为重危，常为不治之症。《伤寒论》132 条云："结胸证，其脉浮大者，不可下，下之则死"。133 条又云："结胸证具悉，烦躁者亦死"。该患者虽则发热烦躁，但有大便五六日不解，舌苔黄脉数，口渴，下午热重等症，所以仍用了攻下清热养阴之法，且收到了良好的效果。余之用攻下法更重要的依据是辨病与辨症相结合，该例患者经 X 透视，膈下无游离气体，消化道穿孔可以排除，系一单纯性的急性腹膜炎，所以根据辨证按中医传统治法而以大陷胸汤加味，仍恐药力不足，加用抗生素协同治疗。**如疑有消化道穿孔所致之大结胸症，切记切忌勿施攻下。若下之，将为不治之症。**

三、黑疸案（阻塞性黄疸、胆石症）

乔某，男，67 岁，西安市某公司一厂工人。1977 年 2 月初诊。主诉：周身发黄，乏困无力，纳差 8 月。

病史：8 月前开始感觉上腹部疼痛不适，腹胀脘闷，食量减少，恶心欲吐，尿色发黄逐渐加深，如浓茶水样，继则眼目周身俱黄。病后经门诊治疗五月无效，后又去某医院住院治疗两月多，亦未好转，且病情日渐加重，黄色加深，饮食逐渐减少，日进食 1~2 两，仍感恶心欲吐，食后腹胀，右胁隐痛，大便干燥数日一次，呈淡灰色，全身皮肤发痒，有时齿龈出血，住院诊断为阻塞性黄疸胆管癌？胰头癌？胆石症？令其手术治疗，不愿手术，来我院求治。

检查：全身皮肤暗黄而发黑，巩膜重度黄染，呼吸均匀，语言清晰，项软颈部淋巴结不肿大，胸廓对称，两肺（－），心率 84 次/分，律齐，无明显杂音，心界不大，A2＞P2、肝肺界在 5~6 肋间，腹软平坦，肝肋下 2cm、质软，右上腹压痛（＋），脾未扪及，四肢脊柱未见异常。实验室检查：黄疸指数 60 单位，转氨酶 500 单位以上，凡登白试验直接反应阳性。中医辨证为黄疸重症，黑疸。治以疏肝利胆，清热通腑为法。

方用大柴胡汤、硝石矾石散加味：金钱草 30g，柴胡 15g，黄芩 10g，白芍 15g，木香 15g，生大黄 15g，芒硝 15g，矾石 10g。煎两次，每次加水 500ml，煎至 250ml，后将芒硝石加入溶化，早晚各服 1 次，每次 250ml。

服药后大便稀溏，日 2~3 次，当药进 4 剂后，自觉恶心减轻，有饥饿感，精神亦觉爽快，舌质淡白、苔黄腻，脉沉弦，语声有力，虽则见效但面目仍黄，周身晦暗仍为黑疸。效不更方，原方续进，加滑石 15g、茯苓皮 15g、泽泻 15g 淡渗利湿以消黄。

三诊：药进 12 剂，黄疸基本消退，唯巩膜仍为淡黄色，精神好转，饮食如常人，大便日 1～2 次，色棕黄色，小便已转淡黄，舌质淡红，苔白腻，脉弦而有力。原方去芒硝、大黄，加当归、丹参、党参、白术以益气养血调理脾胃。至此病愈，复查肝功，黄疸指数 6 单位，其他各项均未见异常。三年后随访，患者面色红润，精神焕发，仍在一线坚持工作。

按：本例患者诊断为阻塞性黄疸，疑为肿瘤，或胆结石，经用中西药治疗八月余无效，患者又惧手术探查，失去治疗信心，而寄希望于中医药治疗。经辨证属中医黄疸重证，因其面部及皮肤晦暗而黑，故为黑疸。《张氏医通》云："黄疸证中黑疸最剧。多由酒后不禁，酒湿流入髓脏所致，土败水崩之兆。始病形未槁者，尚有湿热可攻，为祛疸之向导。若久病肌肉消烁，此真元告匮，不能回荣于竭泽也。……有邻人黑疸，投以硝石矾石散作丸，晨夕各进五丸，服至四日，少腹攻绞，小便先下瘀水，大便继下溏黑，至十一日瘀尽"。《金匮要略》云："黄疸腹满小便不利而赤，自汗出此为表和里实，当下之，宜大黄硝石汤"。又云："诸黄腹痛，而呕者，宜柴胡汤"。患者病势重笃，症状复杂，黄疸开始时属阳黄，久经治疗，或失治误治，由阳转阴，遂为阴黄，正气已虚，而邪热尚盛，故见小便赤黑，右胁疼痛，腹胀而呕，仍属肝气郁滞，胆道阻塞之里实热证。故选用大柴胡汤合硝石矾石散，加金钱草、木香以通里攻下，清热疏肝利胆，拟方取《金匮要略》柴胡汤、大黄硝石汤及硝石矾石散之义，药力精专直捣病穴，继予益气养血调肝和胃之品以善其后，故数剂而愈。

四、暴盲案

冯某，女，41 岁，于 1980 年 9 月 25 日入院，住院号 69293，1980 年 10 月 3 日出院。

患者自诉，头昏头晕四天，双目失明、视物不清一天。病史：于三年前发现高血压，平时只感头昏、头晕，时轻时重，一年前患右侧肢体活动不灵，并有头痛、失语，经及时治疗很快痊愈。平素血压在 170 – 190/110 – 120mmHg 之间，近日因感冒，头痛加重，一日前突然双目视物不清，恶心欲吐，而来求诊。

检查：血压 160/140mmHg，神志清楚，语言清晰，双目瞳孔等大等圆，光反射正常。颈项软，心率80/分，律齐，心尖区二级收缩期杂音，心界不大，A2 > P2，肺部听诊（－），肝大剑下 3cm，脾（－）。

临床症状：头昏、头痛、失明、耳鸣，手足心发热，面部潮红，舌质红，苔白薄，脉弦洪。心电图提示：左心室肥厚。眼底检查，视网膜动脉硬化。辨证为肝肾阴虚，肝火亢盛。风邪内入，伤及肝目，故采用清肝明目、养阴平肝潜阳法治疗。处方：夏枯草 15g，杭菊花 15g，青葙子 15g，决明子 15g，牡丹皮 15g，生龙牡各（先煎）15g，川牛膝 10g，钩藤 10g，丹参 15g，白芍 10g，生地 15g，甘草 10g。煎服，每日分 3 次服用。并加服复方降压片，每日 3 次，每次 2 片。

患者服药三日后，视力已明显恢复，可以看清手指，头痛头晕基本控制，恶心、耳鸣消失。数日来患者情绪紧张，纳食不佳，大便数日未解，夜眠不安，故加入炒枣仁15g，夜交藤15g，酒军（大黄）4g，黄芩10g，以养心安神，调理胃气。

方药应用经验

一、五苓散新义与实践

五苓散原方载于张仲景《伤寒论》太阳病篇，在《金匮要略》中亦有论述，为后世经方学派及时方学派常用方剂之一。《伤寒》《金匮》将五苓散用于太阳病，恶寒发热，或发汗后，口干、口渴、欲饮水、脉浮、小便不利等症，如"太阳病，发汗后，大汗出，胃中干，烦躁不得眠，欲得饮水者"。或"脉浮小便不利，微热消渴"。及"中风发热，六七日不解，而烦，有表里证，渴欲饮水，水入则吐者名曰水逆"。"发汗已，脉浮数，烦渴者"，或"汗出而渴者"。

五苓散组成与用量

桂枝 10g，茯苓 12g，白术 12g，猪苓 12g，泽泻 15g。

适应症：1. 清热利湿。用于湿热发黄，湿热泻泄，膀胱湿热，如急性黄疸型肝炎，急性膀胱炎，急性胃肠炎。2. 利尿消肿。用于各类型水肿，小便不利，如急性肾炎，慢性肾炎，功能性水肿，心性水肿等。3. 健脾利湿止泻。用于寒湿泻泄，脾虚泻泄，小儿腹泻。4. 外感病发汗后，热邪不解，口干、小便不利等症状以及疝气、痰饮。

方解：五苓散属表里双解之剂。桂枝化气行水兼通心阳，调和营卫而解表邪；经研究桂枝有抗菌及抗病毒的作用，对大肠杆菌、枯草杆菌、金黄色葡萄球菌、痢疾杆菌、伤寒杆菌、肺炎双球菌、沙门氏菌及流感病毒等有抑制作用，且有较强的利尿作用，经证明有类似汞撒利的利尿方式。茯苓、猪苓、泽泻导水下行，通利小便而不强，并能降低血糖及胃酸，故对消化道溃疡有一定的预防作用。猪苓亦有抑制大肠杆菌，金黄色葡萄球菌及利尿的作用。泽泻含有大量的钾盐，服用后可显著增加尿钾排出量，在五苓散中泽泻的利尿作用最强，且有降低血糖及胆甾醇之作用。白术健脾燥湿，经研究有较强而持久的利尿作用，且有降低血糖及抗凝血之作用，久服增强体质。

临床实践

1. 急性黄疸型肝炎

王某，女，7 岁，1978 年 8 月来诊。病史：发热 8～9 日，周身发黄 5 日。一周前开始发热，乏困无力，不进饮食，整日睡眠，经治疗无效，于五日前发现眼睛及皮肤发黄，尿少如浓茶色，大便数日未解，既往健康很少罹病。

查体：T 37.5℃，P 92 次/分，巩膜及全身皮肤中度黄染，神志清楚，精神萎靡，心肺未见异常，腹软平坦，肝大，肋下 3cm，脾未扪及，舌质红，苔薄白，脉弦细数。肝功检查：黄疸指数 25 单位，麝浊 6 单位，锌浊 8 单位，GPT 500 单位以上。

治疗：五苓散加茵陈 30g。服法：每日 1 剂，煎水 500ml，每次服 250ml，早晚各 1 次。服药 8 剂后皮肤巩膜黄染消退，小便转清白，饮食增加精神好转，原方续服二周后，复查肝功能已恢复正常。肝脏缩小至肋下 1.5cm，嘱停药将息。

按：患儿发热乏困、巩膜及皮肤发黄，小便黄赤，证属黄疸之湿热发黄证，因而想起《伤寒百问经络图》云：五苓散"治黄如橘色，心中烦急，眼中如金，小便赤色，或大便自利。若治黄疸煎山茵陈汤下"。故方中加入茵陈 30g，以清热利湿消黄，五苓散健脾利湿行水，黄疸从小便排出而愈。

2. 急性胃肠炎

刘某，女，32 岁，农民，1978 年 8 月来诊。

病史：呕吐，腹痛，泻泄半天。当日上午自感周身不适，恶心欲呕、腹胀，随即呕吐数次，吐出为食物及水，大便已四五次，呈稀水样便，腹痛肠鸣，曾服西药未效。

查体：T36℃，P90 次/分，心肺（－），腹软平坦，肝脾未扪及，上腹压痛，肠鸣音亢进，脉濡，舌质淡红，苔白腻。大便检查：脓球（＋）及未消化食物。血白细胞 8400，中性粒细胞 78%，淋巴细胞 22%。

治疗：五苓散加生姜 10g、红糖 15g，立即煎服，煎500ml，频饮。患者服药一次后腹痛呕吐即减轻，约 3 小时药已服尽，未再呕吐，腹痛消失，次日续进原方 1 剂而愈。

按：急性胃肠炎以呕吐泻泄为主，属中医霍乱证，陈修园《医学实在易》云："五苓散治霍乱吐泻而渴者"，故选用五苓散加生姜、红糖以温中分利，方中桂枝、生姜温中散寒，止痛和胃健脾，白术、猪苓等利尿除湿，使湿从小便而解。如此阴阳分消胃肠机能恢复而愈。

3. 婴幼儿泄泻

张某，女，6 个月，于 1977 年 6 月诊治。病史：腹泻二月余，每日泻五六次，呈黄绿色奶花样便，腹胀神疲，形体消瘦，饮乳不佳，进食即泄，病后曾用中西药物治疗，罔效。

检查：面色白无华，消瘦，舌质淡红，舌尖及两边红，苔白滑。

治疗：五苓散加黄柏 5g、白扁豆 5g，服法：每日 1 剂，煎 100ml，分 3～4 次服用。方进 2 剂后大便转溏，日泻 2～3 次，腹仍胀，原方加山药、枳壳以理气健脾，续进两剂而痊愈。

按：证属中医泄泻，便色黄绿，舌尖及两边红，乃属肝胆郁热，久泻不愈损伤脾胃，脾虚运化无权，湿邪下注乃为泄泻。《医宗必读》云："泄泻治法有九：一曰淡渗，使湿从小便而去"，故用五苓散淡渗利湿，加扁豆健脾利湿，伍以黄柏，清肝胆郁热，从而阴阳分消，小便通畅而愈。

4. 腹股沟疝

刘某，男，3 岁，住西安帆布厂。1995 年 3 月初诊。病史：疝气半年余，阴囊常白天肿大，晚间入睡后缩小，哭闹或感冒后加重，休息后减轻，曾求诊于某医院，医生嘱待五六年后可作手术，家属愈加焦急而服中药。

检查：右侧阴囊肿大，舌质淡红，苔薄白。

治疗：五苓散加小茴香 6g、金铃子 6g、木香 5g，每日 1 剂，煎 100ml，日服 2 次，每次 50ml，连服 10 日，嘱每日专人照管，勿使哭闹，预防感冒。二诊：患者服药 10 剂后，显有好转，阴囊缩小，每日只在下午阴囊肿大，已无透明薄壳之色。嘱原方续进 10 剂。三诊：患者服药 20 天后，阴囊已不肿大，疝气未再复发，家长颇喜，要求进药巩固，给原方加升麻 5g、黄芪 5g 以补气升阳，续服药半月。二年后随访，家长言，其后未复发。

按：腹股沟疝中医亦称疝气，为任脉与肝经之病，陈修园《医学实在易》云："治此症以调气为主，统以五苓散作汤，如小茴香、木香、木通、金铃子主之"。余治此证多例，均效陈氏治法，或配以升麻、黄芪补气升阳，堪称治疝之妙方。

5. 急性肾小球肾炎

刘某，男，11岁，住窑店公社，1974年5月住院。病史：浮肿少尿3天。患者于五日前感冒发热，咽喉疼痛，经治疗热退好转，二日后见面浮肿，尿量减少，日泻1~2次，量少色黄，病后饮食减少，乏力倦怠，浮肿加重，下肢及全身均肿，经门诊收治入院。

检查：BP 180/90mmHg，T 36.5℃，发育营养中等，神志清楚，语言清晰，面部轻度浮肿，咽部充血，扁桃体肿大，颈软，心肺未见异常，腹软无压痛，肝脾未扪及，两腿轻度凹陷性水肿，舌质淡红，苔白滑，脉弦细。尿检查：蛋白（＋＋）、红细胞（＋＋）、颗粒管型少许。血色素68%，红细胞355万。

治疗：青霉素20万单位，肌注，1日2次。五苓散加白茅根30g、大腹皮15g、桑白皮15g，每日1剂，煎服2次，每次200ml。患者服3剂后尿量增多，浮肿消退，食欲好转，效不更方，原方续进5剂，至此，患者全身已不浮肿，尿量增多，色淡，BP 110/70mmHg，尿检查：蛋白消失，红细胞消失，仍有上皮细胞少许，病已痊愈。患者要求出院，出院后嘱续服原方加黄芪30g、丹参15g补益气血。

按：急性肾炎属中医水肿证之阳水，患者面及下肢浮肿，按之有凹陷，乏困纳差，乃水湿之邪内聚，浸渍皮肤，三焦失司，膀胱气化不利而小便短少，周身尽肿，故予五苓散加味以化气行水。方中白茅根、大腹皮淡渗利湿，增助消肿利尿之功。患者使用青霉素抑制链球菌继续感染，以弥补中药抗菌力弱之缺点。陈修园云："五苓散……水肿证借用颇验"。吾常用五苓散加味治疗各类型水肿，疗效甚佳，如系急性肾炎，则以上述治法为主；若水肿消退，尿中蛋白不消，加黄芪 15g、当归 10g，益气血消蛋白；红细胞不消加旱莲草 15g、小蓟 15g 以凉血益肾。

6. 痰饮证

余 1965 年随医疗队去汉阴南山巡回医疗时，治一男性中年农民，自诉患者有怪病，其症状为嗜食豆浆、大米稀饭，背部寒冷，整日须背向火烤，脘腹胀满，大便数日一行，若背不向火则上腹胀满，嘈杂，或午后呕吐酸水及食物。病已半年，耗去药费多，诸药罔效，失去治疗信心。

检查：久病面容、形体消瘦，背部被火熏成黑褐色，心肺未见异常，腹软上腹部压痛，肝脾未扪及，舌质淡红、苔白滑腻，脉沉缓。

治疗：五苓散加附片 10g（先煎 1 小时），干姜 15g，煎服，药进 3 剂，患者背部寒冷遂向好转，腹胀嘈杂减轻，症有起色，续给原方，药进 10 日后患者已不用火烤背，背部由冷而转温，腹胀返酸消失，嘱其注意饮食，食易消化食物，续服理中丸，每日 2 次每次 1 丸。缓慢将息调理。

按：《金匮要略》云："夫心下有留饮，其人背恶寒如掌大"，心下多指胃脘，心下留饮常为脾阳不振，饮邪内停，攻撑胸肋，阴寒内阻，阳气不达，故背部寒冷，因而采用温阳化气除饮的原则而收获。病虽已愈，由于当时限于条件，未能详查，依据当时症状拟诊断为慢性胃炎或溃疡病。

小结

以上对五苓散的解释及应用，只是个人在医疗实践中一些粗浅的体会，结合古人的论述与现代医学的研究成果，提出了不成熟的认识，整理成文，公之于众，尚望批评指正。

本文参考资料

［1］《伤寒论语释》，中医研究院编（1）第 71 条（2）第 74 条（3）第 72 条（4）第 73 条

［2］《金匮要略今释》，陆渊雷编著

［3］《中药大辞典》

［4］陈修园先生医书七十二种：《医学实在易》《医学从众录》

二、银翘散原方有无玄参的讨论

"温病条辨"上焦篇第 4 条云："太阳风温、温热、温疫、冬温、初起恶风寒者，桂枝汤主之；但热不恶寒而渴者，辛凉平剂银翘散主之……"。其方所列之药无玄参，加减法云："项肿咽痛者，加马勃、玄参"。中焦篇第 22 条又云："阳明温病，下后，疹续出者，银翘散去豆豉加细生地、大青叶、玄参、丹皮主之"。以上说明银翘散原方无玄参。但是，从上焦篇 16 条"发疹者，银翘散去豆豉加细生地、丹皮、大青叶倍元参主之"；和 38 条、40 条太阴伏暑气分表实及气分表虚证皆云："银翘散去牛蒡、玄参，……"由此，又谓银

翘散原方有玄参，究竟银翘散原方有没有玄参呢？根据吴氏
"本方……用东垣清心凉膈散……，去入里之黄芩……，加银
花辛凉，芥穗芳香，散热散毒，牛蒡辛平润肺，解热散结，
除风利咽"之说，似乎只要考证一下东垣方，便可回答。其
实问题并非如此简单，东垣清心凉膈散，由黄芩、连翘、桔
梗、薄荷、栀子、竹叶、甘草组成，并无玄参，为何吴氏又
云"倍玄参"或"去玄参"呢？可见，单凭考证回答上述问
题，很难使人完全信服。因此，要弄清此问题，必须从吴氏
拟制此方的原意谈起。

（一）吴氏创制银翘散的理论和实践依据

吴氏认为，温病"自口鼻呼受而生"，始于上焦，在手
太阴。这里的手太阴，非专指肺脏，因为，肺合皮毛，主表
主卫，故言肺者，卫表也概在其中也。肺主天气，天气郁，
则头亦痛也，"肺主化气，肺病不能化气，气郁则身亦热"，
"肺合皮毛而亦主表，故恶风寒"。说明温毒，即由卫及肺或
由肺及卫，都可导致卫表失和而出现上述症状，若再无汗，
则与太阳伤寒相同；若有汗，则和"太阳中风无异"。其所
不同者，病因异也，故诊断温病，必于"脉动数不缓不紧，
证有或渴，或咳，午后热甚"，苔薄白少津，或黄，舌质红中
求之。

太阳表证，因于外寒，故当用温性之品，病位在皮毛肌
肉，故又宜辛味药以散之。肺位最高，属轻虚娇嫩之脏，主
宣发肃降。因此，无论寒邪或温邪犯之，均可用辛味之药以
驱邪从表而出。然而，若不辨寒热，以辛凉之药治表寒，用
辛温之品疗表热，则犹冷水加冰，火上浇油，必遗患无穷。

吴氏之时，尚有部分医者，把一切热病，皆理解为狭义伤寒，故一见外感初起发热之症，不分表热、表寒，即用辛温发散，因而，必犯"用伤寒法治温病之大错"。为纠正这个弊病，吴氏特根据《内经》"风淫于内，治以辛凉，佐以苦甘"之理论，从"普济消毒饮时时轻扬法"而创制银翘散。

（二）吴氏认为，银翘散"皆手太阴药"，玄参咸寒入肾，故不宜用

温病邪在肺卫，属上焦，其病轻，病轻不可用重剂，否则，药过病所，难以奏效。因此，吴氏本着"上焦如羽，非轻不举"的原则，选用"无关门揖盗之弊，有轻可去实之能"之金银花、连翘、桔梗、大力、豆豉、荆芥、竹叶、薄荷、芦根等，"纯然清肃上焦，不犯中下"之药，以成一方。为了达到清轻透邪之目的，吴氏特在煎服银翘散时指出："香气大出，即取出，勿过煮，过煮则味厚而入中焦矣！"既然银翘散内所用之药，皆入手太阴肺经而主治温病初起，邪在肺卫之证，而咸寒入肾的玄参，配在其中，岂不是与吴氏的上述观点自相矛盾吗？

考吴氏用玄参，皆取其壮水之功。通过壮水以济心火，心火得济，营血之热则清。如清营汤、紫雪丹、化斑汤、银翘散去豆豉加细生地、大青叶、元参，丹皮汤、玉女煎去牛膝加玄参汤之玄参，即是如此，此其一也。用玄参滋补肾水，以生肺津，以润肠燥。如增液汤，方中之"玄参……，启肾水潮于天，其能治液干，故不待言"，此其二也；其三为补肾壮水以治咽痛。因为吴氏认为，上焦风温、温热、温毒等，之所以能产生咽痛，是由于"少阴少阳之脉，皆循喉咙，少

阴主君火，少阳主相火，相炙为灾"之故，所以吴氏仍用
"补肾水以上济邪火"来解释普济消毒饮中玄参之作用。

应当说明，治疗风温袭肺，肺气不宣的桑菊饮，与银翘
散互为姊妹之方，其方所用之药，也皆入手太阴肺经。既然
如此，为何吴氏在桑菊饮方论中却云：菊花晚成，芳香味甘，
能补金水二脏呢？结合吴氏"病温者，精气先虚"之说，这
难道不是射影银翘散原方有玄参吗？其实非也。因为，菊花
本无直接滋补肺肾之功、吴氏言之者，足说菊花清轻，能宣
散肺经风热，从而间接保肺津、生肾水也。

（三）从吴氏处方药性配伍的规律来看，银翘散原方也应没有玄参

上焦温病，邪在肺卫，以辛凉透解为法，如银翘散、桑
菊饮之类；若病不解，内陷心营，当用苦甘如牛黄丸、紫雪
丹之属。伤津者，可分别配入甘寒以生津液；化燥则可分别
加入甘润之品以清燥邪。湿温初起，宜芳香甘淡，上蒙心包
者，更加甘苦，如牛黄丸之类。邪入中焦，用苦寒法。热从
燥化者，用苦寒咸法；热从湿化者，多用苦辛。邪气深入下
焦，真阴被灼，药用甘酸咸寒，以化阴增液。湿在下焦，用
苦辛淡渗，以导邪从小便而出。综上所述并参见上节，可知
吴氏用咸寒，主要施于下焦温病，伤及真阴和中焦温病热从
燥化者。上焦温病无热入营血，或邪在肺卫而未见项肿咽痛
者，皆勿用之。

以上是吴氏制银翘散方不用玄参的原意。但我们认为，
温病初起，邪在肺卫，又未挟浊，于上方中，加入玄参，完
全可以。①《内经》云："夫精者，身之本也，故藏于精者，

春不病温"。说明病温者，必先有肾精之虚。叶天士据此于
"温热论"中指出"病虽未及下焦，每多先自彷徨"。因而主
张"先安未受邪之地"。可见，于银翘散或桑菊饮内加入玄
参，不仅可以治疗上焦温病，而且还具有阻止温邪深入的作
用；②玄参味咸微苦、性寒。因其咸寒，故有滋阴降火、软
坚散结之功。因其苦寒，故又具清热解毒凉血之效。临床上
主要用于温病热入营血和风热或阴虚火旺所致的咽喉疼痛，
目赤、牙痛以及瘰疬等症。由于本品既可入补剂，又可入攻
剂，入补剂则偏于补，入攻剂则偏于驱邪，因此，在银翘散
或桑菊饮诸多辛凉透解药中加入玄参，可起到驱邪不伤正，
滋阴不碍邪和增强上方解热散结之效。（邵生宽　陈国华）

三、钩藤散之临床应用

　　钩藤散乃宋代古方，最早见于《圣惠方》《普济本事
方》，其后《婴童百问》与《幼科发挥》均收载本方，唯药
物组成不同。《普济本事方》原方药物为：钩藤、陈皮（去
白）、半夏（汤浸洗）、麦冬（去心）、茯苓（去皮）、茯神
（去木）、人参、菊花、防风各半两，甘草一分，生石膏一
两，共为粗末，每服四钱，加姜七片，水煎去渣服。主治：
肝厥头晕。《圣惠方》钩藤散为：钩藤半两，龙齿一两，石
膏三分，山栀一分，子芩半分，大黄半两，麦冬三分（去
心），共为粗末，每次用一钱煎服，治疗小儿惊痫瘈疭。其后
《婴童百问》加用了蝉衣、全蝎、天麻、僵蚕，治疗吐利，
脾胃气虚而致之慢惊风。《幼科发挥》加入朱砂、蝉衣、羌
活、独活、大黄治疗天钩似痫，壮热，惊悸，眼目翻腾，手

足指挚，或笑或啼，喜怒不常，爪甲青紫如祟之状。《圣济总录》以钩藤为主加入铅丹等药，名为钩藤丸，治疗风痫。钩藤散的方药组成虽然不同，但其方意基本一致，均以镇静祛风，清热祛痰，益气养阴为主。如上所述，该方可以广泛用于各种病证引起的惊痫，抽搐，瘈疭，震颤，麻木，眩晕，痴呆，失眠不寐等症。

钩藤，《本草纲目》云："入手足厥阴""大人头旋目眩，平肝风，除心热，内治腹痛，发斑疹"。近代医家认为有清热平肝，熄风镇惊，治疗小儿惊痫瘈疭，降低血压的效果。为该方之君药，用量宜大，不宜久煎，每次煎熬不宜超过20分钟，久煎减低疗效，特别是有降压作用的成分被破坏。笔者应用时是在普济方中加入龙齿一两，山栀半两，大黄半两，制成粗末，每日用50g，煎服。并在该方基础上随证加减，运用于以下各证，均有确切之效果。

（一）眩晕证

眩晕是临床上常见证之一，发作时头昏目眩，重则如坐舟车，旋转不定，或者呕吐恶心。《素问·至真要大论》云："诸风掉眩，皆属于肝"，提出眩晕由肝风所致。《丹溪心法·头眩》云："无痰不作眩"，则认为痰是致眩之因。明《景岳眩晕全书》指出："眩晕一证，虚者居其八九，而兼火、兼痰者，不过十中一二耳"，强调了无虚不作痰的论述，治疗应以治虚为主。故后世治疗多以补虚、祛痰、祛风为法。方剂多选用天麻钩藤饮，半夏天麻白术汤，归脾汤，左归丸之类，而钩藤散则具有以上方剂的共同作用。所以我常将该方作为治疗眩晕的基础方用于临床，病轻症缓用散剂，每日

50g 煎服，病重症急者则用汤剂加减。如肝肾阴虚，肝阳上亢者，原方中加天麻、杜仲、石决明、潼蒺藜、夏枯草、青木香之类，以平肝潜阳。如身体肥胖，恶心、头晕头重，乃为痰浊中阻者，可加入白术、半夏、天麻、代赭石和胃降逆祛痰。如见气血亏损，面色无华，心悸者，则加入丹参、当归、鸡血藤益气养血安神。如见腰膝酸软，遗精耳鸣，健忘者，乃肾精不足，于该方中去石膏加菟丝子、女贞子、川牛膝、生熟地等滋补肝肾。眩晕临床常见于高血压病、美尼尔氏征、贫血。若诊断为高血压病 1－2 期，用钩藤散 50g，每日 1 剂，对改善症状降低血压有明显的效果。如第 3 期高血压病者则效力不佳，常须配合其他降压药物并用。美尼尔氏症必须以汤药为主，因为该病往往是病急而重，恶心呕吐，如觉天旋地转，如坐舟车，是时必须以重镇安神，清肝泻火之法为主。方药可用钩藤散加夏枯草、龙胆草、炒枣仁、生龙牡、磁石、代赭石等药。如大便秘者还须加大黄，或当归芦荟丸，以清热泄腑，始能收到相应的效果。

（二）预防中风

中风一证最为危急，发病时往往命在旦夕，人皆惧之。

中风死亡率颇高，又无特效疗法。若治疗及时用药合理而存活者，亦多留有后遗症，如偏瘫，语言不利等。作为医者除应通晓中风各种治法外，更重要的是要治未病，防患于未然，减少中风的发生。因此必须熟悉中风先兆的一些临床症状与表现。兹引《医林改错》对中风先兆诸证候的描述，以供参考。王清任曰："元气既亏之后，未得半身不遂以前，有虚症可查乎？余生平治之最多，知之最悉。每治此症，愈后问及未病以前之形状，有云偶尔一阵头晕者，有头无故一阵发沉者，有耳内无故一阵风响者，有耳内无故一阵蝉鸣者，有下限皮长跳动者，有一支眼渐渐小者，有无故一阵眼睛发直者，有限前长见旋风者，有长向鼻中攒冷气者，有上嘴唇一阵跳动者，有上下嘴唇相凑发紧者，有睡卧口流涎沫者，有平素聪明忽然无记性者，有忽然说话少头无尾、语无伦次者，有无故一阵气喘者，有一手长战者，有两手长战者，有手无名指每日有一时屈而不伸者，有手大指无故自动者，有胳膊无故发麻者，有腿无故发麻者，有肌肉无故跳动者，有手指甲缝一阵阵出冷气者，有脚指甲缝一阵阵出冷气者，有两腿膝缝出冷气者，有脚孤拐骨一阵发软、向外棱倒者，有腿无故抽筋者，有脚指无故抽筋者，有行走两腿如拌蒜者，有心口一阵气堵者，有心口一阵发空气不接者，有心口一阵发忙者，有头项无故一阵发直者，有睡卧自觉身子沉者，皆是元气渐亏之症。因不痛不痒，无寒无热，无碍饮食起居，人最易于疏忽。"

（三）失眠不寐

失眠不寐临床多见，其因虽多，但总不过虚实两类。实证用该方加龙胆草、山栀、黄连以清肝胆之热；虚证多因心脾两虚，或阴虚内热者，可用该方加远志、炒枣仁、夜交藤养心安神。若心悸失眠者，可加入琥珀粉或朱砂冲服。若胸闷、胸痛者可加入全瓜蒌、薤白宽胸理气安神。

（四）癫证

癫证是精神病的一种类型，其临床表现为情绪低落，语言减少，活动减慢，或失眠乏力，呆痴不语等。该证以气血失调，痰郁互结最为重要。《丹溪心法》曰："气血冲和万病不生，一有怫郁诸病生焉"。老年人肝肾亏虚气血日衰，心胸狭窄，遇事多思善虑，久之损气耗阴，气结于内，阳损于外，脾胃具损，化湿生痰，痰郁互结，上迷心窍，则癫疾生矣。故癫证的治疗应以疏肝解郁，祛痰化瘀为主，可用钩藤散加味治疗。现代医学的老年抑郁症、更年期抑郁症，其表现与癫证颇为相似，当按癫证治疗。凡诊为该病者一律用钩藤散50g 先煎服。若见两胁疼痛，情志不舒加柴胡、郁金，胸闷胸痛者加瓜蒌、薤白；失眠多梦者加远志、炒枣仁，心悸怔忡加朱砂冲服，喉中有痰，难以咯出者加南星、桔梗、川朴；语言蹇涩，肢体偏枯者加桃仁、红花；眩晕、肢麻加地龙、天麻、石决明；消瘦乏力，气短懒言者加黄芪、党参、五味子；少食纳差，腹胀者加白术、木香、砂仁；腰膝酸软、尿频、遗尿者加菟丝子、女贞子、仙灵脾；大便稀薄，黎明即泻者，加干姜、附片、破故纸、赤石脂温补脾肾，补肾固摄。用该方疗程为 30～60 天，个别患者可用 90 天以上，皆有显著疗效。服药期间亦无任何副作用或不适。

（五）震颤麻木

年老体弱肾气衰减，见四肢头身摇动、颤抖为主要表现者中医谓之震颤，现代医学为震颤麻痹综合征。该病多发于老年人，轻者尚能坚持工作，重者头及双侧上下肢颤动不止，或晃头及手颤动项强四肢拘急。其病因多属肝肾亏虚，气血不足，筋脉失养所致。该病多属久病，疗效且慢，中医以补肝肾治其本，祛风通络治其标，且须长期服药，可使用钩藤散 50g，加枸杞子、桑椹子煎服，以缓解症状，减轻痛苦。若年老体弱消瘦，头目眩晕，失眠多梦者，可用大补阴丸加南星、蝉蜕、僵蚕、琥珀，益阴祛痰镇静，常有可靠之疗效。

肌肤局部或四肢感觉发麻、或不知痛痒谓之麻木。该证多以风湿、痰瘀为主。无论风湿阻络，痰瘀阻滞之证，凡见四肢末端或手指、足趾、面部、肌肉有麻木感觉者皆可用钩藤散 50g、加桑枝 30g、桂枝 10g 煎服。多数病人服药一周后即可见疗效。若属高血压病久治不愈而引起者，此乃中风先兆，用钩藤散加地龙、僵蚕、磁石可愈。

（六）小儿惊风

惊风乃儿科常见之证，凡抽风、惊厥、目上视、神昏头摇、四肢冷厥等皆为惊风之表现。引起惊厥的原因较多，但以外感时邪或疫毒之邪为常见，以及久病脾虚津液亏损所致。临床有急惊、慢惊之分，急惊常见于时邪外感，寒热入里化热，热邪炽盛耗伤津液，神明被扰所致。若系疫毒之邪所伤，则为毒邪深入营血，直犯心肝，神明无主，肝风内动而致惊厥。慢惊多在大病、久病之后，或因急惊治疗不愈，正气暗伤，邪气留恋以致虚风内动，筋脉拘急，辗转而成。治疗时当仔细观察病儿表现，结合辨证再予以治疗。若外感时邪入里化热致惊者，用钩藤散加芦根 30g、连翘 15g、僵蚕 10g，急煎服。如体温不降，神志迷蒙，可配合用酒精擦身，钩藤散量可加重每日用 2 剂，分 4 次煎服。如为疫毒而致惊厥者，于原方中加山栀、黄连、犀角、连翘清热解毒，或加紫雪丹、至宝丹熄风镇惊，开窍。若高热不退，口干欲饮，大便秘结者加大黄、芒硝清热通腑，急下存阴。并可加石斛、麦冬、玄参生津养阴。慢惊风多为虚证，常以脾虚、肾虚或阴虚动风多者见，如面色萎黄、形神疲惫、嗜睡露睛、大便稀薄、四肢软、舌淡、苔薄，属脾虚不运，精津不能濡养筋脉所致。可用钩藤散加白术、党参补脾健胃，或加干姜、附片温补脾肾。若大便稀溏，澄澈清冷，四肢冰凉，手足蠕蠕震颤，神疲嗜睡，此乃脾肾阳衰，急宜温补脾肾回阳救逆，急用钩藤散加附片、肉桂、干姜、黄芪回阳救逆。并可先用桃花汤（干姜6g，赤石脂10g），补脾固摄，或先用人参10g、五味子10g，益气固摄，以防一厥不起。若阴虚内热，或久病伤阴面部潮红，手足心发热，肢体拘挛或抽搐者，可用该方加地骨皮、银柴胡、龟板、鳖甲，或加用黄连阿胶鸡子黄汤，滋养肝阴，柔肝熄风。

　　急慢惊风乃儿科急重危证，临床切勿轻视，除辨证论治外，必须结合现代医学检查，作出确切诊断，配合现代医学治疗，如抗感染，解热镇静，补充水盐电解质等治疗手端，再加用钩藤散加味治疗，既发挥了中医的特长，又可提高疗效。一切从患者实际出发，乃为医者之责。

　　以上是个人对钩藤散的临床实用简介，供同道参考，并望指正。（北京中日汉方医药学术交流会资料　邵生宽）

四、乌头附子用量刍议
（附大剂量附子中毒治愈与小剂量川乌中毒致死案）

　　乌头附子乃温中散寒、祛风止痛之良药，用之得当效若桴鼓，用之不当祸害立降，甚至死亡。医家皆知附子乌头有毒，其毒性若何，却不尽悉，由于该类药物制剂多端，各药毒性不尽相同，故临床中毒者常有之。为了启示同道慎重使用，兹浅谈有关该药的一些基本知识，供同道们参考。

（一）加工制作不同毒性有强有弱

乌头有川乌、草乌。附子有盐附片、黑顺片（黑附片）、白附片、天雄片、明附片、淡附片、炮附片之分，其名称虽异，但均属毛茛科植物乌头之根，或旁生根块加工而成。所含成份为乌头碱、次乌头碱、新乌头碱、培拉胺、川乌碱甲、川乌碱乙六种。由于加工不同各药含乌头碱之量相差很大，因而用量差别亦大。川乌附子的道地产品在四川省，江油、彰明两地。川乌是人工栽培品，草乌指野生品种，药用部分均为根块。川乌药用分生川乌、制川乌。生川乌是将根块除去杂质，洗净灰屑晒干即可。制川乌是将川乌用凉水浸泡，每日换水 2～3 次，漂至品尝稍留麻辣感时取出，再用甘草、黑豆加水共煮，至川乌熟透，内无白心为度，晒干切片即成。生草乌与制草乌加工过程与川乌相同。附子药用有生熟之分，生附片是将附子除去泥土，切片晒干即成。盐附子是将附片浸入盐卤或食盐的混合物中，每日取出晾晒，直至附子表面出现大量的盐柱，体质变硬为止。黑顺片是将附子洗净入盐卤中数日，并与盐卤水同煮沸，捞出水漂切成厚片，再浸入稀卤水中，并加入黄糖与菜油调色，使附片染成浓茶色，用水漂至进口无麻辣感时取出，蒸熟烘晒至干。白附片是将较小的附子洗净浸入盐卤水中数日，并与盐卤水同煮至透心为度，捞出剥皮切片，用水漂至口尝无麻辣感时，蒸熟晒至半干，再用硫黄熏白晒干即成。明附片、天雄片加工法与白附片相同，其色为黄白色，半透明状。淡附片，是将盐附子用清水泡浸，每日换水2～3次，至盐分漂净，置锅内与甘草黑豆同煮，熟后切开，口尝稍有麻感为度，取出切为两瓣，再加水煮2小时，取出晾晒切片晒干即成。炮附片，将盐附子洗净，用清水泡一夜，除去皮脐切片，加水泡至口尝稍有麻辣感为度，取出用姜汤浸二天，然后蒸熟，再焙至七成干，入锅用武火急炒，至起烟微裂开为度，取出放凉即成。

附子、川乌的加工过程虽然不同，其目的一致，即减低毒性。是通过加工减毒，达到安全使用的目的。凡是加工复杂，浸泡漂洗时间愈长，次数愈多者则毒性小。凡是未经漂洗，切片晒干生用者，其毒性最大。从加工程序看，生川乌、生草乌、生附片是原生药的干燥品，乌头碱的含量最高。制川乌、制草乌经漂洗、煮熟等工序，其乌头碱含量已大部渗出，或被破坏，其毒性较小。附子乃乌头的旁生根块，原生药含乌头碱较川乌少。生附片毒性最大，盐附子虽经浸泡，毒性已减，但毒性仍很大，仅次于生附子。黑顺片、白附子、黑附子、天雄片、明附片、淡附片六种制剂其加工过程相似，其毒性约略相同。炮附子是将上药再次加工后而成，是该类药物中毒性最低之品种。

（二）乌头附子用量

本草著述甚多，均详于功效、性味，而略于用量。《本草纲目》将用量寓于处方之中，至近代著作乃列用量一格，然亦不统一，但约略相同。兹择录几家著作中有关川乌、附子的用量以比较之。

几家药学著作乌头附子用量表

书　　名	乌头用量	附子用量
《本草纲目》	一枚	四钱
《中国药物学》（时氏）	五分——钱	八分—四钱
《中药学》二版	五分—三钱	一钱—五钱
《中药学》五版	3－9克	3－15克
《全国中草药汇编》	川乌1－2钱 草乌0.5－1.5钱	1－3钱
《中药大词典》	0.5－2钱	1－3钱

　　以上记载只是提到一般用量，而并未涉及到各种不同制剂的用量，看来似乎用量合理，不致中毒，细考之则差异悬殊，为服用中毒埋藏了祸根，因为各家著作中均不分生熟，笼而统之，人云亦云的传抄下来，已被认为是合理用量。在《中药大词典》及中医药院校统一教材《中药学》中，也看不到有生熟用量之分别，其他剂型并无涉及。医生根据以上记载川乌用量 1.5～9g，附子用量 3～15g，是有根据无可非议的。若不分生熟误用生品按照如上用量常可给患者带来祸患。据近年来的一些报导，生川乌9g，生附子15g，用后在数分钟内可引起严重中毒，甚至立即死亡。而制川乌、制附片可用至60g，有长期应用者并无中毒现象，其肝肾功能亦无损害，足见二者用量之悬殊。为此笔者认有必要将该药的各种剂型、用量分条论述，收藏于典籍之中，以示使用者重视。各剂型合理用量，应根据其加工减毒过程，结合各地医家的经验而确定，达到既有效又不致中毒者为合理用量。兹提出以下用量可供参考。

1. 生川乌、生草乌用量 0.3 ~ 1g，煎服；入丸用 0.2 ~ 0.4g。

2. 制川乌用量 3 ~ 6g，煎服。

3. 生附子用量 0.5 ~ 1g，煎服。

4. 盐附片用量 1 ~ 3g。

5. 黑附片、明附片、淡附片、白附片、天雄片，用量 5 ~ 15g。

6. 炮附片用量 10 ~ 30g。

若超剂量使用，必须标明先煎 120 分钟，以减低毒性，而生川乌、生草乌、生附子切勿超量使用，或者只可外用。

（三）附子中毒病案两例

1. 大剂量附片中毒案

惠某，女，29 岁，工人，1983 年 11 月住院，住院号 90209。

病史：连续六日服中药，每剂内有制附片 60g，服后初感口麻，舌麻，未予重视，第 7 日患者治病迫切，乃将两日量共 120g 附片一次煎服。服后半小时，舌根、舌尖、口角麻木加重，不能说话，继则上下肢发硬，2 小时后昏倒，神志时清时混，来院就诊。

检查：神志欠清、时有迷昏、语无伦次、口唇发绀、烦躁不安、瞳孔等大、光反射正常，心率 64/分，律齐，偶见早搏，脉沉结代。

入院后诊断为乌头碱中毒，立即进行抢救，给予输氧，输液，洗胃，并使用阿托品每 15 分钟 2mg，后改为 2 小时 1mg，共用 30mg，患者出现两颧潮红，瞳孔散，心率加快而停止用药。同时服用中药淡竹叶、绿豆各 30g，滑石 15g，木通 10g，煎汤频饮。

患者经抢救治疗后很快好转，共住院 3 日痊愈出院。出院时查肝肾功能及心电图均无异常。

2. 川乌草乌中毒案

邢某：男，24 岁，学生，1965 年诊治。

病史：一小时前服用活络止痛丸一瓶，服后约 10 余分钟，感觉腹中不适，口舌麻木，随即昏倒于地，经同学抬来医院救治，并带来所服药物原瓶，经察看内含生川乌、生草乌，每瓶重量 9g。用量为每次 3～5 粒，约重 0.3～0.5g，日服 2 次。

检查：患者神志不清、躁动不安、呼吸急促、面色青紫、瞳孔散大、光反射存在，心率 45 次/分，律不齐，可见频发早搏，舌质紫暗，脉搏沉细迟、结代。血压 20－40／0－10mmHg。心电图：示多发性早搏。

接诊后经洗胃、灌肠、输氧，用阿托品及升压药物等抢救措施，约 5～6 小时后，病情继续恶化，呼吸心跳停止而死亡。

体会：以上两例病案，一为大剂量制附片中毒，一为大剂量生川乌、生草乌中毒，其结果一死一生。乌头附子乃大辛大温、大毒之品。其用量、用法历来无明确严格规定，各地医家靠经验，或家传师授而使用。用量极不统一，小者 3g，大者达 60g，致病家中毒者屡见不鲜，但未能引起重视。只有中毒症状严重时患者前来治疗，往往为时已晚，常会给患者带来莫大损失。引起中毒的原因可归纳如下因素：1. 用量过大，如生用未加工过的川乌、草乌或生附子超过剂量，及大剂量的加工过的制品，如日用30~60g，且连续使用者即可中毒。2. 配伍不当，如与贝母同用，或川乌、草乌、附子共用且剂量大者。3. 煎煮时间短。4. 体质虚弱，对药物耐受力差，或肝肾功能受损者，或正在使用洋地黄类药物者。5. 医生对各种乌头制剂不熟悉，毒性了解不够，生熟混用，常是引起中毒的主要原因。

　　由于该类药物的毒性极强，采集加工过程不同，各类剂型毒性差异很大。因此医生必须熟悉各种乌头的毒性，严格掌握常规用量，若须用大剂者务必交待患者，先煎30~120分钟，去麻味，同时提醒病家，如见口麻、舌麻及时停药，或减量服用，久煎可以减毒，乌头中的有毒成分被破坏，但其祛风、止痛、强心、温阳之作用并不减弱。该药虽有大毒，但疗效非凡，在很多疑难顽症中，常屡建奇功，用之既要大胆，又须细心，只要辨证准确勿失时机，放手使用，常有立竿见影、起死回生之效。

教 学 随 笔

一、中医内科的学习方法

内科是临床重要的学科之一，它记载了《内经》、《伤寒论》、《金匮要略》、《诸病源候论》以及中药学、方剂学等多门学科的内容，把常见各种疾病的临床表现与理法方药一线贯穿，使这些疾病的临床治疗与中医基础理论紧密地联系在一起，使其成为一个整体。在学习每个病证中必须用基础知识分析、归纳、辨证分型，选方用药。每一个病证就是对基础知识的综合反映，基础知识的占有决定着你学习临床医学的成绩。反过来学好临床医学又能进一步促进你对基础理论的深化。因此要学好内科学必须有牢靠的中医理论基础知识作保证，否则困难重重，无所适从。

（一）勤奋刻苦

知识的获得没有捷径可走，只有勤奋的人最后才能取得优异成绩。"梅花香自苦寒来"，要有决心有恒心才能有作为。内科学总学时二百多小时，怎样安排利用非常重要，决不能让时间白白浪费。古人云："一寸光阴一寸金"，珍惜时间是取得学习成绩的重要保证。有时间还必须有钻劲和干劲，时间是条件，钻劲干劲是动力，二者结合才能出成绩。过目不忘的人少有，天才出于勤奋，只要勤读勤看会有收益。所以在学习中必须篇篇熟读，句句吃透，一个病要反复读反复看，方能在脑子里扎根，才能有收获。读书应出声，低声默读口眼脑并用，读的同时无形中加强了记忆，如此反复常能快速记忆。如平日同学间相互提问相互讨论，或自己回忆性的讲述，讲的目的是为了加强巩固所学内容。多看也很重要，学过的内容要经常复习。在工作中遇到某个疾病，如对辨证立法用药有疑虑，就应立即查阅，尽量使辨证用药准确无误。要不厌其烦，这正是学习和加强记忆的最好时机。临床遇到难题经过查阅解决，结果终生难忘，这就叫手不释卷。大家都知道的《肘后方》就是要求医者随身携带便于查阅。我有一个老师出门看病，诊后总是看书查方，然后给患者照着方书议论一番，讲的头头是道，对病人认真负责，颇得群众好评。这样久而久之自然对一本书就颇为熟悉。这种诊法我不提倡，因为浪费时间，但作为一种学习方法是可以采用的。我的经验是白天看，晚上记诵，早晨复习，把所学的每一个病证都经过多次反复读记，在自己脑海里形成一个理法方药的系统，始算完成。读记问题应有重点，不能乱下工夫，把不必要的、非常见的都全记下来，像内科学这样多的内容，全都记下来很难，勉强记下来，短时又会忘掉。这就必须联系基础方药去熟记，将基础医学内容与临床紧密地结合起来，方可事半功倍。

（二）虚心阅读

虚心使人进步，骄傲使人落后。常见有些同学在学习基础理论以后，掌握了一些中医粗浅知识，或者读了一些入门之类的书籍，就觉得自己已很了不起，自以为什么都懂了。在学习了《内经》《伤寒》《金匮》之后，常会放松对内科的学习。不虚心的人常见有以下几种：一是认为内科没有新内容，只是上述课程的重复，无须下工夫。一是崇敬仲景学说，认为把《伤寒》《金匮》背熟，无临床理论都已精通，做一名经方派医师还是很高明的，因而对内科学不感兴趣。另一种是有一些现代医学知识的学生，他本身对现代医学知识了解不深，没有学通，或一知半解，而觉得现代医学说理清楚，病因病理能看到可重复，看到中医内科学所讲内容仍是六淫、七情、阴虚、阳虚等，从而对中医临床课有怀疑。还有一种学生过去是医疗工作者，见的病种多，同时也治愈过许多疾病，有的在群众中还有一定的口碑，因而自满，总觉得什么都懂，既懂中医又会西医，看看教材内容好像都知道，因而不虚心不用功。以上几类学生往往是腹内空虚，没有奠定扎实的基础，对知识的理解只停留在表面现象，对病人辨证不清，立法不明，用方无名，疗效不灵。上课不提问，提出任何问题都似是而非。有一位同学原先是赤脚医生，学医三载，考试时风寒感冒、风热感冒却答不全，全因不重视学习所致。上述现象有一定代表性，这种错误态度必须改变，才能把《中医内科学》学好。

还有一种原因是现代医学课的干扰。学生到临床课阶段，现代医学理论与西医临床课均学习过半，为在有限的课时中讲授更多的课本知识，将学生逼得很紧，许多内容要消化，要吸收，学生无形中挤掉了中医课程的复习。对这种情况，学生要合理安排时间复习中医课程。中医院校的学生，将来是中医师，西医知识只是我们了解疾病的一种手段，不是我们的目的。

学无止境，要永远进取不能后退，学习中应该迎难而上，不该遇难而退。学习中常常可能遇到一些难题，常见的是字难意不懂，如感冒一证中引用《证治汇补·伤风》篇说："肺家素有痰热，复感风邪束缚，内火不得疏泄，谓之寒暄"。这寒暄二字的意义就令人难解，首先对暄字的读音吃不准，对寒暄二字的意思模糊不清，其实很简单，只要稍微留神一下全句的意义，或查阅一下字典就明白了。暄仍读宣（Xuān），是温暖的意思。寒暄是外感寒邪，里有痰热的表寒里热之证，并非是两人见面后谈家常的客套话。本篇还有一句，"伤于风者上先受之"的上字，有些同学离开讲义就不清楚其意，上字是指位置在上边，在高处，但在中医术语中，它是指上部、指肺卫、指表皮而言。因肺为五脏六腑之华盖，肺居上焦，肺与皮毛相表里，上先受之是指风邪伤人，先侵犯肺卫，表现在上部的症状较多，如鼻塞、清涕、喷嚏、咳嗽等症。多看书多读书才能发现问题，有疑问就须弄明白，不能不加思索，明知不懂也不追究，最后仍然不懂。疑难之处要不耻下问，问同学或向老师请教，或者在工具书上找答案。

（三）全面学习重点掌握

《中医内科学》教材分上下两册，上册是中医证，下册是西医病，下册是让学生了解一些常见病的诊断与中医治疗，不作重点教学。总论部分是作为学生复习用的，一般不讲述，在学习内科前必须把这一部分复习一两遍使所收集内容重新在脑海里占有一定的位置，因为在以后的课题中将把这些内容分散地溶解在各证型之中。中医主证全部是讲授课程，应当全面掌握，将病因病机、辨证施治、理法方药熟记，并分清常见证与少见证。常见证应该学懂读熟，少见证作一般了解。学习既要掌握每个病证的主要表现，又要将一些相似之症状区别开，鉴别清楚。如像痹证与痿证，中风与厥证，喘证与哮证，胃脘痛与真心痛等的临床表现。

　　这里我想从一个证的学习谈起，学习一个证应将全文看完，主要内容写的什么？重点在哪里？其中哪些是自己知道的，哪些是生疏的，知道的复习回顾，生疏的重点学习。如胃脘痛就必须清楚是以胃脘部经常发生的疼痛为主症。同时也要知道古代的心痛，或老百姓所称之心口痛都是指胃脘痛而言。对古方九种心痛应有所了解，因也属胃脘痛而非真心痛。对《灵枢·厥证》指出的："真心痛，手足青至节，心痛甚，旦发夕死，夕发旦死"，应背诵。因其不属胃脘痛，而是一种急重危证，是由心脏本身病变引起的。胃脘痛的病因病机为病邪犯胃，肝气犯胃，脾胃虚寒三种因素。提到病邪就应想到六淫之邪与饮食所伤，脾胃居中焦寒湿之邪最常见，其次是饮食所伤，脾胃受伤，饮食不化，湿热内生所以疼痛。见到肝气郁结就应想到忧思恼怒伤肝，肝郁气滞横逆犯胃，或化火，或化火伤阴所致的诸多病变。肝气郁结在《中医内科学》中十几个证均有涉及，一通百通其他证会自然通晓。脾胃虚弱不是病因而是病变的结果，多因素体虚弱，劳累过度，或病久伤脾而致脾胃虚弱。学习病因病机必须回顾基础，把基础课学到的知识与之联系起来，这样可便于理解和记忆。总之，在病证中，只要机理相似就可以广泛地与其他病联系起来，而便于学习。

　　胃脘痛的辨证施治，同样采取脏腑辨证与八纲辨证，辨证的结果病位在脾胃、肝胆，涉及气血，有虚、实、寒、热、食滞之改变，其疼痛的原因是气滞或寒凝，或血瘀而致气不通畅。"通则不痛，痛则不通"所以应采用"理气止痛"之治法，并随证而变更之。分型治疗这一段应掌握每型的主症、治法、方药及其重要加减。各型中所用治法、方药绝大多数是较为熟悉或者常用。分型中的前四型最常见，尤以脾胃虚寒最多，如现代医学的溃疡病，慢性胃炎表现疼痛者多属之。以上所述胃脘痛的重点有熟记的必要。

（四）专心听讲记好笔记

课堂笔记十分重要，是衡量一个学生用心学习和专心听课的标尺。一份笔记是对所讲内容的高度概括，内科学诸多证看似相近，实际上却并不然，所以还须下工夫记录，只听只看不行，听完课看几遍最初还有点印象，但时间稍长就会记忆混淆。因此记好笔记尤为重要，自学笔记和讲授笔记不同，讲授时你可不加思索将教师所讲重点、心得、体会、结论等都记下来，而自学时就难了，记什么怎样记就得自己考虑，不能将书全部抄下来，抄下来没有意义，要选择推敲、要把学的东西分类归纳，使之条理化，使之醒目，易读、易懂、易记，使繁杂冗长变为简短明了，经过这样的整理，一个病的内容就会清晰明了。内科学涉及范围广，常常要参考很多书，其他如歌诀、顺口溜等都可记入，总之不拘一格使其内容简要易学易记。自学笔记不外两种，一种是扼要摘录，一种是列表式的填写，二者都常用，下面是我学习咳嗽的笔记：

《内经》已有咳嗽的记载，如《素问·宣明五气论》说："五气所病……，肺为咳"。《素问·咳论》指出："五脏六腑皆令人咳，非独肺也"。《景岳全书·咳嗽》篇说："咳证虽多，无非肺也"。《医学三字经·咳嗽》篇指出"肺为五脏之华盖，呼之则虚，吸之则满"。只受得本然之正气，受不得外来之客气，客气干之则呛而咳矣；亦只受得脏腑之清气，受不得脏腑之病气。病气干之亦呛而咳矣。咳嗽之分类《内经》按五脏分，《诸病源候论》有十咳之分，至明张景岳则把咳嗽分为外感内伤两大类。

咳嗽病因：风、寒、暑、湿、燥、火由口鼻、皮毛而入，肺卫受邪，肺气不宣，阻塞气道，而咳嗽。

咳嗽病理：1. 脾失健运：精微不能化生，痰浊上犯，肺气不宣而咳嗽。2. 肝火犯肺：肝气郁滞，日久化火，熏灼肺津，炼津为痰则咳嗽。3. 肺脏虚弱：肺阴亏耗，失于清润，气逆而上，或肺气不足，清肃无权则为咳嗽。

咳嗽临床分内伤与外感两类：外感起病急，病程短多有风寒、风热表证，或伴有发热、恶寒、头痛；内伤咳嗽起病慢，病程长或有其他脏腑失调的证候，多为虚证。

咳嗽的治疗，外感咳嗽以祛邪为主，可采用清热、散寒、润燥诸法，除使用其代表方剂外常可加入麻黄宣肺散寒，黄芩清肺热，白茅根、藕节凉血清肺。内伤咳嗽多属久病，其病邪较深，难取速效，故应以"缓则治本"的原则，扶正补虚达到根治的目的。

咳嗽一证总属肺气不宣，痰涎不化，故无论何型均可加入祛痰药物。如加瓜蒌、贝母、天竺黄、海浮石、海蛤粉祛热痰；加桑白皮、杏仁、沙参、紫菀、款冬花、百部祛燥痰；加半夏、南星、白芥子祛湿痰。咳嗽日久不愈，寒热证状不明显，均可使用止嗽散。写文章，讲演都有小结，学习也是同样，我对咳嗽证的小结是：咳嗽证分两端，有内伤与外感。宣肺气化痰涎，通用方止嗽散。桑菊饮风热咳嗽选，风寒咳嗽选杏苏散。咽干痰稠、肺燥热，桑杏煎汤，病家悦。内伤咳，症多变，二陈汤，痰湿犯。肝经火，黛蛤散。肺阴不足咳盗汗，沙参麦冬有效验。肺气不宣咳而喘，加入麻黄喘自安。

　　学习的目的是要为患者解除痛苦，所以还必须多临床多实践，使理论与实践结合，通过实践加强理论的巩固。以上是我个人对学习内科的认识，望同志们批评指正。

二、谈谈中医内科讲稿的编写

　　《中医内科学》是中医学的重点学科，内科教学质量的高低，是衡量教学水平重要标志。作为一名内科学教师，除了通晓本学科的系统理论外，在具备丰富而扎实的实践经验基础上，要讲好每节课，必须熟练掌握编写讲稿的方法和技能。兹将肤浅体会，就正于同道。

　　在接受教学任务时，首先要了解本门课在目前的地位和作用，以及与其他课程的联系。本学科的教学计划（教学目的、学时总数、大纲规定的重点及基本要求，各章节内在联系和学时分配、进度安排），自己承担的章节在本门课的位置。计划课时，应该讲清哪些概念和重点。教材是教学的依据，只有熟练地掌握教材内容，才能准确找出重点。在了解学生的知识结构，汲取其他教师经验的基础上，吃透教材内容的精髓，提出本章节重点和难点，这是备课的主要内容，要下功夫，备深备透。为了使讲课内容生动、系统，学生能够掌握运用，在忠于教材基础上，广泛搜集资料，如有关论述、新研究、新进展、临床经验及教训，特别是失败的教训、病例等，并考虑介绍这些内容放在本篇的具体位置。在介绍这些资料时，要尽量做到使学生能真正开拓知识面，加深对教材理解。介绍这些内容做到不玄、不贬、不迷、不离开本病。要多备精讲，不东拉西扯，夸夸其谈。

　　根据以上内容及课时要求，还要进行较详细的时间预计分配，一般概说部分占 10～20%，病因病理 30～40%，辨证施治占 40%，余者根据具体内容灵活安排。对初次教学者，教案写好之后，要请高年教师指导和听取他们意见，反复修改，理清之后交教研室主任或教研组组长审阅。再根据教学内容特点，教案拟出提纲，写出不同形式的讲稿，同时要注意到教案、讲稿的思想性、科学性和系统性。

　　《中医内科学》范畴的疾病一般分为概述、病因病理、类证鉴别，辨证施治、结语等几个层次，如何把它们有机的连接在一起，使内容既系统全面，又主次分明，让学生能掌握要领，执简驭繁。将各部分要点，略述一二。

　　（1）概说：有概念、特征、文献摘要（沿革）、讨论范围等内容。这是一般的"开头炮"，由于中医的证，至今无统一标准，往往概念、特征、定义难以确分，给教学与学生掌握带来一定困难。

　　概念：是反映对象的本质属性的思维形式。对有些病证，既不能下准确定义，又不能从特征反映，只能给予一定的概括。如胁痛，有许多原因及症状，概括为：指一侧或两侧胁肋部疼痛的病证。

　　定义：是清楚、确切、严格的定论。如癃闭，排尿困难，小便量少点滴而出，甚则小便不通。淋证虽也可出现排尿困难，但无不通。因此不通是癃闭的特有症状，就可下为定义。而哮喘，是一种发作性的痰鸣喘咳，因许多原因都可出现痰鸣喘咳，故为定义不妥。

　　特征：是一事物区别于它事物的特有征象，标志。如肺痈的咯吐脓腥臭痰，痢疾的里急后重，下痢赤白脓血等。

在一般情况下概念与特征，定义与特征可共同使用，而定义与概念则不能同时并用。

文献摘要（沿革）：多摘录前人对本篇内容的论述，有关病名的变异。一般采用三种方法：①对认识比较统一，变化不大，则按历史前后顺序，涉及的主要著作予以摘要。如癃闭，便秘等。②争论大，但有效地指导着临床实践，予以精简，突出主要观点。如眩晕，《内经》认为"诸风掉眩，皆属于肝"；刘河间主张风火致眩；朱丹溪偏于痰，提出"治痰为先"的方法；张景岳强调"无虚不作眩"，治疗当以治虚为主。③内容庞杂，名目繁多，进行归纳，绱成"辫子"。如泄泻可归纳为以病因命名，脏腑命名，大便性质命名等。这样既显得条理清楚，而且内容丰富，也容易理解。

讨论范围：主要为本篇内容与有关西医病的联系。

（2）病因病理：是各篇重点内容之一，它不仅能系统阐述每个疾病发生发展的规律，而且是理论联系实际，分析证候的指南，又是指导临床辨证治疗的依据，多为备课中的难点。对其讲解，归纳起来目前有三种形式，一是病因病理合讲，在讲病因同时讲病理。另外一种是病因病理分述之，先讲清病因，然后讲病理，同时突出病理重点、性质、病位、转化。还有一种是病因病理合讲，最后进行病机小结，究竟何种讲法为佳？我认为各自有其利弊。合讲的好处是：因果关系简明扼要，同学易领会，教师讲解容易，但弊端是：病机缺乏深度，易重复。分讲的好处是：病因病理概念清楚，重点突出，转化明白，有一定深度，但易形成公式化，合讲后小结病机，虽可弥补以上二者之不足，但有画蛇添足之感。

细想之，后者似与病因病理合讲同出一辙。在备课中究竟采取何种方法，我认为应根据每个篇目的具体内容而决定。

对有些篇目，内容较少范围小，病理变化比较简单，则可合讲。如不寐、痿证、癃闭等；而对一些内容庞杂，范围较大的病种则应分讲，如中风、肺痨、臌胀、水肿、胃脘痛、泄泻等；对有些病因病理紧密相连，分讲困难，合讲则不能讲清病机的，则可采取合讲后小结的方法，如眩晕、消渴、痉证、厥证等。这样既讲清了原发病因又说明了继发病因，有一定的深度。

无论何种讲法须将每个疾病的病因病机归纳为简单的图表示意。如血证的病因病理可归纳如下：

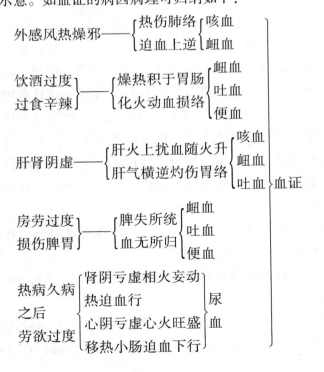

用这种方法既省了教学时间，也帮助了学生记忆，使繁而难记的内容简单化、线条化，只要掌握该病的基本几种发病原因，就可以讲出它的全部病因病理。

　　（3）类证鉴别：主要是与本病相类似证的鉴别，突出其主要鉴别点。如呃逆与干呕、嗳气的鉴别，主要是从症状特点、病机、预后来辨别。

　　（4）辨证施治是内科基本内容，它既荟萃了中医基础理论、诊断、中药、方剂等基础理论，又体现了其临床特点，所以是全篇重点之一。一般来说，每个证型的规律是证候、分析、治法、方药以及随证加减等固定公式程序，在备课中如果照本宣科，讲课中必会缺乏趣味，影响教学效果。

　　证候：应讲清证候名称的意义，引起对本节证治的兴趣。如痹证的着痹，主要是麻木、重着，故曰着痹。对证候要抓住主证的特点，用分析对比的方法，进行归纳，作到有取有舍，有详有略。如痿证的脾胃亏虚与肝肾亏损，都具有肢体软弱无力，逐渐加重及一派虚象，所不同的是脾胃亏虚还有食少、便溏、面浮、面色不华、神疲的脾胃气虚症状。肝肾亏损则以腰膝酸软、眩晕、耳鸣，遗精或月经不调等肝肾亏损症状。脾胃亏虚宜补脾益气，运脾生津，肝肾亏损宜滋养肝肾，养阴清热。

　　分析：多为本证型的分析要求，均要求文字简洁，并要与病因病理紧密相连，确实能指导治法。

　　治法：针对本型病机特点而立法，还应结合基础理论，说明其根据。

　　选方：方剂学中有400余方，《中医内科学》所选的大多讲过，应作以简要提示，未曾讲过的应作扼要介绍，有时根据治法列举 2～3 方，如瘿病的肝火旺盛，既可选栀子清肝汤，也可用龙胆泻肝汤。使学生能守其法，而不拘泥其方，能灵活运用所学的方剂。

加减：主要是针对主证之外的兼夹证和病情发展及转化而出现的一系列证状。如湿热痢，除痢下赤白、脓血、里急后重，肛门灼热疼痛等症外，还兼有腹痛、腹胀、大便腐臭难闻的见证，说明湿热夹有积滞，故治法上除清热化湿，调和气血外，还需荡涤积滞，这都应在主证的基本方上进行加减化裁，而不能见一证移其方。

其他：对有些药物的特殊用法、用量、注意事项也应以强调说明。如止呕药服前可饮少量姜汁，然后再频频饮服，以及饮食调摄、生活起居等注意事项等。有些内容虽然方剂学中讲过，但在这里反复强调，对今后实践确有很大帮助。

（5）结语：大多为本篇内容的总结，指出其重点，以便学生掌握。其次是对本篇有些问题余意未尽作以扼要说明，如有关的新进展、动向、介绍课外资料阅读等，但应言简意明，不可纠缠不休，喧宾夺主。同时还可围绕重点出一些复习思考题，以便课后复习所用。

讲稿写好之后，要反复修改，必要时征求一些同志意见，或进行试讲，在试讲中检查自己时间安排是否合理、内容是否丰富、重点是否突出。讲稿定妥后，再认真工整地誊写清楚，并将重要的地方或板书划上醒目的标记。

总之，讲稿是教师遵照大纲，在教材基础上，结合教育学、心理学等进行加工的产物。充分发挥讲稿在提高教学质量中的作用，很有讨论必要，笔者不揣浅陋，旨在抛砖引玉，望同行不吝指正。（邵生宽　唐尚友）

科研举隅

一、大秦艽汤治疗脑血栓形成20例疗效观察

脑血栓形成是神经系统常见疾病之一，其属祖国医学"中风"证的范畴。临床常见为风中经络，少数伴有昏迷者则属风中脏腑。现将本人采用大秦艽汤治疗的一些病历简单总结如下。

（一）临床资料

1. 性别年龄：本组病例共20人，男性12人，女性8人，年龄40~50岁2人，50~60岁8人，60~70岁10人，其中干部1人，工人4人，农民15人，其中50岁以上的发病率最高，且随年龄增高发病率愈高。

2. 发病时情况：本组20例病人，有10人是在安静状态下夜间睡眠中发病。8例是在白天工作中或休息中突然发病，头昏、头晕、心烦或者昏倒。有两例是逐渐加重，由手足麻木或者头昏、头晕、口唇麻木开始，而渐成偏瘫。

20例病人中既往有高血压病者10人，动脉硬化者6人，糖尿病1人，类风湿1人，肝硬化1人，其中高血压动脉硬化4人，糖尿病高血压1人，高血压肝硬化1人，5人既往健康。

3. 神经系统症状体征与中经络中脏腑

20 例患者全部有不同程度偏瘫，风中经络者 18 人，风中脏腑者 2 人，16 人治疗时肌张力低，经治疗后除短期恢复外则逐渐转为亢进，有一例是两次发病，第一次栓塞在右侧，第二次栓塞在左侧，表现为一上肢轻瘫，一侧全瘫。其他症状体征见表。

表 1　神经系统症状体征与中脏腑中经络

神经系统症状体征	中脏腑（闭症）（人）	中经络（人）
昏迷、浅昏迷、嗜睡	2	3
偏瘫	2	18
完全性肌力 0	1	3
重不完全性，肌力 Ⅰ－Ⅱ	1	11
轻不完全性，肌力 Ⅲ－Ⅳ	无	5
失语	1	3
语言不清	1	3
吞咽困难	无	1
肌张力低	2	14
肌张力高	无	4
病理反射	1	1

4. 脉证舌及病情观察

临床分两型（风中经络与风中脏腑）观察。症见：半身不遂、偏身麻木、神志清楚、语言蹇涩，属风中经络。症见：半身不遂、偏身麻木、意识不清或昏迷嗜睡者属风中脏腑，闭证型。20 例病人中经络者 18 例，中脏腑者 2 例，其舌脉证如下表。

表2　脉证舌与中经中脏

脉证舌	中经络（人）	中脏腑（人）
神志不清	无	2
半身不遂	18	2
口眼歪斜	18	2
偏身麻木	无	9
失语	3	1
语言蹇涩	8	1
吞咽困难	1	无
痰多痰鸣	4	1
头昏头晕	18	2
失眠	7	无
舌质红	12	无
舌质淡红	6	无
舌质绛	1	无
舌强	1	1
舌苔白与白腻	17	无
苔黄及黄腻	2	无
脉弦	8	1
弦滑	1	1
弦细	3	无
沉弦	3	无
沉脉	3	无

（二）治疗方法

20 例患者全部采用大秦艽汤为主方治疗，有并发症时加用西药，如抗生素及维生素类药物，急性进展期如昏迷病人给予支持疗法，如10%葡萄糖加维生素C静滴，3例患者用丹参注射液及降压药物。

（三）基础方

大秦艽汤（《保命集》）秦艽五钱，当归三钱，羌活三钱，防风三钱，白芷三钱，茯苓三钱，石膏五钱，川芎五钱，白芍三钱，独活三钱，黄芩三钱，细辛一钱，生地五钱，白术三钱，甘草二钱，熟地三钱。

方义：《医方集解》云："大秦艽汤治中风手足不能运动，舌强不能言语，风邪散见不拘一经"。秦艽祛一身之风而通行经络为君，辅独活、白芷、细辛、防风散诸经之风邪，协助主药而增强祛风作用。风邪伤人，正气先虚故佐以当归、川芎、熟地、白芍以养血活血，体现了"治风先治血，血行风自灭"的道理。

（四）加减常用药物

平肝息风药：生龙牡、钩藤、地龙、决明子、潼蒺藜。

行气导滞药：枳实、川朴、大黄。

活血通络药：丹参、桃仁、红花、桑枝、桂枝、丝瓜络。

开窍祛痰药：远志、菖蒲、竹沥、南星。

镇心安神药：酸枣仁、夜交藤、琥珀。

服用方法：一般患者每日1剂，煎500ml每次服250ml，日服2次，早晚服。重危患者即风中脏腑闭证型可以少量频服。

病案，王某，女，65 岁，于 1977 年 12 月入院，住院号 55465。

　　主诉：右侧偏瘫、言语不清 2 日。

　　病史：2 日前工作中突然心中不适，头昏随即晕倒，不能言语，右侧上下肢不能活动，急送我院诊治。既往身体健康，很少罹病，生活无特殊嗜好。

　　查体：BP 140/100mmHg，T 36.5℃，R 20 次/分，P 80 次/分，神志清楚，语言不清，呼吸均匀，嗜睡状，面部潮红，结膜充血，瞳孔等大，对光反射存在，嘴歪向左侧，舌强活动不灵，右侧鼻唇沟变浅，咽部微红，扁桃体不大，气管居中，两肺（－），心率 80 次/分，律齐，心尖区听到 2 级收缩期杂音，A2＞P2，腹部平坦柔软，肝脾未扪及，右上肢瘫，肌力 0，下肢稍能活动，肌力 I－Ⅱ，肌张力低下，右侧腱反射消失，左侧稍亢进，病理反射（－）。诊断：脑血管意外，脑血栓形成，高血压病。中医辨证为中风证，风中经络。治则为祛风通络、活血化瘀。方剂用大秦艽汤加丹参五钱，桑枝一两。药进 6 剂患者神志清醒，上肢已能上举，语言逐渐清楚，舌质红、苔白滑，脉弦滑，诸症显有进步，仍给原方续服，去石膏加牛膝。服药至 10 天，患者上肢进步较快可以自由活动，下肢内旋外展均可，肌力Ⅲ，治疗半月已能下床活动，须人搀扶或拄杖，20 天时患者言语清晰，可自行下床活动，基本痊愈而出院。

（五）治疗结果

　　1. 基本治愈 12 例，偏瘫完全恢复，神经系统症状消失，语言清晰。

　　2. 显著进步 6 例，偏瘫明显恢复，能自己行走或扶杖行走，神经系统症状恢复大部。

3. 进步 2 例，偏瘫有进步，仍不能步行，神经系统症状好转，其中一例治疗一月自动出院，一例失语治疗两月，语言始终未恢复而停止治疗。

4. 无效 0 例，偏瘫神经系统症状无变化或加重。

表3 疗效观察表

疗效	例数（人）	%	
基本治愈	12	60	90
显著进步	6	30	
进步	2	10	
无效	0	0	
合计	20	100.0	

从上表看基本治愈率为 60%，显著进步 30%，进步 10%，其中治愈最短时间为 2 天，最长时间为 60 天。

表4 治疗时间与疗效关系表

治疗时间	例数（人）	疗效（人）				有效率	平均治疗天数
		痊愈	显著进步	进步	无效		
12 小时以内	3	3	0	0	0	100%	11.7
12~24 小时	2	1	1	0	0	100%	7.5
2~3 天	6	3	2	1	0	83.3%	34.1
5 天以上	9	5	3	1	0	88.8%	33.3

上表可以看出即时治疗效好，不及时治疗效果差。

表 5　证型与疗效关系表

证型	例数（人）	基本痊愈（人）	显著进步（人）	进步（人）	无效（人）
中经络	18	11	5	2	0
中脏腑	2	1	1	0	0

　　上表可以看出中脏腑的疗效尚高于中经络，由于病历数少有待今后继续观察。

（六）讨论

　　大秦艽汤治疗脑血栓形成有一定疗效，本组 20 例患者经治疗后达到偏瘫恢复或基本恢复的为 90%，服药期间无任何不良反应，有些病人收效较快，2～3 日即能下床活动，该方是《保命集》方，治"中风外无六经之证，内无便溺之阻格，知血弱不能养筋，故手足不能运动，舌强不能言语，宜养血而筋自荣，大秦艽汤主之"。以上这些症状显系属脑血栓形成的一些症状，当患者在安静状态下或者睡醒后，既无情绪改变又无六淫所侵，而突然出现偏瘫，手足不用，言语蹇涩，多由血虚所致。主要由络脉空虚风邪入中，因此采用大队祛风药与养血药治疗。方以大秦艽为名，提示人们该方是祛风除湿之主方。秦艽、川芎有扩张周围血管使冠状动脉血流量和下肢血充量增加之功；羌独活能直接扩张血管降低血压；防风治四肢挛急；白芷、细辛祛风止痛，方中配有当归、熟地滋阴养血活血，寓有"治风先治血"之意。大秦艽汤之所以治疗中风有效，根本原因是其诸多风药有扩张血管。增加血液循环降低血压的作用，这些作用正符合现代医学治疗脑血栓形成的一般原则。

关于活血通络药物的应用，在方中加有丹参、桑枝，有时加入桃仁、红花，取其活血通络改善微循环的作用，从中医的传统治疗至近年相关研究成果看，活血化瘀也是治疗脑血栓形成的一个主要法则。因其有疏通血脉，通经活络，消除痹阻，使血管扩张血流通畅，瘀去新生的作用，脑血栓形成的病理是风中经络瘀血阻滞，因此只要诊断确定后，即可加入活血通络药物，活血通络药物与祛风药物同伍能起协同作用。通过我们的临床观察，这些药物用于脑血栓形成最好早期即用，且愈早愈好，早期应用能促进偏瘫恢复，减少后遗症。

该组患者脉象多为弦脉，其中 8 例弦脉，3 例为沉细，3 例弦细，1 例弦滑，2 例弦而有力，3 例沉脉为女性。弦脉者多伴有高血压病。舌的变化，舌质有淡红，红绛。舌苔有白苔，黄苔，厚腻苔，由厚腻转黄等，其中以厚腻苔为多，黄苔次之，苔的变化对诊断脑血栓形成尚未发现相关规律，但可以说明患者消化功能的强弱。白苔饮食较好，黄苔次之，厚腻苔患者消化功能差，饮食较少。由厚腻苔转黄苔则消化功能更差，纳少，且有尿量少、色黄，脉弦数，属中医风中经络，痰热上扰，且有头昏眩晕，语言蹇涩，久久不易恢复。舌苔厚腻而黄者偏瘫恢复亦慢。

二、440 例中风病分型论治的探讨

中风素有内科四大证之称，以发病急，变化快，危害大为特点，直接危害人们的健康及生命，其发病率正在逐年上升。如何提高治愈率，减少病残和死亡率，越来越引起人们

的重视，探索有效的治疗方法成为当务之急。基于此点，将我院（1970－1979）十年住院 440 例中风病历进行了分析总结，力求探索该病的发病及治疗规律，提出中风临床辨证的分类、分型及治疗方法，以便同道们临证参考。

（一）一般临床资料

1. 性别：440 例中风患者中，男性 202 例，女性 238 例。

表 1　性别分布情况

	脑血栓（人）	脑出血（人）	脑栓塞（人）	蛛网膜下腔出血（人）	合计（人）
男性	64	128	5	5	202
女性	83	127	16	12	238
合计	147	255	21	17	440

2. 年龄分布：16 岁～78 岁。

表 2　年龄分布情况

年龄（岁）	脑血栓（人）	脑出血（人）	脑栓塞（人）	蛛网膜下腔出血（人）	合计（人）
－30	0	0	2	1	3
－40	3	0	6	7	16
－50	25	82	8	2	117
－60	63	54	3	2	125
－70	43	94	2	2	141
－80	13	25	0	0	38
合计	147	255	21	17	440

从本表中可以看出：中风的好发年龄为 50～70 岁之间。

表3　主要临床表现的发生率

单位：人

	头疼	昏迷	头晕	肢麻	乏力	失语	颈强	失明	呕吐	心悸	耳鸣	面红气促	舌卷体缩	口眼歪斜	语言蹇涩	半身不遂	二便失禁
脑出血	36	65	75	64	2	40	38	3	15	0	7	37	15	147	19	147	40
脑血栓	63	0	174	113	32	32	0	0	10	0	19	0	19	255	91	255	12
脑栓塞	9	0	18	3	1	1	0	0	0	15	0	0	0	21	9	21	0
蛛网膜下腔出血	17	2	11	15	0	0	17	0	9	0	0	0	2	17	6	9	0
合计	125	67	278	195	35	73	55	3	34	15	26	37	36	440	126	432	52

（二）治疗方法

1. 中风病分类：①风中经络：发病较缓，病势较轻，有半身不遂，口眼歪斜，肌肤不仁，语蹇舌强或失语，脉弦滑或弦细，而无神识昏蒙者。

②风中脏腑：发病急，病势重，突然昏仆，神识昏蒙，牙关紧闭，双手固握，面红气促，痰涎壅盛，口眼歪斜，半身不遂，或目合口张，手撒遗尿，四肢厥冷，或以九窍闭塞为主，具有目瞀，视岐，视长为短，目不得眠，言语蹇涩，吞咽困难，尿闭，便结，脉弦滑或滑数或滑细欲绝者。

2. 分型及辨证施治

（1）肝阳暴张，肝风内动

主证：突然昏仆，人事不省，半身不遂，颜面潮红，身热气喘，口角歪斜，牙关紧闭，两手握固，大便干，小便失禁，舌伸不出，舌质红，苔黄燥，脉弦劲。

治则：平肝潜阳，镇痉熄风。

方剂：天麻钩藤汤加减。

天麻 12g，钩藤 10g（后下），石决明 25g，山栀 10g，黄芩 10g，杜仲 15g，牛膝 15g，桑寄生 12g，益母草 20g，茯神 10g，夜交藤 15g。

该方平肝潜阳，镇肝熄风，具有降压、镇静、抗惊厥、抗癫痫之功用，是现代治疗高血压病、高血压脑病、脑溢血的常用方剂。若神志不清，昏迷较重者加远志、石菖蒲，痰涎多者加天竺黄、胆星或加竹沥膏，生姜汁豁痰开窍，抽风惊厥者加全虫、蜈蚣、僵蚕，以解痉熄风，大便数日不解，口臭苔黄者加大黄、芒硝通腑泄热。上药若口服困难者，可改为保留灌肠。

（2）痰湿壅盛，经络阻滞

主证：卒然昏仆，不省人事或神识昏蒙，半身不遂，口眼歪斜，呼吸急促，喉中痰鸣或头目昏眩，面白唇紫，四肢不温，舌质暗淡，苔薄白或白腻，脉弦滑或弦而沉数。

治则：息风豁痰，开窍通络

方剂：涤痰汤加减。

枳壳 10g，竹茹 10g，陈皮 10g，半夏 10g，茯神 12g，南星 10g，党参 12g，菖蒲 10g，生姜 3g，甘草 3g。

本方具有治疗因痰阻引起的眩晕、心悸、呕吐、恶心之功能。并有祛痰开窍，通经络之作用，对于痰涎壅盛，呼吸急迫，痰声噜噜之重证为首选之方。若两手抽搐，两拳固握，痉厥者加白僵蚕、全虫镇痉息风；素有眩晕，血压较高者加天麻、钩藤、地龙以平肝潜阳；若痰从热化，发热面赤，舌红、苔黄厚少津加山栀、黄连、知母清热除烦；大便秘结，尿黄者加大黄、芒硝通腑泄热。

（3）气虚血瘀，脉络阻闭

主证：半身不遂，肢体麻木，口眼歪斜，语言蹇涩，面色㿠白，气短乏力，口角流涎，自汗出，心悸，便溏，手足肿胀，小便频数或遗尿，脉弦细或弦细无力。

治则：益气活血，化瘀通络。

方剂：补阳还五汤加减。

黄芪30g，当归12g，川芎15g，桃仁12g，红花10g，赤芍15g，丹参30g，山楂30g。

本方以益气活血通络见长，为治疗半身不遂常用的有效方剂，根据现代药理研究，本方诸药均有不同程度的扩张血管、增加冠脉血流量、改善心脑循环等作用。临床用于脑血栓形成，闭塞性脉管炎，冠心病等。本方黄芪用量不宜过轻，可由60g开始，逐渐增加为120g，活血药不宜过重，肢体功能恢复较慢时只要辨证准确，必须守法守方，坚持服药治疗始能见效力，伴其他体征者可随证加减。

（4）脉络空虚，风邪直中

主证：半身不遂，手足麻木，肌肤不仁，语言蹇涩，口角流涎，甚则昏不知人，或兼有发热恶寒，肢体拘急，关节酸痛，舌苔薄白，脉浮弦或弦细。

治则：祛风通络，活血化瘀。

方药：大秦艽汤加减。

秦艽12g，羌活10g，防风10g，白芷12g，川芎12g，赤芍15g，生地15g，桑枝20g，牛膝15g，红花10g。

本方具有养血活血，祛风通络之功用，为治疗中风轻证之常用方剂，中风兼有表证犹为适宜，如呕逆痰盛或喉中有痰不易咯出者加半夏、橘红、南星，灌服竹沥膏，发热有汗、苔黄脉数者加连翘、菊花、黄芩、芦根以清热疏风。身体瘦弱，气血不足加黄芪、鸡血藤益气通络。初神志尚清，继则神志不清应急服苏合香丸辛温开窍，方中常加入远志、菖蒲以开窍。

上述诸型如病情突变，元气败脱，心神散乱，神昏、昏愦，肢体瘫软，手撒肢冷汗多或周身湿冷，二便不固，舌痿，脉细欲绝等证，应按脱证辨证施治，多用人参、黄芪、附片、五味子，或用生脉注射液静脉注射以益气助阳，回阳救逆以挽危局。

（三）疗效判定标准

以出院时患者肌力恢复和症状改善情况来判定，并以肌力作为主要判定标准。

治愈：上下肢体肌力达4~5级，症状基本消失，能独立行动，生活基本自理或参加一般的家务劳动。

显效：肌力在原基础上增加2级以上，症状与体征显著好转，可扶拐下床行走。

好转：肌力在原基础上增加1~2级，症状与体征有进步，不能下床活动。

无效：症状、肌力均无明显改善或症状改善而肌力进步不显著。

（四）治疗结果分析

本组中脏腑159例，有效率为40%，中经络281例，有效率97.86%。

表6　治疗效果

	基本治愈（人）	显效（人）	好转（人）	无效（人）	死亡（人）	总计（人）
中脏腑	9	10	46	30	64	159
中经络	103	98	78	2		281
合计	112	108	124	32	64	440

表7　分型与疗效的关系

	基本治愈（人）	显效（人）	好转（人）	无效（人）	死亡（人）	总计（人）
肝阳暴张	6	11	52	13	38	120
痰浊阻络	1	3	36	16	26	32
气虚血瘀	98	85	31	2	0	216
脉络空虚	7	9	5	1	0	22
总合	112	108	124	32	64	440

　　由本表可以看出，中风气虚血瘀型最为常见（216）例占总数的49.1%，且疗效最好。其次是肝阳暴张型（120例）占总数27.2%，疗效较差。

（五）讨论

　　1. 关于中风的分类及证型分法中的有关问题

　　我们对本资料440例的病因、病机、临床表现及有关发病的诱因进行统计、分析，参照古人及兄弟单位的分类、分型经验，把中风分成中经络和中脏腑两大类及四大证型。分类是对本病认识的总纲。通过分类识别病位的深浅，病情的轻重，对治疗、护理及估计预后提供了可靠的依据。分型是辨证论治的具体应用，根据病程的不同阶段，有着不同的类型，依据证型施药治疗。有类有型使临证有纲有目，用药才能有的放矢，获药到病除之效果。

从分类主证分析，中经络病位浅，病情轻，而中脏腑，病位深，病情重。二者的临床表现均有半身不遂，口眼㖞斜，语言蹇涩，其主要区别在于有无神识昏蒙，有意识昏蒙者属中脏腑类，无意识昏蒙者属中经络类。因此，神识昏蒙的有无是鉴别中经络、中脏腑的关键所在。《金匮要略》把中风分为在经、在络、在脏、在腑四大类，我们认为从理论上四者是可以分开的，但临床表现往往是中脏和中腑，中经和中络的症状往往相互出现，很难单独分开。因此我们认为把中风分为中脏腑和中经络两大类比较实用，便于临床观察总结。

中风分型目前各地尚不完全统一，我们的分型不是人为的分型，是根据统计资料进行归纳、总结所得。从资料看：肝阳暴张型主要见于脑出血病（102 例），气虚血瘀型主要见于脑血栓形成（216 例）。临床用药，是根据病程的不同阶段，准确辨证，灵活用药，如张某入院时神志昏蒙，半身不遂，口眼㖞斜，呼吸急促，喉中痰鸣，小便失禁，脉滑。分类为中脏腑，分型为痰湿壅盛，经络阻滞。经息风豁痰，开窍通络论治，方用涤痰汤加减。6 剂后神清，10 剂后肢体稍可活动，仍倦怠无力，脉弦细，舌暗苔薄白。证为气虚血瘀型，治宜益气活血通络。用补阳还五汤加减，服 30 剂后几愈出院。另有李某入院时证为脉络空虚，风邪直中，服大秦艽汤加减，3 天后突然病情骤变，昏不知人，小便失禁，辨为中风重症，5 天后治疗无效死亡。由此可见临证中，必须结合具体病情辨证用药，方能运用自如。

2. 治疗中的有关问题：风中脏腑（脑出血）病情危重，单纯辨证施治，用中药膏、丹、丸、散之剂很难力挽危局，中药剂型正在改革探索之中，因此我们主张中脏腑病情危重应采取中西医结合的办法进行抢救治疗，该病稳定后可用中药治疗，中经络轻证可单纯用中药治疗，并有疗效好、副作用少的优点。

3. 说明：本文中 159 例脑出血，其中 64 例未用中药治疗，主要原因是病程短，病情危重，给药有困难，其中大部分于入院 2～3 天经抢救无效而死亡。（邵生宽　陶根鱼）

参考资料

[1] 周铭先：我对中风辨证施治的体会，福建中医（5）：88、1961
[2] 曾国衍，70 例中风分型论治的探讨，中医杂志（1）4、1963
[3] 古亭，中风辨证施治的浅见，浙江中医院通讯，（1）：29、1977
[4] 梁国卿：对中风的认识与治疗，辽宁中医，（1）：26、1978
[5] 王瑞中，中风的辨证施治，河北新医药（1）：21、1977
[6] 张学文等，通脉舒络液治疗脑血栓形成 110 例临床观察，新中医（3）：37、1982
[7] 郝子林等，中医治疗中风病 215 例报告，北京中医（1）：15、1983

三、治疗急性肾炎 52 例介绍

我科自 1971～1981 年收治的急性肾炎患者，均用五苓散合五皮饮加白茅根治疗，效果满意，今选择资料较为完整的 52 例介绍如下：

52 例患者中，男 25 例，女 27 例，年龄 14～50 岁 42 例，50 岁以上 10 例，病程 10 天之内 47 例，1 个月以上 5 例，最长疗程 1 例为 4 个月；所有患者均有不同程度的水肿，4 例合并腹水；血压升高者 37 例，肉眼血尿 3 例，体温升高者 3 例，小便检验：蛋白（＋＋＋）以上者 21 例，（＋＋）者 13 例，（＋）者 10 例，少许 8 例，红细胞除 3 例未见外，其余均为（＋～＋＋＋），有管型者 42 例，舌象以淡舌、薄白苔或白腻苔为多见，脉象以缓、沉弱为多见，这与病人湿浊内阻、水湿泛滥、阳气被遏有关。

治疗方法：除入院时多数注射青霉素等控制和预防感染外，随后均以五苓散合五皮饮加白茅根为主治疗（桂枝、泽泻、茯苓、猪苓、陈皮、姜皮各 10g，白术、茯苓皮、桑白皮、大腹皮各 15g，白茅根 30g）。若伴有明显咳嗽、气喘、脉浮者，加麻黄、杏仁、桔梗；咽痛、口干、舌红、脉数者，加金银花、连翘、牛蒡子、板蓝根、黄芩；尿血者，加大小蓟、炒蒲黄；腰痛者，加桑寄生、杜仲、牛膝；呕吐者，加半夏、竹茹；眩晕者，加钩藤、菊花、龙胆草、地龙、白芍；恢复期蛋白不退者，加黄精、黄芪、当归、丹参；红细胞不退者，加旱莲草、女贞子；有脓球或尿道刺激症状者，加黄柏、生地、滑石。

治疗结果：41 例痊愈（症状消失，尿常规及肾功能检查正常）；11 例显效（症状消失，但尿常规检查仍有少许蛋白或红细胞，或较入院时尿蛋白与红细胞下降＋＋以上者）；浮肿消退时间平均为 7 天，血压下降为 12.3 天，尿蛋白转阴 17.5 天，红细胞消失为 15.3 天，管型消失为 8.1 天；住院日期最短 9 天，最长 136 天。

讨论：急性肾炎类属祖国医学的"水肿"，其发病与肺、脾、肾的关系较为密切。《素问·至真要大论》"诸湿肿满，皆属于脾"，《水热穴论》"肾者，胃之关也，关门不利，故聚水而从其类也"，"水病，下为胕肿大腹，上为喘呼、不得卧者，标本俱病"。因此，水液的正常运行，必须依靠肺气的通调，脾气的转输，肾气的开阖，凡任何一脏病变，都可导致水液停留，泛滥肌肤而水肿。我们用五苓散化气行水、健脾渗湿，行膀胱气化而通利水道；五皮饮泻肺降气、理气消肿，使肺气清肃，水自下趋；加白茅根以增强利水之功。本方祛湿利水，符合急性肾炎从肺脾论治的原则。（邵生宽　李巧英）

四、中医分期定证法治疗慢性肾炎 105 例临床小结

中医药对肾炎有良好的疗效，已为大量临床实践所肯定。据报道急性肾炎有效率90%以上，慢性肾炎也可达 52.7 ～ 93.7%[1]。中医传统的治病方法是审证求因，辨证施治，理法方药的每一个环节都可能影响疗效。与西医那样的常规治疗方法比较，似乎不便于普遍掌握。因此，能否从大量的有效病例和用方中，筛选出部分固定组方，作为中医的常规治疗方法，也是探索中医治疗本病的途径之一，为此，我们将本院 1975～1982 年住院收治的 142 例慢性肾炎患者病历进行了小结，资料完整的有 105 例，其诊断均符合 1977 年北戴河肾炎座谈会规定的标准[2]。并除高血压病、过敏性紫癜、红斑狼疮以及其他原因引起的肾病，凡入院即诊断为慢性肾炎，尿毒症不包括在内。其中 77 例经过外院系统治疗，急性肾炎

史 18 例（占 17.1%）。以贫血，乏力等原因而确诊为本病者 12 例（11.4%）。入院患者均通过一月以上的中药治疗观察，基本应用固定方剂加减治疗，病程中分水肿期和无水肿期两个阶段，水肿期按中医的"水肿证"阴水型治疗，无水肿期按中医的"虚劳"脾肾阳虚型治疗。现将临床资料分析整理如下：

（一）临床资料

1. 性别，年龄与职业：

本组 105 例中，男 68 例，女 37 例，年龄在 14～30 岁 44 人，31～40 岁 30 人，41 岁以上 31 人。以青壮年多见，占本组病例的 70.5%。职业为工人 29 例，农民 38 例，干部 22 例，学生 12 例，其他 4 例。

2. 病程及疗程

本组发病在一年之内 63 例，2～5 年 29 例，5 年以上 13 例。病程最长为 19 年，疗程最长 206 天，最短 30 天。多在 2～3 个月左右，由于考虑床位周转率，故以观察短期疗效为主。

3. 合并症与并发症

本组患者的合并症多见于各种感染性疾患。有慢性扁桃体炎 11 例，慢性咽炎 6 例，慢性鼻窦炎 3 例，慢性肝炎 7 例，慢性支气管炎 2 例，胃十二指肠溃疡 3 例，慢性阑尾炎 2 例，渗出性胸膜炎 2 例，丹毒 1 例，肺结核 3 例，慢性化脓性中耳炎及慢性胆囊炎各一例，共占 40%。说明本病患者正气低下，易于感受外邪，造成机体的各种慢性感染病灶，也是慢性肾炎发病的主要原因之一。本组以上呼吸道感染诱发者 58 例（占 55.2%），劳累诱发 25 例（23.8%），不明原因 22 例

（20.9%）。并发症有尿路感染3例，高血压心脏病10例，肺炎2例。

4. 症状体征与实验室检查：

入院患者有浮肿98例，轻度24例，中度41例，重度33例。其中腹水症者19例，伴有明显腰痛（包括腰酸、腰困）80例，血压增高60例，大部分患者有眩晕、乏力、纳差、自汗等症状。

本组病例均随病程转归定时做了血、尿、大便常规、血浆蛋白总量及分类血脂和有关肾功能检查。另有28例做了同位素肾图（双侧损害者24例）。根据实验室检查，全部病例均有程度不同的肾功能损害。结合病史、体征，105例慢性肾炎的临床分型见表1。

表1　105 例慢性肾炎的临床分型

分型	普通型	肾病型	高血压型	隐匿型
例数（人）	47	45	10	3
百分数（%）	44.8	42.9	9.5	2.9

根据血常规检查：轻度贫血44例（占41.9%），中度贫血34例（32.4%），重度贫血8例（7.6%）。血色素及红血球总数均正常19例（18.1%）。另外，一部分患者查了血沉、眼底、心电图、肝功及X线检查。因资料不全未作统计。

5. 舌脉检查：（见表2. 表3）

本组舌脉统计以病程中记录集中者为准。

表2　舌象

舌质	淡白	淡胖	淡红	暗滞	质红	舌苔	白厚	白腻	黄腻	薄白	薄黄	少苔
例数（人）	45	20	20	15	5	例数（人）	30	29	11	28	4	3
百分数（%）	42.9	19	19	14.3	4.8	百分数（%）	28.6	27.6	10.5	26.7	3.6	2.9

表3　脉象

脉象	沉弱	沉细	沉缓	沉弦	细数	濡	涩
例数（人）	52	17	10	7	5	6	8
百分数（%）	49.5	16.2	9.5	6.7	4.8	5.7	7.6

从以上舌脉统计，淡白及淡胖舌共65例（61.9%），白厚、白腻、黄腻苔共70例（66.7%）。而脉象以沉、迟、虚脉类为多见。说明本病久病体虚、气虚不足、阴寒内盛、水湿内阻、本虚标实的基本特点。

（二）治疗措施

入院患者大部分应用了（PN）青霉素控制感染，凡肾病型患者常规使用激素强的松口服，少数患者加用免疫抑制剂环磷酰胺。对于并发贫血，酸中毒，高血压其症状较重者给予相应的对症处理。

中医分期治疗：

1. 水肿期：（正虚邪盛期）

本期为慢性肾炎活动期，临床以明显浮肿，或伴有胸水、腹水，脘闷纳差，畏寒身困，苔白厚腻，脉象沉弱为主。按

"水肿"证阴水型辨证。

治疗原则：温阳化湿，行气利水。

自拟方：温阳利水汤。

方药组成：白术、泽泻、猪苓、茯苓、桂枝、陈皮、大腹皮、干姜、白茅根、丹参。

加减：①有明显肺卫症状，如恶寒、发热、咳喘、脉浮，加麻黄、杏仁、桔梗以宣肺利水。

②风热犯肺，症见口渴、咽痛，或合并各种感染加金银花、连翘、牛蒡子、蒲公英等。

③素体气虚，自汗恶风，气短乏力，加黄芪 30~60g。

④肢冷、便溏、阳痿遗精等阳虚明显者，加附片。

⑤湿郁化热，渴欲饮水，心烦失眠，呕恶或尿频，尿急，舌苔黄腻，加黄柏、木通、滑石等。

2. **无水肿期（正虚邪衰期）**

本期为水肿逐渐消退，或病初即无水肿，临床表现一派虚象。如面㿠虚肿，神疲乏力，腰酸肢冷，腹胀便溏，心悸气短，头晕目眩等见证。按虚损劳伤（虚劳）辨证。

治疗原则：温补脾肾，益气养血。

自拟方：平补阴阳汤。

方药组成：熟地、山萸肉、山药、枸杞子、杜仲、菟丝子、黄芪、当归、党参、白术、茯苓、丹参、甘草。

加减：①肾阳虚明显，如腰膝冷痛、便溏，加附子、肉桂、肉豆蔻；遗精、阳痿，加巴戟天、肉从蓉、芡实等。

②阳损及阴，阴虚阳亢，证见头晕目眩，手足麻木，视物模糊，夜寐不安等加菊花、白芍、牛膝、龙骨、牡蛎等。

③肢体微肿，腹胀纳差，呕恶，加半夏、陈皮、厚朴。

④潮热、盗汗、心烦失眠，舌红苔薄黄，脉细等虚火旺，加知母、黄柏、麦冬、五味子等。

（三）治疗观察

1. 疗效标准

显效：症状体征完全消失，尿检阴性，肾功及血浆蛋白、血脂化验正常。

基本缓解：症状体征基本消失，尿检及血浆蛋白、血脂接近正常。肾功检查有两项以上明显改善。

好转：症状体征较入院减轻，实验室检查部分项目改善。

无效或恶化：经治疗一个月以上，症状体征及实验室检查均无明显改善，或加重转为尿毒症。

2. 疗效观察

本组 105 例中，基本缓解 31 例（占 29.5%），显效 31 例（29.5%），好转 34 例（32.4%），无效 8 例（7.6%），死亡 1 例（1%），总有效率为 91.4%。各型的疗效见表 4。

表 4　105 例慢性肾炎各型的疗效统计

疗效 分型 总例数（人）	普通型	肾病型	高血压型	隐匿型	总例数	%
总数	47	45	10	3	105	
基本好转	16	13	1	1	31	29.5
显效	12	12	5	2	31	29.5
好转	18	14	2	0	34	32.4
无效	1	6	1	0	8	7.6
死亡	0	0	1	0	1	1.0

（四）体会与讨论

1. 对慢性肾炎病因病机的认识

祖国医学认为本病的发生是由于"外邪侵袭，脾肾亏虚"[3]；因风寒所致的反复感冒；或因风热所致的咽痛、乳娥肿大，烂喉痧，猩红热等；因湿热毒邪所致的皮肤痈疖，脓疱疮等均易引起本病。病邪侵袭人体，能否引起肾炎，主要取决于患者机体的虚实强弱，对于脾、肾气虚或阳虚者，比较容易罹患肾炎。这与我们观察的本组合并各种感染性疾病者达40％，其中由上感诱发本病者为55％完全符合。慢性肾炎的主要症状为水肿，中医早有论述，如《素问·水热穴论》篇指出："勇而劳甚则肾汗出，肾汗出逢于风，内不得入于脏腑，外不得越以皮肤，客于玄府，行于皮里，传为胕肿。本之于肾，名曰风水"。李梴《医学入门》说："阳水……或由疮疡所致"。沈金鳌《沈氏尊生书》也云："有血热生疮变成水肿者"。说明祖国医学很久以前已经认识到外邪是引起本病的主要因素。外邪之所以侵入人体，乃"邪之所凑，其气必虚"。在慢性肾炎的发病中，所谓虚，主要指脾肾素虚。据报道：慢性肾炎脾肾阳虚者占56％以上[1]，这类患者多表现为细胞免疫和体液免疫功能低下，免疫系统功能失调。因此用扶正祛邪补益类的中草药，刺激免疫反应，提高机体的免疫机能，使慢性肾炎获得满意疗效。马氏[4]认为："慢性肾炎是一种免疫系统性疾病，免疫机能与祖国医学的脾肾关系密切"。因此脾肾亏虚是慢性肾炎发病的根本原因，而外邪侵袭是发病的诱因。

慢性肾炎的病机在于脾肾功能失调，导致水液代谢发生障碍，形成水肿。水制于脾，其本在肾，脾肾亏虚，不能固摄，精微下注，则现蛋白尿、血尿。精微不能上归于肺，输布全身，脏腑失养，气血双亏，气虚阳衰，血虚阴液不足，久病阳损及阴，肾病及肝，肝肾亏虚，肝阳上亢，可见眩晕、高血压。病久不愈，正气大衰，五脏俱损，水毒内攻，则见危候。因此，阴阳气血亏损，脏腑功能失调乃是慢性肾炎的病理所在，尤以肾阴肾阳俱亏为发病的关键。

2. 慢性肾炎的分型定证问题

慢性肾炎的分型众多，且不统一。有按水肿的有无分水肿型、无水肿型；有按脏腑辨证分为肾型、脾型、肺型；有按病变的主要脏器分脾虚型、肾虚型；有按邪正虚实分为邪衰正虚型、水湿逗留型、正虚邪实型、上盛下虚型、水湿泛滥型；也有分为脾肾双亏型、脾虚湿困型、命门火衰型、无特殊见证型等[5]。近几年来，分类比较集中的是按西医分类结合中医的病机分，如肾病型肾炎多为脾肾阳虚型，反复发作者多为肺肾两虚型，普通型多为脾虚气弱型，高血压型多为肝肾阴虚型等[6][7][8]。这些分类各有特色，但过细而复杂。同一种疾病，可分数十种证型。我们认为，任何一种疾病，不外是正盛邪盛，正虚邪盛与正虚邪衰三种。慢性肾炎主要表现为后两种，慢性肾炎的邪主要是水湿，并由此而化热、生瘀、成痰、动风诸变，临床均为邪实。虚指正虚，诸如阴阳气血俱虚，其临床证候十分复杂，依其虚损程度与部位不同而表现各异。只要我们抓住共同的主症及病机，选用一定的组方，其余各症均可随之加减。为此我们将本病分为水肿期和无水肿期，无论在疾病的任何阶段，只要以水肿为主，均用温阳利水汤加减，治标为主，兼顾其本。水肿消退或水肿轻微而虚象明显者，则改用平补阴阳汤加减治疗。

3. 组方的来源及方义

治疗水肿的目的是利水消肿。退肿的方法很多，《内经》有"开鬼门，洁净府"法，即发汗利尿攻下法；后世医家又提出健脾补肾温阳法；医家秦伯未又总结了治水六法[9]，这些都作为治疗水肿病的基本方法。治疗水肿的方剂数十种，我们以五苓散，五皮散，真武汤，实脾饮等为代表方。从中筛选出共同的药物，结合现代医学对某些药物的研究，组成温阳利水汤，作为治疗慢性肾炎水肿期的基本方剂，临床可根据发病原因随症加减。方中云苓、泽泻、猪苓、白茅根淡渗利尿，为水邪的主要出路；白术、桂枝、干姜温补脾肾，助阳化气，使阴得阳化，水肿可消；陈皮、大腹皮、丹参行气活血利水，使气行则血行，血行水也行。此方温、补、利三法并用，既符合治疗水肿病的基本法则，又不被成方所束缚，临床应用，确有疗效。根据临床观察，水肿多在 2 周内逐渐消退。临床其他症状也随之减轻，尿常规好转。正如《景岳全书·肿胀篇》云："温补即所以化气，气化而愈者，愈出自然。消伐所以逐邪，逐邪而暂愈者，愈出勉强"。

慢性肾炎无水肿期，临床多表现正虚邪衰，属于"虚劳"范畴。治疗虚劳亏损，张景岳主张"调补阴阳"[10]，左归丸、右归丸及大补元煎是代表方。张氏认为虚劳之病，无论阴虚阳虚，或气虚血虚，均不以绝对定论，只是相对而言，依据阴阳互根的理论，真阴虚者，元阳未必充旺，仅是由于真阴亏损的程度较为严重，故阴虚的证候较为突出。同样，元阳不足者，真阴也未必充盈。气虚血虚的病情也相类似，故张氏提出"善补阳者，必于阴中求阳，则阳得阴助而生化无穷；善补阴者，必于阳中求阴，则阴得阳升而泉源不竭"。根据这一论点，我们拟定了平补阴阳汤：以熟地、山萸肉、枸杞、杜仲、菟丝子平补水火，育阴以涵阳；佐党参、白术、茯苓、甘草、当归、黄芪补脾益气养血，促后天化生气血，濡养五脏六腑。从临床观察慢性肾炎单纯脾虚和单纯肾虚的均极少，肾气不足、命门火衰不可能没有脾虚，同时脾胃虚弱、气血不足，肾气也不会充沛，所以治疗必须双补，临床可根据孰轻孰重随症加减。

综上所述，本文对 105 例慢性肾炎患者的发病情况进行小结，讨论了中医分期定证法治疗本病的理论根据和组方依据，以图探索慢性肾炎的中医辨证施治规律。从中西医结合的短期疗效观察，效果尚为满意，总有效率达 91.4%。但远期疗效如何，有待今后进一步验证。本着互相交流，取长补短的愿望进行了整理，不足之处，尚希同道指正。（邵生宽　李巧英）

参考资料

[1] 浙江医科大学附属第一医院中医科肾炎组，中草药治疗肾炎有关免疫机制的探讨. 浙江中医药，4（4）：14，1978

[2] 原发性肾小球疾病的临床分类、诊断和治疗. 中华内科杂志. 1978，17（2）：130

[3] 全国高等医药院校试用教材，内科学，上海中医学院主编，上海科学技术出版社，1980，379

[4] 马莲湘等，慢性肾炎辨证施治与免疫关系的探讨. 浙江中医学院学报，1979，（1）：5

[5] 郝朴，慢性肾炎的中医药治疗研究概况. 陕西新医药，1975，

（3）：43

［6］金惠伯等，辨证治疗慢性肾炎 100 例疗效总结．江苏中医杂志，1980，（6）：18

［7］江苏省中医院内科肾病组，中医辨证分型治疗慢性肾炎的临床观察．中医杂志，1979，（6）：35

［8］陆颂文等，运用壮阳补火法治疗慢性肾炎的体会．江苏中医，1964，（1）5

［9］《谦斋医学讲稿》秦伯未著，上海科学技术出版社．1978

［10］景岳命门学说对解决疑难病证的作用，萧熙，新中医，1982，（3）：7

一九八三年十一月二十八日

五、157 例肾虚患者临床治疗观察

肾多虚证，与五脏关系密切，"五脏之伤，穷必及肾"，无论先天不足，后天失养，摄生不慎，久病不愈皆能损伤肾气而使人体元精元阳亏损而致肾虚。肾虚证可见于多种疾病，它是临床虚证中最常见之一，本文兹就笔者近五年来治疗的肾虚证总结介绍如下。

一般资料

本组 157 例患者中，男 102 例，女 55 例，住院 45 例，门诊 112 例，年龄 10～65 岁。病程长短悬殊，病种有特发性水肿 15 例，慢性肺源性心脏病 21 例，糖尿病 20 例，慢性腹泻 21 例，慢性肾炎 28 例，红斑狼疮 2 例，阳痿 26 例，神经衰弱 24 例。治疗结果：治愈 44 例，显效 50 例，有效 49 例，无效 14 例，总有效率为 91%。所有病例均表现有肾虚见证，治疗观察时间为 1～2 个月。

辨证分型

1. 肾阳虚

主证：腰膝酸痛，毛发枯悴或脱发，遗精阳痿，畏寒肢冷，浮肿便溏，夜尿频多，自汗气短语怯，脉微尺弱。

兼证：阳虚水泛者，身浮肿，下肢为重，腰腹胀，尿少。水湿泛肺则咳逆上气，喘促痰多，脉沉滑。脾肾阳虚：腹泻便溏，五更洞泻，肢软无力，面色萎黄无华。

2. 肾阴虚

主证：五心烦热，头目眩晕，失眠盗汗，多梦遗精，舌红裂剥，或腰膝酸软，升火烘热，耳鸣耳聋，脉细弦数。

兼证：心悸少寐，咳嗽不宁，气短不能平卧，口干舌红脉细数。

3. 肾气虚

主证：腰膝酸软，乏困无力，气短咳嗽，尿频尿遗，头昏耳鸣，发脱齿摇，阳痿遗滑，舌淡苔白，脉沉而弱。

兼证：咳逆气短，动则尤甚，面色紫暗，脉虚数。

治疗方法

根据临床表现及辨证分为肾阳虚，肾阴虚，肾气虚三组，各组一律用《医学入门》温肾丸治疗。该方组成：巴戟天、当归、益智仁、杜仲、生地、茯苓、山药、菟丝子、远志、枣仁、蛇床子、续断、山萸肉，每日 1 剂，水煎 2 次共 500ml，早晚分 2 次服用。肾阳虚者加服斑龙丸（甲丸）鹿角霜、鹿胶、鹿茸、阳起石；肾阴虚者加服斑龙丸（乙丸）鹿胶、鹿角霜、菟丝子、柏子仁、熟地、白茯苓、补骨脂；肾气虚者加人参蛤蚧散；阴虚内热者加服滋肾丸（知母、黄柏、肉桂），每日 2 次，每次 2g。加减：水肿明显者加桂枝、茯苓皮、炒白术、大腹皮、泽泻等；咳嗽气短，动则加剧或咳逆倚息不能平卧，这类病人发作严重时先治其肺，后治其肾，用抗感染及宣肺平喘法，缓解时以治肾为主，加葶苈子、白芥子、苏子、大枣；糖尿病血糖、尿糖不降者加玄参、麦冬、黄芪、山药、黄精等；久泻不止、脾肾两亏者，加干姜、赤石脂、吴茱萸、五味子、肉豆蔻等；慢性肾炎水肿不退，尿蛋白不消，加益气化瘀活血之品，如黄芪、当归、丹参、川牛膝、益母草等；红斑狼疮面部起烘热者加黄柏、知母、丹皮、山栀等；手足心发热，盗汗，加地骨皮、青蒿、银柴胡；失眠头昏，记忆力差，加远志、炒枣仁、钩藤、鸡血藤等；遗精夜梦加金樱子、潼蒺藜、琥珀粉冲服。年老体弱，齿摇发脱者加首乌、黑芝麻、核桃仁、松子仁。疗程：1～2月，无效者停止治疗，部分患者收效后仍继续治疗，或改作丸药巩固疗效。

治疗结果

（一）疗效判断

根据临床表现采用辨证与辨病相结合的原则，在判断疗效时对每一个病例均作现代医学检查诊断，同时把中医临床证候转变作为临床疗效判断标准。

1. 治愈：所患疾病各项检查正常、中医临床症状消失或明显改进。

2. 显效：所患疾病各项检查正常或好转，中医临床症状消失或减轻。

3. 有效：各项检查好转，中医临床症状减轻。

4. 无效：各项检查无变化，中医临床症状无改变。

（二）证型与疗效

表 1

结果 组别	例数 （人）	治愈		显效		有效		无效	
		例数	（%）	例数	（%）	例数	（%）	例数	（%）
肾阳虚	102	34	33.3	33	32.4	28	27.4	7	6.8
肾阴虚	41	9	21.9	16	39	11	26.9	5	12.2
肾气虚	14	1	7.1	1	7.1	10	71.4	2	14.2
合计	157	44	28.6	50	31.9	49	31.2	14	8.9

总有效率为 91.7%。

（三）疾病与疗效

表 2

疾病结果	例数（人）	痊愈	显效	有效	无效
特发性水肿	15	6	8	1	0
肺心病	21	0	6	13	2
糖尿病	20	6	11	2	1
慢性腹泻	21	15	3	3	0
慢性肾炎	28	2	6	14	6
红斑狼疮	2	0	0	2	0
阳痿	26	10	8	6	2
神经衰弱	24	6	8	8	2
合计	157	44	50	49	14

从上表看肾虚证患者以肾阳虚证为多见，疗效明显高于肾阴虚和肾气虚证。从病种上看，慢性肾炎、肺源性心脏病疗效较差，治愈率最低，其他病种则疗效较好，治愈率高。

体会与小结

肾虚证见于多种疾病，其治法较多，但总不外乎滋肾阴、补肾阳两法。本文所选补肾丸是融滋肾阴、补肾阳药于一炉，故其应用范围广，适应症多，文中所选八种疾病，包括其不同阶段，只要证见为肾阳虚者均可用该方治疗而收效，治疗除用药物外还须重视生活饮食的调摄。

1. 饮食调摄：肾为先天之本，脾为后天之本，先天之本赖以后天之本济养，临床用药物以补先天，调食以补后天，若水肿不消均用淡盐或忌盐，身体虚弱久病者，可以多食一些营养丰富、含蛋白质高、维生素多的食物，如牛奶、蛋、瘦肉、鱼类、蔬菜等，并可用黑芝麻、核桃仁以助药力。糖尿病人一律控制饮食，同时忌食辛辣刺激之品，如酒、葱、辣椒、蒜等。

2. 精神调护：精神因素是肾虚患者的重要因素，如能重视对肾虚的康复不无帮助，因此调情志、远房帏，在一些病中常能起到预防和治疗的作用。如失眠、阳痿、水肿、泻泄等证。其次保持身心舒畅、重视身体锻炼，按时作息、少动肝火尤为重要。

3. "同病异治、异病同治"是本文的理论基础，虽然病种不同机理则一，本文157例者均有共同的肾虚证候。实验研究证明肾虚患者均有共同的物质基础，如肾上腺皮质功能低下，补肾药物则具有调节内分泌与提高机体免疫力的功能。

所用药物方剂也并非这些疾病的特效药，因这些疾病都有共同的肾虚见证，所以用温阳补肾之治法，滋阴补肾之治法，调节人体阴阳平衡而达到治愈疾病之目的。

后 记

中医之学、岐黄之术，繁衍至今，二千余年，唯有传承之教。《黄帝内经》以黄帝、岐伯问答而为师承之肇始；古之医家，传承多以业师授受或家学相传。如今医者，大多为中医药院校出身，四年基础课程中西尽学，一年临床实习多为中学西用，如此五年之后，能以中医诊病施治者寥寥无几。

我有幸生于中医之家，外祖父邵生宽为陕西中医学院教授、陕西中医学院附属医院主任医师。父亲毕业于陕西中医学院，至今都工作在中医临床一线。外祖父为解放后我国第一批中医院校 6 年制本科毕业生，在进入高校系统学习之前，外祖父已随其叔父临床随诊数年，并相继于陕西西安几所医学专科学校学习，取得执业医师资格。我自幼由外祖父、外祖母抚养，从记事起，童年生活一半都是在医院度过。常常玩耍的场所不外乎陕西中医学院解剖室、组培实验室、图书馆、陕西中医学院附属医院脑内科病房的医生值班室，外祖父的处方纸也是我童年最喜欢的"玩具"。幼时常有患者来家中诊治，送走患者后，我便会模仿外祖父诊病开方之样貌，口中喊出山药、白芍、板蓝根。每年冬季外祖母会嘱咐周边亲友将家中的橘皮收集烘干，来年制成陈皮入药。我还亲眼见到外祖父将出生一周内的幼鼠仔收集后炮制入药。家中阳台上曾晾晒过全瓜蒌、瓜蒌仁，童年时逢年过节或是家中亲人生日，外祖父才会买回活鸡宰杀炖煮，唯一的一枚鸡内金也会被外祖父小心剥离并晾晒入药。诸多往事在不觉中渐渐燃起了幼时的我那份对中医药的好奇与热爱之心。

我18岁时，填报的高考志愿统统为中医相关专业，择校时却与家人意愿相冲突。因自幼成长于陕西中医学院，校园与附属医院、家属区已是生活全部，青春期对于大学的憧憬是新鲜、是自由，只望能离开家乡去看一看外界广阔天地，家父与外祖父均劝我留在陕西念完本科，抗争许久最后委曲求全。直至今日，于中医药高校学习11年，辗转于咸阳、南京、北京三座古都的三所中医药高校，方体会到家人用心良苦。学院式教育知识面广、信息量大，对于大多数新生来讲，初期都难以接受和理解中医基础理论之博大精深，在家人身边则随时有问题随即可问可解，学校老师亦是熟识的长辈，面对我的疑问更加悉心解答。中医药的学习，唯有基础理论扎实牢靠，方可谈临床见习、实习。本科时期，每逢周末假日，我都会跟随家父及外祖父并侍诊于侧，从最初问诊到脉诊，细心体悟，遂感到中医临床，非口传身教不可谓师承矣。

家父始终教导，中医临床之路需以毕生学习为是，临床工作何时开始均不为晚。唯有年轻时不断学习中西各家之长才是医道医家之本。本科之后，我南下江南，学习以现代生物医学先进技术为手段，研究中药复方之有效成份与作用机理，可谓真正中西结合、中衷参西。同时，拜于江南名医李飞教授门下，侍诊2年。三年时光，艰辛漫长，我开始逐渐领悟到中医学之精深，越接近临床越发现自身才疏学浅，毅然决定继续北上求学。家父与外祖父均表赞同，并教导我说：单学一家之长，容易使临证思维局限，不足以成为一名优秀的中医师，年轻人应有勤求博采之志。遂又跟随博导王琦先生侍诊 3 年，方始为医。

　　外祖父年近九旬，精神矍铄，仍坚持每周三次门诊，其一生为人温和谦逊，待病人如家人，毕生为中医药事业贡献微薄之力。吾等晚辈学业不精、不勤，实感惭愧。借此《邵生宽教授临床手笔集萃》出版之际，感谢外祖父多年来言传身教，并愿外祖父身体安康，毕生之技已后继有人；亦希望中医同道皆能学好岐黄之术，取百家之长，提高技艺，造福苍生；更望高校教育之中并提师承教育，不忘传统，共兴中华医学。

外孙女郑璐玉于北京中医药大学

公元 2014 年夏